Der Hautarzt

Zeitschrift für Dermatologie, Allergologie, Venerologie und verwandte Gebiete

Herausgegeben von O. Braun-Falco, München · H. Götz, Essen · G.W. Korting, Mainz · Th. Nasemann, Hamburg · D. Petzoldt, Lübeck · U.W. Schnyder, Zürich · G.K. Steigleder, Köln

Unter Mitarbeit von G. Asboe-Hansen, Kopenhagen · R.L. Baer, New York · H.-J. Bandmann, München · S. Borelli, München · J. Cabré, Madrid · J. Capetanakis, Athen · E. Christophers, Kiel · J. Civatte, Paris · J. Delacrétaz, Lausanne · J. Esteves, Lissabon · H. Fischer, Tübingen · H. Flegel, Rostock · H.C. Friederich, Marburg a. d. Lahn · H. Gartmann, Köln · H. Goerke, München · G. Goldschmidt, Philadelphia · A. Greither, Düsseldorf · H. Grimmer, Wiesbaden · J.J. Herzberg, Bremen · N. Hjorth, Hellerup · A. Hollander, Springfield · O. Hornstein, Erlangen · L. Illig, Gießen · H. Ippen, Göttingen · H. Ishikawa, Tokio · St. Jablonska, Warschau · E.G. Jung, Mannheim · A. Kint, Gent · H.E. Kleine-Natrop, Dresden · W. Knoth, Stuttgart-Bad Cannstatt · A. Krebs, Bern · H. Kresbach, Graz · E. Landes, Darmstadt-Eberstadt · F. Latapi, Mexiko · P. Laugier, Genf · H. Lincke-Plewig, München · A. Luger, Wien · E. Macher, Münster · S. Marghescu, Hannover · W. Meinhof, Aachen · G. Niebauer, Wien · W. Nikolowski, Augsburg · S. Nishiyama, Tokio · F. Nödl, Homburg (Saar) · J.-M. Paschoud, Lausanne · G. Polemann, Krefeld · F.E. Rabello, Rio de Janeiro · G. Rassner, Tübingen · R. Rajka, Oslo · H. Röckl, Würzburg · K. Salfeld, Minden · E. Schöpf, Freiburg · K.H. Schulz, Hamburg · R. Schuppli, Basel · N. Simon, Szeged · G. Stüttgen, Berlin · J. Tappeiner, Wien · H. Tronnier, Dortmund · K. Uyeno, Tokio-Shinjuku · G. Weber, Nürnberg · R.K. Winkelmann, Rochester (Minn.) · K. Wolff, Innsbruck · K. Wulf, Kassel

Schriftleitung O. Braun-Falco und G. Plewig

Supplementum III, 29. Jahrgang 1978

Symposion der Universitätsklinik für Dermatologie und Venerologie in Graz am 21. April 1978

Retikulosen und Lymphome der Haut aus heutiger Sicht

Herausgegeben von H. Kresbach, H. Kerl, O. Braun-Falco
Unter Mitarbeit von G. Burg

Mit 88 Abbildungen

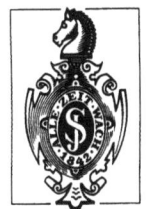

Springer-Verlag Berlin Heidelberg New York 1979

Prof. Dr. H. Kresbach, Vorstand der Universitätsklinik für Dermatologie und Venerologie, Landeskrankenhaus, A-8036 Graz

Doz. Dr. H. Kerl, Landeskrankenhaus, A-8036 Graz

Prof. Dr. O. Braun-Falco, Direktor der Dermatologischen Klinik und Poliklinik der Universität München, Frauenlobstraße 9-11, D-8000 München 2

Priv.-Doz. Dr. G. Burg, Oberarzt an der Dermatologischen Klinik und Poliklinik der Universität München, Frauenlobstraße 9-11, D-8000 München 2

ISBN-13: 978-3-540-09165-3 e-ISBN-13: 978-3-642-67171-5
DOI: 10.1007/978-3-642-67171-5

CIP-Kurztitelaufnahme der Deutschen Bibliothek **Retikulosen und Lymphome der Haut aus heutiger Sicht:** Symposion d. Universitätsklinik für Dermatologie u. Venerologie in Graz am 21. April 1978 / hrsg. von H. Kresbach ... unter Mitarb. von G. Burg. – Berlin, Heidelberg, New York: Springer, 1979.

Das Werk ist urheberrechtlich geschützt. Die dadurch begründeten Rechte, insbesondere die der Übersetzung, des Nachdruckes, der Entnahme von Abbildungen, der Funksendung, der Wiedergabe auf photographischem oder ähnlichem Wege und der Speicherung in Datenverarbeitungsanlagen bleiben, auch bei nur auszugsweiser Verwertung, vorbehalten.

Bei Vervielfältigung für gewerbliche Zwecke ist gemäß § 54 UrhG eine Vergütung an den Verlag zu zahlen, deren Höhe mit dem Verlag zu vereinbaren ist.

© Springer-Verlag Berlin Heidelberg 1979.

Die Wiedergabe von Gebrauchsnamen, Handelsnamen, Warenbezeichnungen usw. in diesem Werk berechtigt auch ohne besondere Kennzeichnung nicht zu der Annahme, daß solche Namen im Sinne der Warenzeichen- und Markenschutzgesetzgebung als frei zu betrachten wären und daher von jedermann benutzt werden dürften.

Satz: SatzStudio Pfeifer, Germering

Zu Ehren des 80. Geburtstages von
Herrn em. **Univ.-Prof. Dr. Anton MUSGER**

Autorenverzeichnis

Auböck, L. Univ.-Doz. Dr. phil.
Leiter der Abteilung für ultrastrukturelle Pathologie am Institut für Pathologische Anatomie der Universität Graz,
Auenbruggerplatz 25, A-8036 Graz

Becker, H., Professor Dr. med.
Leiter der Abteilung für Histochemie am Institut für Pathologische Anatomie der Universität Graz,
Auenbruggerplatz 25, A-8036 Graz

Braun-Falco, O., Professor Dr. med.
Direktor der Dermatologischen Klinik und Poliklinik der Universität München,
Frauenlobstraße 9-11, D-8000 München 2

Burg, G., Priv.-Doz. Dr. med.
Oberarzt an der Dermatologischen Klinik und Poliklinik der Universität München,
Frauenlobstraße 9-11, D-8000 München 2

Gebhart, W., Univ.-Doz. Dr. med.
Oberarzt an der II. Univ.-Hautklinik Wien,
Alser Straße 4, A-1090 Wien

Goos, M., Dr. med.
Leitender Oberarzt an der Abteilung Dermatologie und Venerologie,
Klinikum der Christian-Albrechts-Universität Kiel,
Schittenhelmstraße 7, D-2300 Kiel

Gschnait, F., Univ.-Doz. Dr. med.
Oberarzt an der I. Univ.-Hautklinik Wien
Alser Straße 4, A-1090 Wien

Herzberg, J. J., Professor Dr. med.
Direktor der Dermatologischen Kinik der Städt. Krankenanstalten Bremen, Zentralkrankenhaus
St. Jürgenstraße 28, D-2800 Bremen

Hödl, St., Dr. med.
Univ.-Klinik für Dermatologie und Venerologie in Graz,
Auenbruggerplatz 8, A-8036 Graz

Jurecka, W., Dr. med.
II. Univ.-Hautklinik Wien
Alser Straße 4, A-1090 Wien

Kerl, H., Univ.-Doz. Dr. med.
Oberarzt an der Univ.-Klinik für Dermatologie und Venerologie in Graz,
Auenbruggerplatz 8, A-8036 Graz

Kresbach, H., Professor Dr. med.
Vorstand der Univ.-Klinik für Dermatologie und Venerologie in Graz,
Auenbruggerplatz 8, A-8036 Graz

Luger, A., Professor Dr. med.
Vorstand der Dermatologischen Abteilung des Krankenhauses der Stadt Lainz,
Wolkersbergenstraße 1, A-1130 Wien

Mach, K., Univ.-Doz. Dr. med.
Oberarzt an der I. Univ.-Hautklinik Wien,
Alser Straße 4, A-1090 Wien

Metz, J., Professor Dr. med.
Leitender Oberarzt an der Dermatologischen Klinik und Poliklinik der Universität Würzburg,
Josef-Schneider-Straße 2, D-8700 Würzburg

Nasemann, Th., Professor Dr. med.
Direktor der Univ.-Hautklinik Hamburg,
Martinistraße 52, D-2000 Hamburg 20

Niebauer, G., Professor Dr. med.
Vorstand der II. Univ.-Hautklinik Wien,
Alser Straße 4, A-1090 Wien

Röckl, H., Professor Dr. med.
Direktor der Dermatologischen Klinik und Poliklinik der Universität Würzburg,
Josef-Schneider-Straße 2, D-8700 Würzburg

Schmoeckel, Ch., Dr. med.
Dermatologische Klinik und Poliklinik der Universität München,
Frauenlobstraße 9-11, D-8000 München 2

Steigleder, G. K., Professor Dr. med.
Direktor der Univ.-Hautklinik Köln,
Josef-Stelzmann-Straße 9, D-5000 Köln 41

Tappeiner, J., Professor Dr. med.
Vorstand der I. Univ.-Hautklinik Wien,
Alser Straße 4, A-1090 Wien

Wolff, K., Professor Dr. med.
Vorstand der Univ.-Hautklinik Innsbruck
Anichstraße 35, A-6020 Innsbruck

Inhaltsverzeichnis

Kresbach, H.: Einführung ... 1

Grundlagen und Methoden

Burg, G., Braun-Falco, O.: Methoden zur Klassifikation der Hautlymphome. ... 5

Goos, M.: Ultrastrukturelle und funktionelle Aspekte maligner Lymphome der Haut ... 15

Becker, H.: Maligne Non-Hodgkin-Lymphome: Pathomorphologische Grundlagen. ... 21

Steigleder, G. K.: Zur Pathogenese der kutanen malignen Lymphome und Pseudolymphome der Haut ... 31

Kutane Lymphome und Pseudolymphome

Braun-Falco, O., Burg, G., Schmoeckel, Ch.: Klassifikation von malignen Hautlymphomen ... 37

Tappeiner, J., Gschnait, F.: Diagnose, Differentialdiagnose und Therapie der Mycosis fungoides ... 47

Röckl, H., Metz, J.: Das Sézary-Syndrom, Geschichte, Klinik und nosologische Bedeutung ... 53

Schmoeckel, Ch., Braun-Falco, O., Burg, G.: Die pagetoide Retikulose – ein T-Zell-Lymphom? . 57

Nasemann, Th.: Burkitt-Lymphom ... 59

Mach, K.: Morbus-Hodgkin (Lymphogranulomatose Paltauf-Sternberg) der Haut. ... 63

Luger, A.: Chemotherapie maligner Lymphome .. 67

Wolff, K.: Photochemotherapie kutaner Lymphome ... 75

Kresbach, H., Kerl, H.: Pseudolymphome der Haut 79

Andere Erkrankungen

Niebauer, G., Gebhart, W., Jurecka, W.: Histiocytosis X ... 85

Hödl, St., Auböck, L., Kerl, H.: Maligne Histiozytose ... 93

Kerl, H., Kresbach, H., Hödel, St.: Klinische und histologische Kriterien zur Diagnose und Klassifikation der Leukämien der Haut ... 97

Herzberg, J. J.: Mastzellenkrankheiten. ... 103

Sachverzeichnis ... 107

Einführung

H. Kresbach (Tagungsleiter), Graz

Zunächst allen Teilnehmern unseren herzlichen Gruß und Dank dafür, daß sie der Einladung der Universitätsklinik für Dermatologie und Venerologie in Graz zu diesem Symposion zu Ehren unseres hochgeschätzten Jubilars em. Univ.-Prof. Dr. Anton Musger in so großer Zahl gefolgt sind. Mein besonderer Gruß gilt den Herren Referenten aus dem In- und Ausland. Wir sind sehr glücklich, heute so viele führende Vertreter der deutschsprachigen Dermatologie als maßgebliche Mitgestalter unseres Symposions bei uns zu wissen. Mit der Wahl des Themas wollten wir einerseits der wissenschaftlichen Tätigkeit unseres Jubilars eine Reverenz erweisen und andererseits der überaus großen Aktualität des Gegenstandes Rechnung tragen.

Beurteilung und Klassifikation lymphoretikulärer Neoplasien der Haut haben sich in den letzten Jahren entscheidend geändert. Die Dermatologie muß bestimmte Entwicklungen namentlich der Lymphknotenpathologie und der Hämatologie unter kritischer Berücksichtigung hautspezifischer Gegebenheiten nachvollziehen. Die Neuorientierung betrifft vor allem Herkunft und Funktion der proliferierenden Zellen. Es hat sich gezeigt, daß nicht das retikuläre oder retikulohistiozytäre, sondern das lymphozytäre Zellsystem Ausgangssubstrat der meisten einschlägigen malignen Systemkrankheiten ist, die früher als Retikulosen, Hämatodermien oder teils auch als Retikulogranulomatosen bezeichnet wurden. Auch das mononukleäre Phagozytensystem ist fallweise mehr oder weniger ausgeprägt beteiligt. Die entsprechenden systemhaften tumorförmigen Proliferationskrankheiten werden daher heute „maligne Lymphome" genannt. Manifestieren sie sich primär und/ oder vorwiegend am Hautorgan, spricht man von kutanen Lymphomen. Retikulosen früherer Nomenklatur stellen vielfach bestimmte Leukämieformen dar. Die Existenz einer Retikulose, die sich ausschließlich auf Retikulumzellen bezieht und weder dem lymphatischen noch dem mononukleären Phagozystensystem zugeordnet werden kann, ist damit fragwürdig geworden. Begriffe wie „maligne Retikulose" oder „Retikulosarkom" der Haut können mit Hilfe moderner Methoden heute weiter differenziert werden und sind jedenfalls nicht mehr als Entitäten anzusehen. Auch die sog. Retikulosarkomatose Gottron bedarf heute keiner Sonderstellung mehr. Nach eigenen Erfahrungen handelt es sich dabei z.T. um immunoblastische Lymphome. „Erythrodermatische Retikulosen" haben sich inzwischen in den meisten Fällen als T-Zell-Lymphome herausgestellt.

Trotz aller Einwände und unter Berücksichtigung der zeitbedingten Bezogenheit von Irrtum und Wahrheit möchten wir für einen Rest von Fällen vorläufig auf den Begriff „Retikulose" aber nicht ganz verzichten, ihn allerdings nur teils als korrigierten und besser als früher definierten Spezialbegriff, teils fallweise als Kompromißbegriff gelten lassen. Alle Fälle sind nämlich u. E. weder mit den modernen Namen der Non-Hodgkin-Lymphome zu belegen noch als Erkrankungen des Monozyten-Histiozyten-Makrophagen-Systems oder als myeloproliferative Krankheiten zu klassifizieren. Neue Namen bedeuten im übrigen keine neuen Krankheiten. Im Sinne dieser Neuorientierung Markierungen zu setzen, Leitlinien abzustecken und da und dort auch ins Detail zu gehen, ist Sinn und Zweck dieses Symposions.

Prof. Dr. H. Kresbach
Univ.-Klinik für
Dermatologie und Venerologie
Auenbruggerplatz 8
A-8036 Graz

Grundlagen und Methoden

Methoden zur Klassifikation der Hautlymphome*

G. Burg, O. Braun-Falco, München

I. Einleitung

Klassifikationen sind Spiegel methodischer Möglichkeiten. Da diese Möglichkeiten einem dauernden Wandel unterworfen sind, gibt es einen permanenten Generationswechsel der Klassifikationen.

Sicher werden die klassischen Methoden zur Einteilung der Hautlymphome wie z.B. Anamnese, klinisches und histologisches Bild oder Krankheitsverlauf nie ihre Bedeutung verlieren. In den letzten Jahren sind jedoch besonders unter dem Einfluß der Immunologie neuere Methoden bei der Untersuchung von Lymphomen angewendet worden, die auch im Rahmen der Dermatologie zu einer Neuorientierung der lymphoretikulären Reaktionen in der Haut geführt haben.

Im Folgenden soll auf drei Fragen eingegangen werden:
1. Welche Methoden sind für die Untersuchung der Hautlymphome geeignet?
2. Was bedeuten diese Methoden für die Interpretation der Histo- und Zytomorphologie?
3. Wie kann bei der Diagnostik der Hautlymphome praktisch vorgegangen werden?

Der Schlüssel jeder Tumorklassifikation liegt in der Charakterisierung der proliferierenden Zellen und in der Aufdeckung funktioneller, morphologischer und zytogenetischer Gemeinsamkeiten mit der normalen Geschwisterzelle. Da wir heute wissen, daß es sich bei den „Hämatodermien" oder „Retikulosen" oder „Lymphomen" der Haut im weitesten Sinne um Proliferationen handelt, die vom lymphatischen System ihren Ausgang nehmen, sind Methoden geeignet, die eine Typisierung lymphatischer Zellen und ihre Abgrenzung von nicht-lymphatischen Zellen erlauben.

II. Enzymzytochemische und immunologische Methoden zur Klassifikation der Hautlymphome

Tabelle 1 gibt eine Übersicht über Methoden, die zur Klassifizierung von Hautlymphomen nicht routinemäßig angewendet werden müssen, die jedoch wertvolle Informationen für die Neuinterpretation der Histo- und Zytomorphologie lymphoretikulärer Proliferationen in der Haut geliefert haben. Diese Methoden umfassen im wesentlichen die zytochemische Darstellung hydrolytischer Enzyme, immunzytologische Methoden zur B- und T-Lymphozytendifferenzierung sowie funktionelle Tests wie z.B. die Untersuchung der

---

* Unterstützt durch Mittel der Deutschen Forschungsgemeinschaft

mitogenen Stimulierbarkeit der Zellen oder der Immunglobulinproduktion im Gewebe. Hinsichtlich der Elektronenmikroskopie und von Semidünnschnitt-Untersuchungen sei auf die entsprechenden Vorträge im Rahmen dieses Kongresses verwiesen.

1. Enzymzytochemie

Zur Durchführung enzymzytochemischer Methoden werden in der Regel Kryostatschnitte benötigt.

Lymphozyten verhalten sich — abgesehen von einer geringen, meist fleckförmig positiven Reaktion der sauren Phosphatase — enzymzytochemisch im wesentlichen negativ und sind hierdurch von nicht-lymphozytoiden Zellen abzugrenzen.

Histiozyten und **Makrophagen** enthalten reichlich saure Phosphatase und unspezifische Esterasen.

Monozyten zeigen eine deutliche Reaktion beim Nachweis der Naphthol-AS-D-Azetatesterase.

Mastzellen können auch am Paraffinschnitt mit Hilfe der Naphthol-AS-D-Chlorazetatesterasereaktion dargestellt werden.

Granulozyten enthalten ebenfalls Naphthol-AS-D-Chlorazetatesterase sowie Peroxidase.

2. Immunzytologie

Immunzytologische Untersuchungen zur Differenzierung von B- und T-Lymphozyten in Hautinfiltraten können an Kryostatschnitten, an Abklatschpräparaten (Imprints) oder an Einzelzellsuspensionen bzw. Ausstrichpräparaten von Gewebehomogenaten zur Anwendung kommen. Mit Hilfe der direkten oder indirekten Immunfluoreszenz können bei Verwendung bestimmter spezifischer Antiseren B- und T-Lymphozyten aufgrund ihrer unterschiedlichen Oberflächenrezeptoren differenziert werden (Abb. 1a).

T-Lymphozyten bilden mit Schafbluterythrozyten Spontanrosetten. Dieses Phänomen kann an der Mehrzahl der durch Homogenisierung des Gewebes [3] in Suspension gebrachten Einzelzellen von kutanen T-Zellymphomen nachgewiesen werden (Abb. 1b).

B-Lymphozyten tragen an ihrer Oberfläche C_3-Rezeptoren. Diese können entweder in der Zellsuspension durch Rosettenbildung bei Inkubation mit Erythrozyten-Antikörper-(IgM)-Komplement-Komplexen oder durch Fixierung dieser Komplexe im Bereich B-lymphozytärer Proliferationen am Kryostatschnitt (Abb. 2) nachgewiesen werden.

Intrazytoplasmatische Immunglobuline lassen sich an Ausstrichpräparaten von Gewebehomogenaten bei Verwendung entsprechender Antiseren mit Hilfe der Immunfluoreszenztechnik darstellen (Abb. 3).

Die Peroxidase-Anti-Peroxidase-Methode (PAP) [6, 8] erlaubt es, bei Verwendung spezifischer Anti-

Tabelle 1. Immunologische und enzymzytochemische Methoden zur Zelldifferenzierung bei lymphoproliferativen Erkrankungen der Haut

Methode	Abkürzungen	B-Lymphozyten	Plasma-/Lymphoplasmazytoide Zellen	T-Lymphozyten	Granulozyten	Monozyten	Histiozyten/Makrophagen	Mastzellen	Fibroblasten	Gefäßendothelien	Dentritische Retikulum-Zellen	Interdigitierende Retikulum-Zellen
Oberflächenrezeptoren für Immunglobuline [a]	IG–REC	■										
Oberflächenrezeptoren für Fc-Fragment von IgG [a,b]	Fc–REC	■				■	■					
Oberflächenrezeptoren für C_3 [a]	C_3–REC	■				■	■					
Oberflächenrezeptoren für Anti-T-Zell-Globulin [a]	ATCG–REC			■								
Spontanrosettenbildung mit Schaferythrozyten [a]	E–ROS			■								
Rosettenbildung mit Erythrozyten-Antikörper (IgM)-Komplement-Komplexen [c]	IgM EAC–ROS	■				■	■					
Rosettenbildung mit Erythrozyten-Antikörper (IgG)-Komplexen [c]	IgG EA–ROS					■	■					
Immunglobulin-Peroxidase-Anti-Peroxidase [c]	IG–PAP	■	■									
Anti-T-Zell-Globulin-Peroxidase-Anti-Peroxidase [c]	ATCG–PAP			■								
Intrazelluläres Immunglobulin (Immunfluoreszenz [d], Immunhistoperoxidase [c], Immunelektrophorese [e])	IC–IG		■									
Stimulation mit Phythämagglutinin [a]	PHA–RESP			■								
Unspezifische (α-naphthylazetat) Esterasen [c]	α–NAE					■	■					
Naphthol-AS-D-Azetatesterase [c]	N–AS–D–AE					■	■					
Saure Phosphatase [c,f]	ACP			■		■	■					
Alkalische Phosphatase [c,g]	ALP								■	■		
Naphthol-AS-D-Chlorazetatesterase [c]	N–AS-D–CAE				■			■				
Peroxidase [c,h]	POX				■	■						
5-Nukleotidase [c,i]	5–NUC										■	
Adenosintriphosphatase [c,i]	ATP											■

[a] Zellsuspension von Gewebehomogenat. [b] Auch an T-Subpopulationen. [c] Kryostatschnitte. [d] Imprints.
[e] Gewebehomogenat. [f] Auch Lymphoblasten. [g] Auch Granulozyten. [h] Auch Monozyten. [i] Lymphknoten.

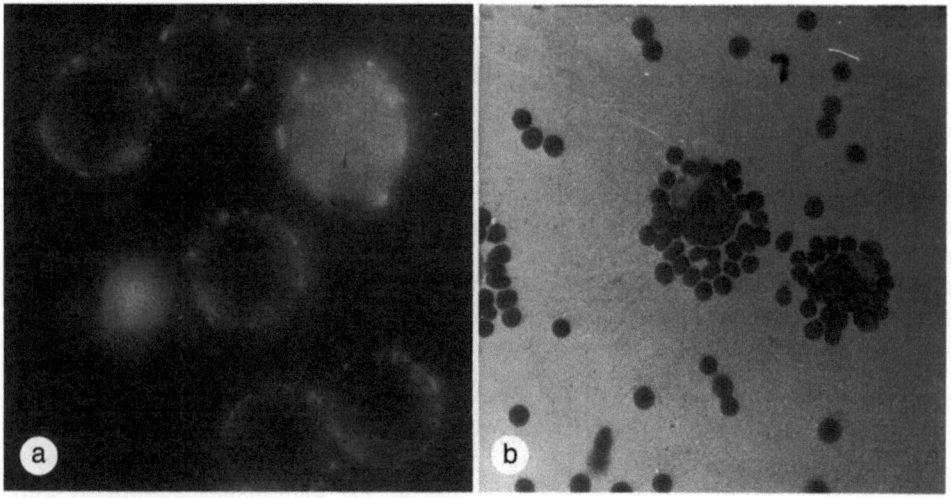

Abb. 1. (a) B-Lymphozyten aus einem spezifischen Hautinfiltrat bei chronischer lymphatischer Leukämie. Nachweis von Oberflächenrezeptoren für Immunglobuline mit der Immunfluoreszenztechnik. x1000
(b) T-Lymphozyten aus einem Mycosis fungoides-Hautinfiltrat. Spontanrosettenbildung mit Schaferythrozyten. x600

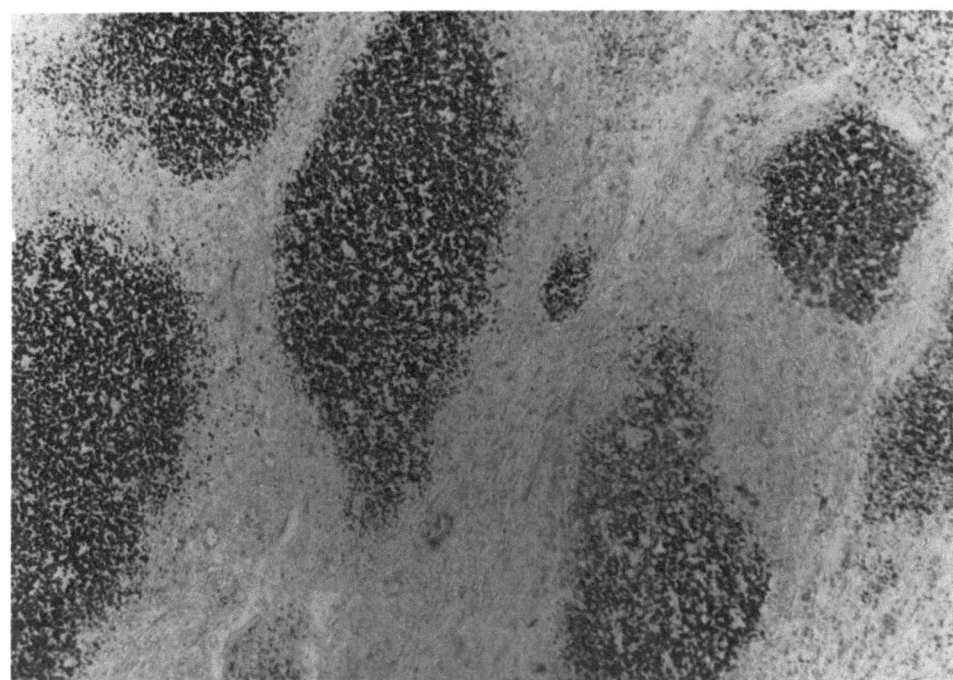

Abb. 2. Fixierung von Erythrozyten-Antikörper (IgM)-Komplement-Komplexen (EAC) an B-Lymphozyten enthaltenden Keimzentren eines Lymphknotens (dunkle Areale). x125

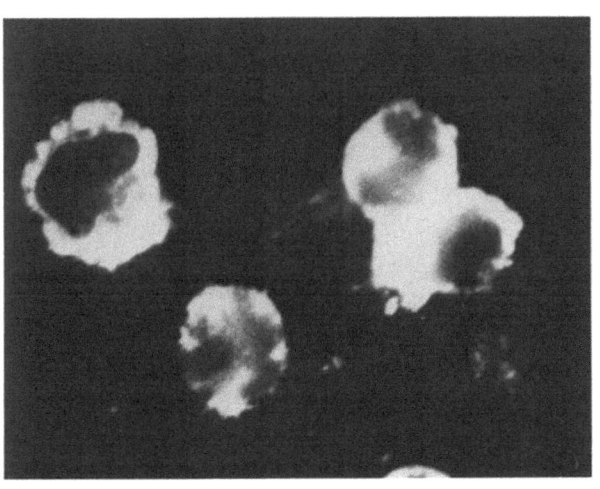

Abb. 3. Intrazytoplasmatischer Nachweis von IgM in Zellen von einem Immunozytom. Imprint; direkte Immunfluoreszenz. ca. x900

seren an Kryostatschnitten B- und T-Lymphozyten in situ zu markieren.

3. Funktionelle Methoden

Nach Gewinnung von Einzelzellsuspensionen aus Hautinfiltraten [3] kann die Bestimmung der Lymphozytentransformationsrate mit Phythämagglutinin oder anderen Mitogenen erfolgen [4]. Diese Untersuchungen erlauben eine Aussage über die Zugehörigkeit zur B- oder T-Lymphozytenklasse und gegebenenfalls auch über die funktionelle Reife der Zellen [9].

Nach vollständiger Homogenisierung von Hautinfiltraten kann der Gehalt von Immunglobulinen im Gewebe quantitativ bestimmt werden [1]. Deutliche Abweichungen von der Norm finden sich bei den Immunozytomen, bei denen es sich um Tumoren der plasmazellulären Differenzierungsreihe handelt (Tabelle 2).

III. Praktisches Vorgehen bei der Diagnose und Klassifikation der Hautlymphome

1. Infiltrat-Muster

Nach Kenntnis des enzymzytochemischen und immunologischen Verhaltens der Infiltratzellen lassen sich bei lymphoretikulären Proliferationen in der Haut histologisch im wesentlichen vier verschiedene Muster unterscheiden.

a) **T-Zell-Muster** (Abb. 4): Hierbei findet sich ein lockeres diffuses, bandartiges Infiltrat im oberen Korium ohne Freilassung einer subepidermalen Grenzzone; das Infiltrat ist zur Tiefe hin relativ unscharf begrenzt; es findet sich ein starker Epitheliotropismus der Zellen mit Ausbildung intraepidermaler (Pautrier'scher) Mikroabszesse.

b) **B-Zell-Muster** (Abb. 5): Dieses zeigt meist knotige dichte Infiltrate im mittleren und tiefen Korium mit scharfer Begrenzung. Es findet sich stets eine infiltratfreie subepidermale Grenzzone; die Infiltratzellen zeigen keinen Epitheliotropismus.

Tabelle 2. Quantitative Immunglobulinbestimmung im Gewebe bei einem Patienten mit Immunozytom

	Ig im Gewebe (mg/g)		
	Ig G	Ig A	Ig M
Immunozytom: Tumor	0,006	<N	**0,72**
" : Normale Haut	0,29	0,07	<N
" : Allergische DNCB-Testreaktion	0,29	0,06	<N
Normale Kontrolle	<0,1	<0,03	<0,007

<N = unter der Nachweisgrenze

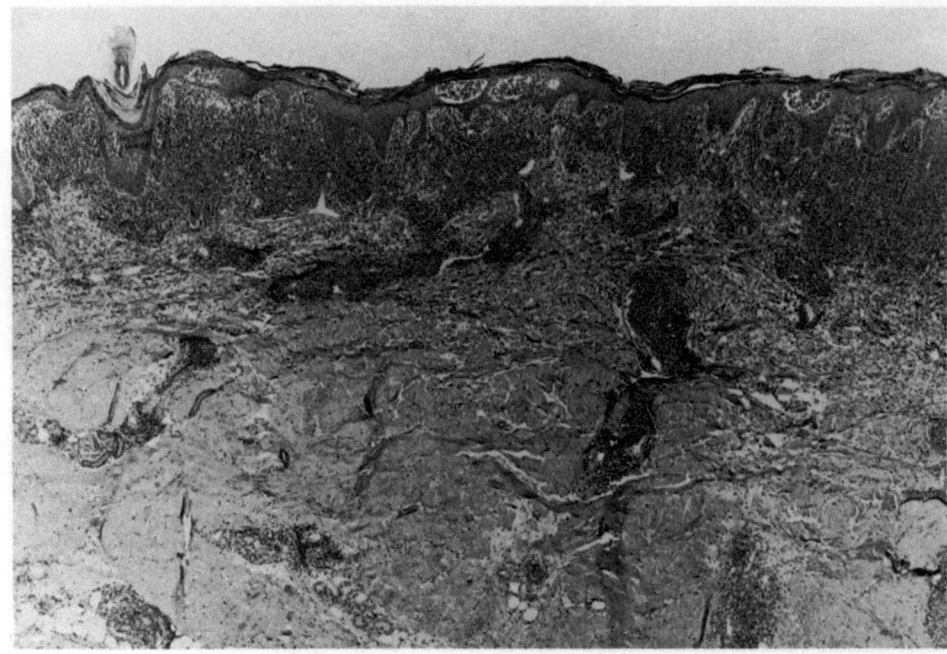

Abb. 4. T-Zell-Muster bei Mycosis fungoides. Infiltrat im oberen Korium und in der Epidermis. HE, x150

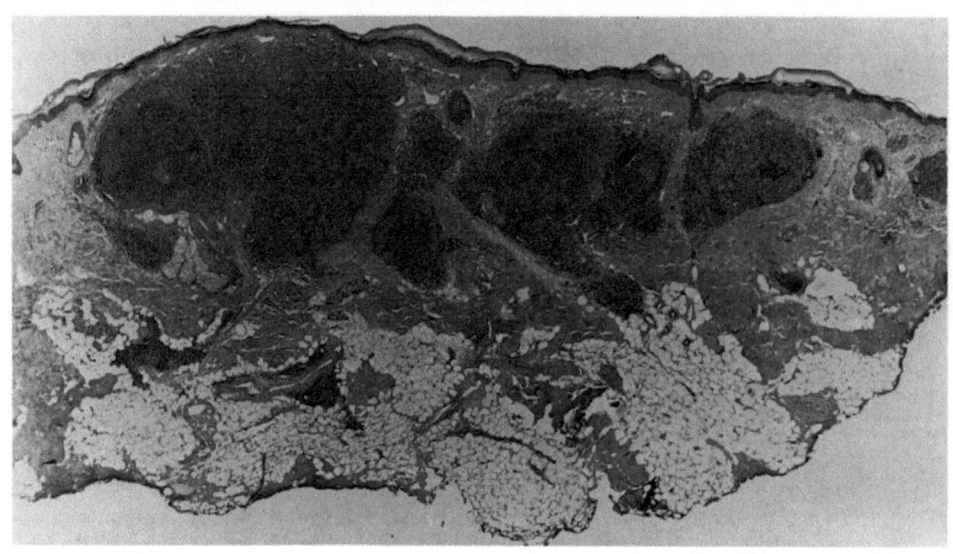

Abb. 5. B-Zell-Muster bei malignem B-Zell-Lymphom der Haut. Umschriebene knotige Infiltrate im mittleren und tiefen Korium und im subkutanen Fettgewebe. HE, x150

c) **B- und T-Zell-Muster:** Hier finden sich neben überwiegend scharf begrenzten Infiltraten im mittleren und tiefen Korium auch Infiltratzellen im oberen Korium meist in lockerer Dissemination und mit unterschiedlich ausgeprägtem Epitheliotropismus.

d) **Kein B-, kein T-Zell-Muster:** Dieses Infiltratmuster läßt eine diffuse Infiltration des gesamten Koriums bis an die Epidermis heran und bis in das subkutane Fettgewebe reichend erkennen. Die Begrenzung ist unscharf; es finden sich Zeichen der Infiltration in das umgebende Gewebe.

2. Weiterführende klinische und zytomorphologische Differenzierung

Nach Kenntnis der Zusammenhänge zwischen enzymzytochemischen, immunologischen und funktionellen Merkmalen einerseits und histo- bzw. zytomorphologischen Kriterien (Tabelle 3) andererseits lassen sich die Methoden zur Diagnostik und Klassifikation kutaner Lymphome wieder auf ein routinemäßig praktikables Maß reduzieren [5, 7].

Folgende Färbungen eignen sich zur Diagnose der Hautlymphome an Paraffinschnitten: Hämatoxylin-Eosin, Giemsa, Perjodsäure-Schiff (PAS) und Gomori.

a) Bei Vorliegen eines **T-Zellmusters** (Tabelle 4) liefert das klinische Bild weitere wertvolle Informationen zur Diagnose.

Eine Dissemination von Hautveränderungen spricht für das Vorliegen einer Mycosis fungoides, während ein einzelner Herd für die pagetoide Retikulose typisch ist [2, 10]. Besteht eine Erythrodermie, so muß bei leukämischem Blutbild an ein Sézary-Syndrom oder an eine chronische lymphatische Leukämie vom T-Zell-Typ gedacht werden; bei Fehlen leukämischer Blutbildveränderungen sind im wesentlichen eine sekundäre Erythrodermie auf dem Boden

Tabelle 3. Morphologische Zellkriterien

Zell-Typen	Morphologische Kriterien			
	Zytoplasma	Nukleus	Nukleolus	Chromatin
Lymphozyten (Abb. 6)	klein	klein, rund	klein	dicht
Plasmazellen/ Lymphoplasmozytoide Zellen (Abb. 7)	klein bis groß	oft PAS-positive kugelige Einschlüsse	klein	dicht
Zentrozyten (Abb. 8)	klein, leicht basophil	klein, knittrig	klein	dicht
Zentroblasten (Abb. 9)	basophil	groß, oval	mehrere an der Kernmembran	hell
Immunoblasten (Abb. 11)	basophil	groß, oval	groß, prominent im Kernzentrum	hell
T-Lymphoblasten (Abb. 12)	mittel bis groß	groß, gefaltet	klein bis mittel	mäßig dicht

Tabelle 4. Diagnostisches Vorgehen bei Bestehen eines T-Musters des Infiltrates

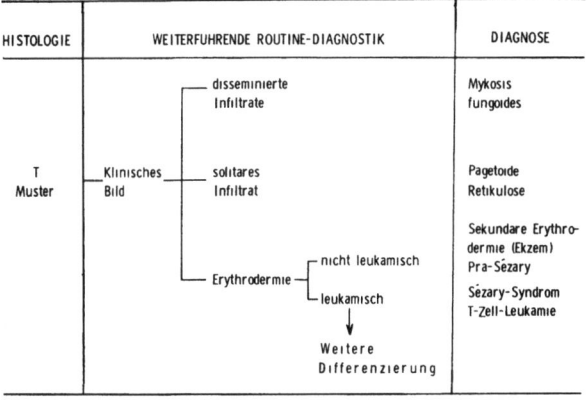

eines Ekzems oder ein Prä-Sezary-Syndrom in Betracht zu ziehen. Gegebenenfalls muß eine weitere hämatologische Analyse der Blutbildveränderungen erfolgen.

b) Bei Vorliegen eines **B-Zell-Musters** (Tabelle 5) kann eine weitere zytomorphologische Differenzierung vorgenommen werden. Hierbei sind im wesentlichen lymphozytische Infiltrate (Abb. 6) mit leukämischem Blutbild wie bei der chronischen lymphatischen Leukämie oder mit PAS-positiven intrazytoplasmatischen oder intranukleären Einschlüssen wie beim Immunozytom (Abb. 7) von zentrozytischen Infiltraten (kleine knittrige Kerne) (Abb. 8) und von gemischt zentroblastisch (größere blasige Kerne)/zentrozytischen Infiltratzellen zu unterscheiden (Abb. 9).

c) **Pseudolymphome** (Tabelle 6) wie sie häufig als Folge eines Zeckenbisses aber auch in Verbindung mit verschiedenen exogenen und endogenen Noxen (z.B. Arzneimittelexantheme) auftreten, zeigen neben knotigen Infiltraten im mittleren und tieferen Korium (B-Zell-Muster) meist auch locker disseminiert Infiltratzellen im oberen Korium. Zytomorphologisch sind ein Gemisch von Zentrozyten, Zentroblasten, Makrophagen mit starker Aktivität an saurer Phosphatase und unspezifischen Esterasen sowie eosinophile und neutrophile Granulozyten anzutreffen.

Als Besonderheit muß herausgestellt werden, daß Erythrozyten-Antikörper-Komplementkomplexe bei den Pseudolymphomen im Bereich B-lymphozytärer Proliferationen aufgrund der C_3-Rezeptoren fixiert werden (Abb. 10).

d) Stellt sich histologisch **weder ein B- noch ein T-Zell-Muster** (Tabelle 7) dar, so ist in erster Linie an das Vorliegen eines malignen Lymphoms von hohem Malignitätsgrad zu denken. Diese nach älterer Nomenklatur als Retikulosarkome bezeichneten Proliferationen können nach zytomorphologischen Kriterien weiter in zentroblastische, immunoblastische (Abb. 11) und lymphoblastische Lymphome (Abb. 12) differenziert werden. Zentroblasten sind relativ groß und zeigen ei-

Tabelle 5. Diagnostisches Vorgehen bei Bestehen eines B-Musters

HISTOLOGIE	WEITERFÜHRENDE ROUTINE-DIAGNOSTIK			DIAGNOSE
B Muster	Zytomorphologie	lymphozytisch	leukämisch	CLL
			PAS-positiv → Gewebs-Ig quant.	Immunozytom
		zentrozytisch		Malignes Lymphom zentrozytisch
		zentroblastisch/ zentrozytisch (follikulär)		Morbus Brill-Symmers

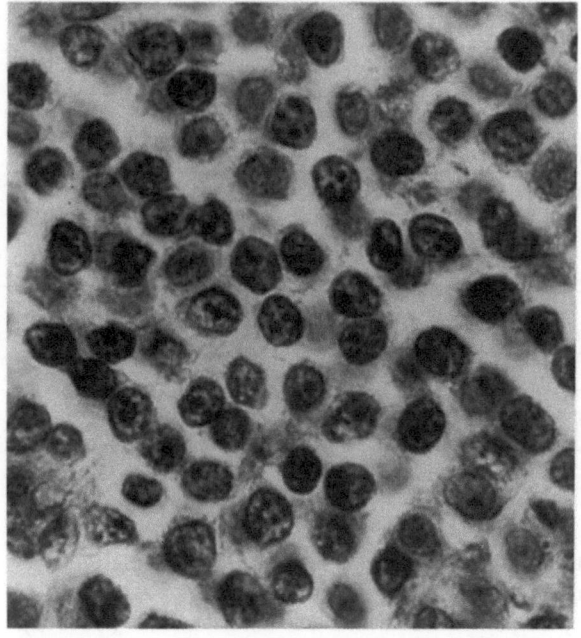

Abb. 6

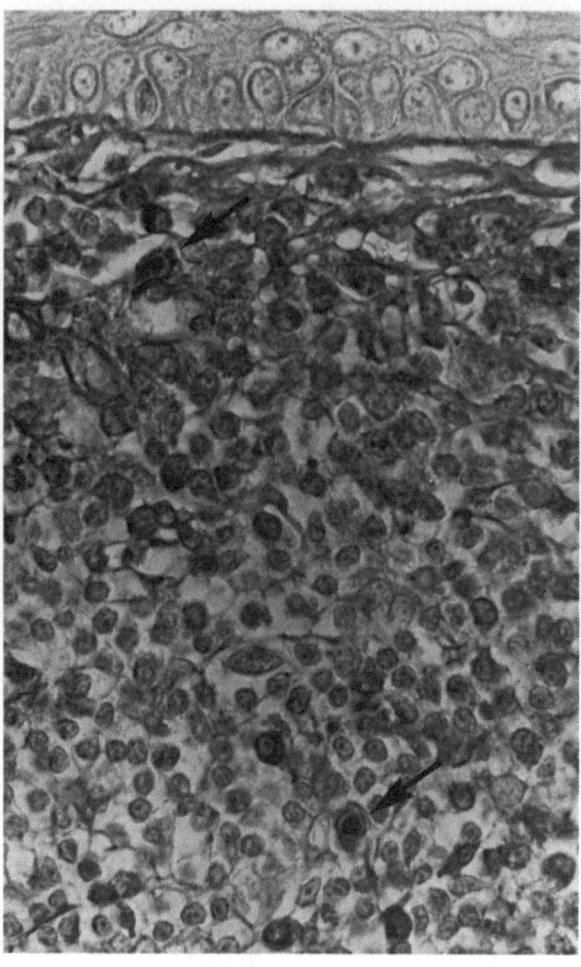

Abb. 7

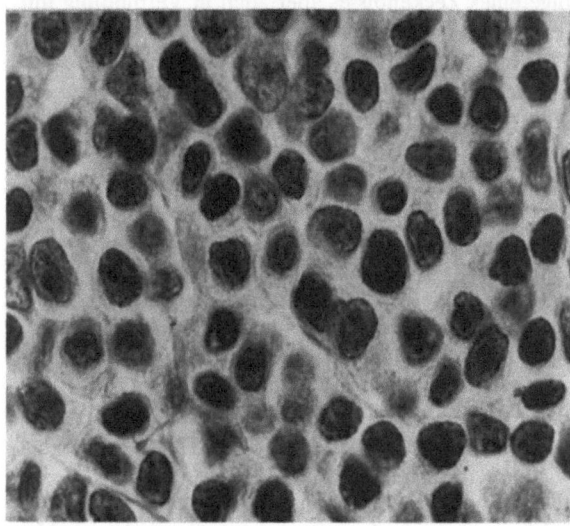

Abb. 8

Abb. 6. Lymphozyten in einem spezifischen Hautinfiltrat bei chronischer lymphatischer Leukämie. HE, x360

Abb. 7. Lymphoplasmozytoide Zellen z.T. mit intranukleären PAS-positiven kugeligen Einschlüssen von Glykoprotein (↑) bei einem Immunozytom der Haut. PAS, x500

Abb. 8. Zentrozyten mit kleinen „knittrigen" und gebuchteten Kernen bei einem zentrozytischen Lymphom der Haut. HE, x400

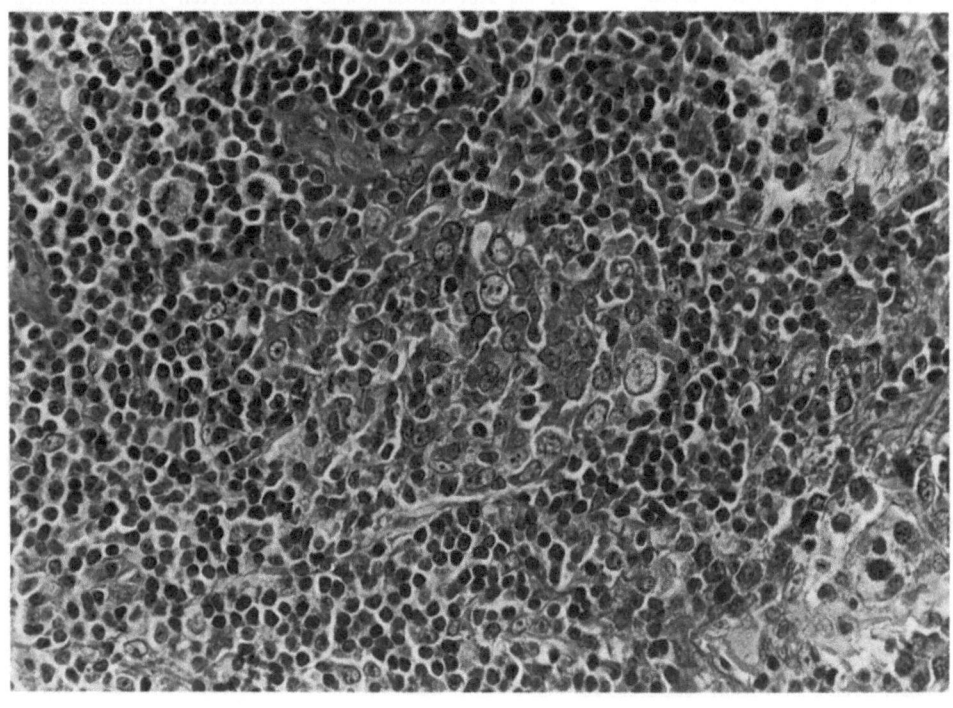

Abb. 9. Zentroblasten mit großen ovalen Kernen, randständigen Nukleolen und basophilem Zytoplasmasaum im Zentrum eines Infiltrates bei Lymphadenosis benigna cutis: Zentrozyten in der Peripherie. Giemsa. x600

Tabelle 6. Diagnostisches Vorgehen bei Bestehen eines B-Musters mit Merkmalen eines T-Musters

HISTOLOGIE	WEITERFÜHRENDE ROUTINE-DIAGNOSTIK	DIAGNOSE
T und B Muster	Zytologie — Zentrozyten, Zentroblasten, Makrophagen, Eos. Granulozyten Enzym-zytochemie — "Sternhimmelzellen" Immun-zytologie — Fixierung von EAC	Pseudo-lymphom (follikulär / nicht foll.)

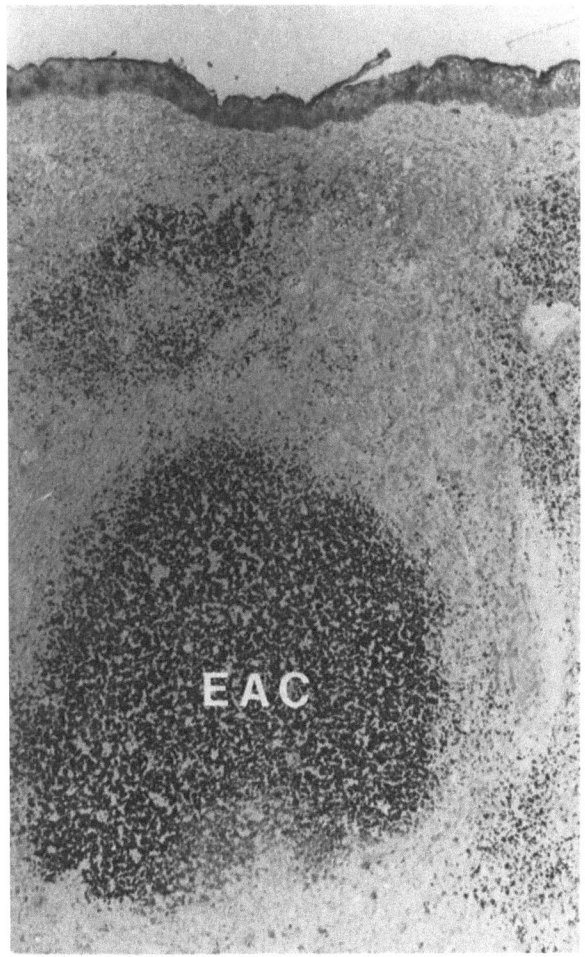

Abb. 10. Fixierung von Erythrozyten-Antikörper (IgM)-Komplement-Komplexen (EAC) im Bereich einer Proliferation von B-Lymphozyten bei Lymphadenosis benigna cutis. x100

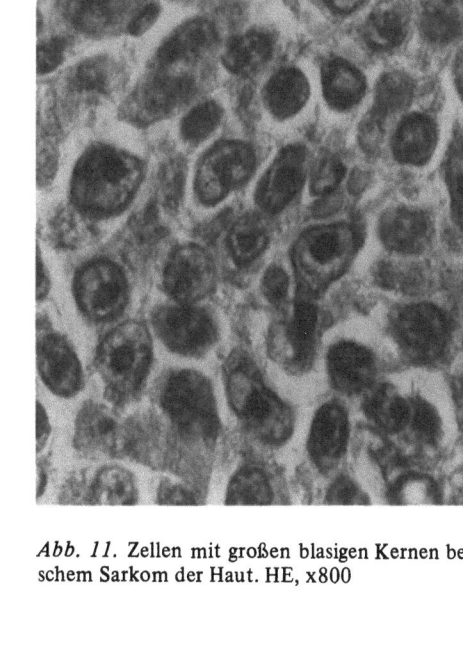

Abb. 11. Zellen mit großen blasigen Kernen bei immunoblastischem Sarkom der Haut. HE, x800

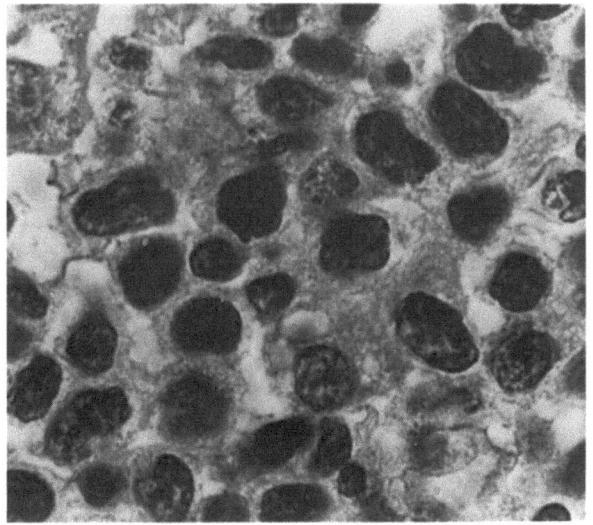

Abb. 12. Zellen mit großen gefalteten und gebuchteten Kernen bei einem T-lymphoblastischen („convoluted-type") Sarkom der Haut. HE, x800

Tabelle 7. Diagnostisches Vorgehen bei Fehlen eines B- und eines T-Musters

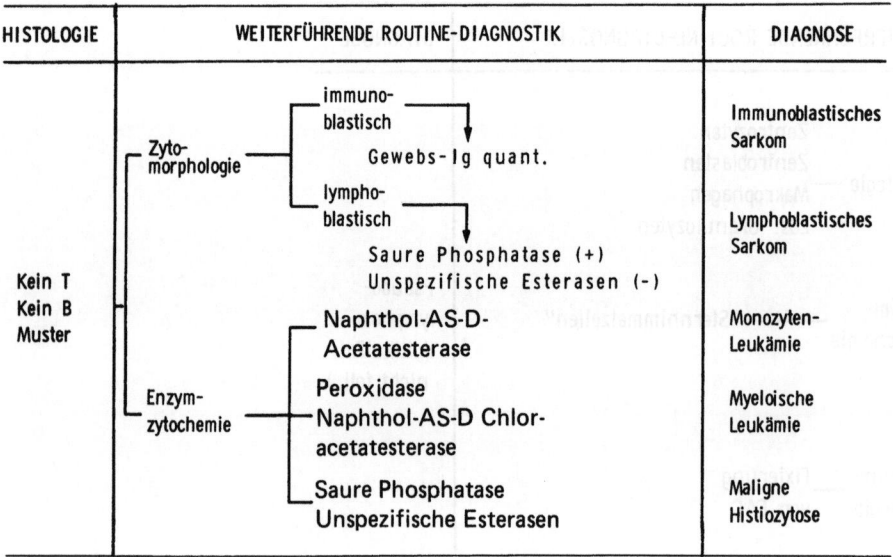

nen großen ovalen Kern mit randständigen Nukleolen und einem in der Giemsafärbung stark basophilen Zytoplasmasaum. Beim T-lymphoblastischen („convoluted") Lymphom sind die Kerne ebenfalls sehr groß, jedoch stark gebuchtet. Immunoblasten zeigen als auffälligstes Merkmal prominente große Nukleolen im Zentrum großer blasiger Kerne sowie einen in der Giemsafärbung stark basophilen Zytoplasmasaum. Eine weitere Differenzierung in B- und T-Untergruppen ist bei den immunoblastischen Lymphomen aufgrund rein zytomorphologischer Kriterien nicht möglich.

Weiterhin sollte bei Fehlen eines eindeutigen B- oder T-Zellmusters mit Hilfe von Enzymfärbungen eine (retikulo-)histiozytäre (unspezifische Esterasen, saure Phosphatase) oder eine myelomonozytäre Proliferation (Naphthol-AS-D- Chlorazetatesterase, Peroxidase) ausgeschlossen werden. Weitere Anhaltspunkte kann in diesen unklaren Fällen die Elektronenmikroskopie z.B. durch Nachweis spezifischer Langerhans-Granula bei Erkrankungen aus der Histiozytosis X-Gruppe liefern.

Zusammenfassend kann gesagt werden, daß wir heute nach Kenntnis der Zusammenhänge zwischen enzymzytochemischem, immunologischem und funktionellem Verhalten der Zellen einerseits und der Histo- und Zytomorphologie andererseits die Methoden zur Diagnostik und Klassifikation von Hautlymphomen in den meisten Fällen auf ein routinemäßig praktikables Maß reduzieren können und nur in einzelnen Fällen auf spezielle Untersuchungen zurückgreifen müssen. Einschränkend gilt, daß auch dann immer noch eine kleine inhomogene Gruppe von Erkrankungen zurückbleiben muß, die mit den erwähnten Methoden z.Z. nicht eindeutig einzuordnen sind.

Wir danken Fräulein E. Ebmeyer für ausgezeichnete technische Assistenz, Frau Dr. G. Hoffmann-Fezer (Institut für Hämatologie, Abteilung Immunologie, Gesellschaft für Strahlenforschung, München) für die Durchführung der Immunhistoperoxidasemethode; Herrn Prof. Dr. A. Fateh-Moghadam (Klinisch-Chem. Institut, Klinikum Großhadern, LMU München) für die quantitative Immunelektrophorese an Gewebehomogenaten; Herrn Priv.-Doz. Dr. H. Rodt (Institut für Hämatologie, Abteilung Immunologie, Gesellschaft für Strahlenforschung, München) für die Bereitstellung von Anti-T-Zell-Globulinen.

Zusammenfassung

1. Enzymzytochemische Methoden erlauben eine Differenzierung lymphatischer von nicht lymphatischen Zellen. Eine weitere Differenzierung in Untergruppen lymphatischer Zellen kann mit Hilfe immunologischer (Oberflächenrezeptoren, Rosettenbildung) und funktioneller (mitogene Stimulierbarkeit, Immunglobulinbildung) Teste vorgenommen werden.

2. Die Anwendung dieser Methoden an Kryostatschnitten, Imprint-Präparaten, Einzelzellsuspensionen und Gewebehomogenaten bei Hautlymphomen hat zu einer Neuinterpretation der Histo- und Zytomorphologie geführt.

3. Histologisch lassen sich in der Haut 4 Infiltrat-Muster differenzieren; sie werden als B-Zell-, T-Zell-, B- und T-Zell- und weder B- noch T-Zell-Muster bezeichnet.

4. Eine weitere Klassifizierung innerhalb der 4 Infiltrat-Muster kann in den meisten Fällen mit Hilfe klinischer und zytomorphologischer Kriterien erfolgen. In seltenen Fällen müssen weiterführende enzymzytochemische, immunologische und elektronenmikroskopische Untersuchungen durchgeführt werden.

Summary

1. Lymphocytic and non-lymphocytic cells can be differentiated by enzymecytochemical tests. Further differentiation into lymphocyte subgroups can be achieved by immunological (surface receptors for immunoglobulins, rosette-formation) and functional tests (mitogen stimulation, production of immunoglobulins).

2. The use of these methods in cryostate sections, imprints and single cell suspensions has led to a reevaluation of the histo- and cytomorphology.

3. Histologically 4 patterns of infiltrates may be differentiated in the skin: B-cell pattern, T-cell pattern, T- and B-cell pattern, non-B- non T-cell pattern.

4. In most cases a further classification within these four patterns can be achieved by clinical and cytomor-

phological parameters. In a few cases additional enzyme-cytochemical, immunological or electron microscopical studies have to be done.

Literatur

1. Braun-Falco, O., Guggenberger, K., Burg, G., Fateh-Moghadam, A.: Immunozytom unter dem Bilde einer Acrodermatitis chronica atrophicans. Hautarzt (zur Publikation eingereicht, 1978)
2. Braun-Falco, O., Marghescu, S., Wolff, H.H.: Pagetoide Retikulose. Morbus Woringer-Kolopp. Hautarzt 24, 11-21 (1973)
3. Burg, G., Braun-Falco, O.: Morphological and functional differentiation and classification of cutaneous lymphomas. Bull. du Cancer 64, 225-240 (1977)
4. Burg, G., Rodt, H., Grosse-Wilde, H., Braun-Falco, O.: Surface markers and mitogen response of cells harvested from cutaneous infiltrates in mycosis fungoides and Sézary's syndrome. J. Invest. Dermatol. 70, 257-259 (1978)
5. Gérard-Marchant, R., Hamlin, J., Lennert, K., Rilke, F., Stansfeld, A.G., Van Unnik, J.A.M.: Classification of Non-Hodgkin's lymphomas, Lancet 1974 I,II, 406-408
6. Hoffmann-Fezer, G., Rodt, H., Eulitz, M., Thierfelder, S.: Immunohistochemical identification of T- and B-lymphocytes delineated by the unlabeled antibody enzyme method. I. Anatomical distribution of O-positive and Ig-positive cells in lymphoid organs of mice. J. Immunol. Meth. 13, 261-270 (1976)
7. Lennert, K., Mohri, N., Stein, H., Kaiserling, E.: The histopathology of malignant lymphoma. Brit. J. Haematol. 31 (Suppl.), 193-203 (1975)
8. Sternberger, L.A., Hardy, Th. jun., Cuculis, J.J., Meyer, H.G.: The unlabeled enzyme method of immunohistochemistry. Preparation and properties of soluble antigen-antibody complex (horseradish peroxidase-anti horseradish peroxidase) and its use in identification of spirochetes. J. Histochem. Cytochem. 18, 315-333 (1970)
9. Touraine, J.L.: Induction of human T-lymphocyte differentitation antigens In: Leucocyte membrane determinants regulating immune reactivity. Eijsvoogel, V.P., Roos, D., Zeijlemaker, W. P. (eds.). New York, San Francisco, London: Academic Press 1976
10. Woringer, F., Kolopp, P.: Lesion érythémato-squameuse polycyclique de l'avant-bras. Evolution depuis 6 ans chez un garçonnet de 13 ans. Ann. Dermat., 7e série, 10, 945-958 (1939)

Priv. Doz. Dr. G. Burg
Dermatologische Klinik und
Poliklinik der Universität München
D-8000 München 2

Ultrastrukturelle und funktionelle Aspekte maligner Lymphome der Haut

M. Goos, Kiel

Maligne Lymphome sind Neoplasien des Immunsystems. Entsprechend der Dichotomie des Immunsystems werden sie in B- und T-Zellymphome eingeteilt. Da man heute annimmt, daß sich maligne entartete lymphatische Zellen teilweise ihre Identität bewahrt haben, werden die Tumorzellen durch ihre Differenzierungsmerkmale definiert und im Vergleich mit der normalen Lymphozytenreifung klassifiziert. Ziel jeder Lymphomtypisierung ist deshalb, den Phänotyp der Lymphomzellen festzulegen, um Rückschlüsse auf den Differenzierungsblock zu erhalten (Abb. 1).

Die Kiel-Klassifikation [4, 5] unterscheidet maligne Non-Hodgkin-Lymphome von niedrigem und hohem Malignitätsgrad. Diese Einteilung ist bis auf einige Einschränkungen auch auf die Lymphome der Haut anwendbar. Mycosis fungoides, Sézary-Syndrom und lymphoplasmozytoides Immunozytom sind Lymphome von niedrigem Malignitätsgrad, zentroblastisches und lymphoblastisches Lymphom haben einen hohen Malignitätsgrad.

I. Mycosis fungoides und Sézary-Syndrom

1. Definition: Mycosis fungoides und Sézary-Syndrom sind T-Zellneoplasien mit primärer Hautinfiltration. Mycosis fungoides ist die tumorbildende Form, das Sézary-Syndrom die leukämische Variante. Die Tumorzellen bilden Spontanrosetten mit Schaferythrozyten und reagieren mit spezifischen Anti-T-Zellantiseren. Außerdem wirken sie als T-Helferzellen auf B-Lymphozyten [1]. Sie haben sich also teilweise ihre Immunkompetenz erhalten und sind somit als T-Lymphozyten zu bewerten (Abb. 1, A).

2. Morphologie: Das Tumorgewebe von Mycosis fungoides und Sézary-Syndrom zeichnet sich durch eine Vielfalt von Zellen aus. Während man beim Sézary-Syndrom eine relativ monomorphe epidermotrope Infiltration aus großen und kleinen Sézary-(Lutzner-)Zellen findet, ist das Infiltrat der Mycosis fungoides ausgesprochen polymorph. Außer großen und kleinen Sézary-Zellen kommen atypische große und kleine Im-

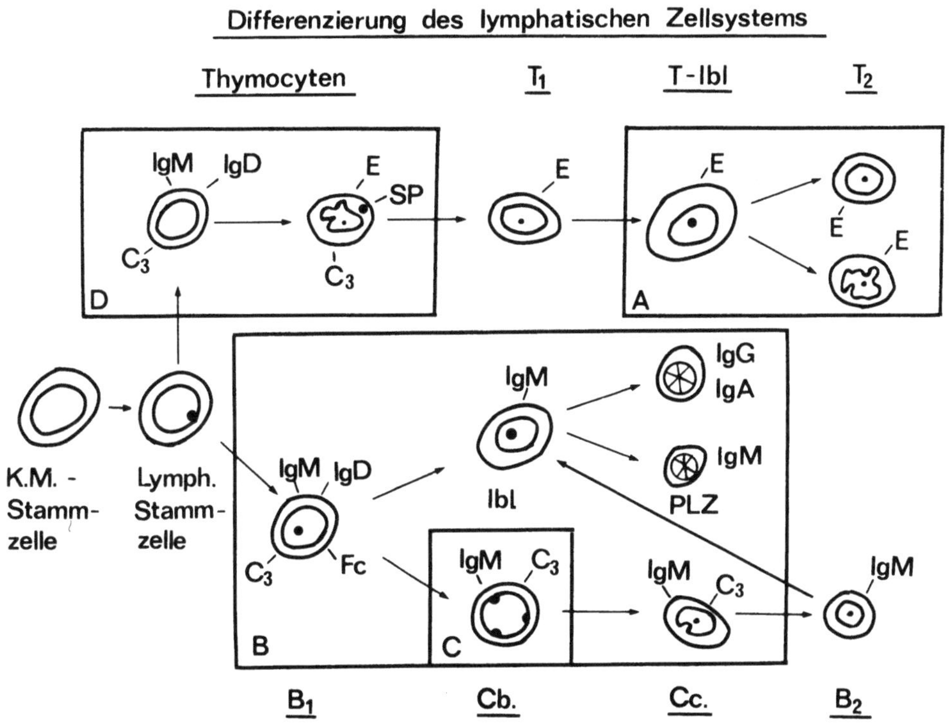

Abb. 1. A-D. Reifungsschema des T- und B-Zellensystems

Abkürzungen:
IgA, IgD, IgE, IgG, IgM = Membran-Immunoglobuline
C_3 = Rezeptor für C_3-Komponente des Komplements
F_c = Rezeptor für F_c-Fragment des IgG
T_1, T_2 = T-Lymphozyten-Subpopulationen
B_1, B_2 = B-Lymphozyten-Subpopulationen
Cb = Zentroblast
Cc = Zentrozyt
T-Ibl = T-Immunoblast
PLZ = Plasmazelle
E = Rezeptor für unbehandelte Schaferythrozyten
SP = saure Phosphatase-Reaktion
A, B, C, D = zytologisches Spektrum maligner Lymphome (s. Text)

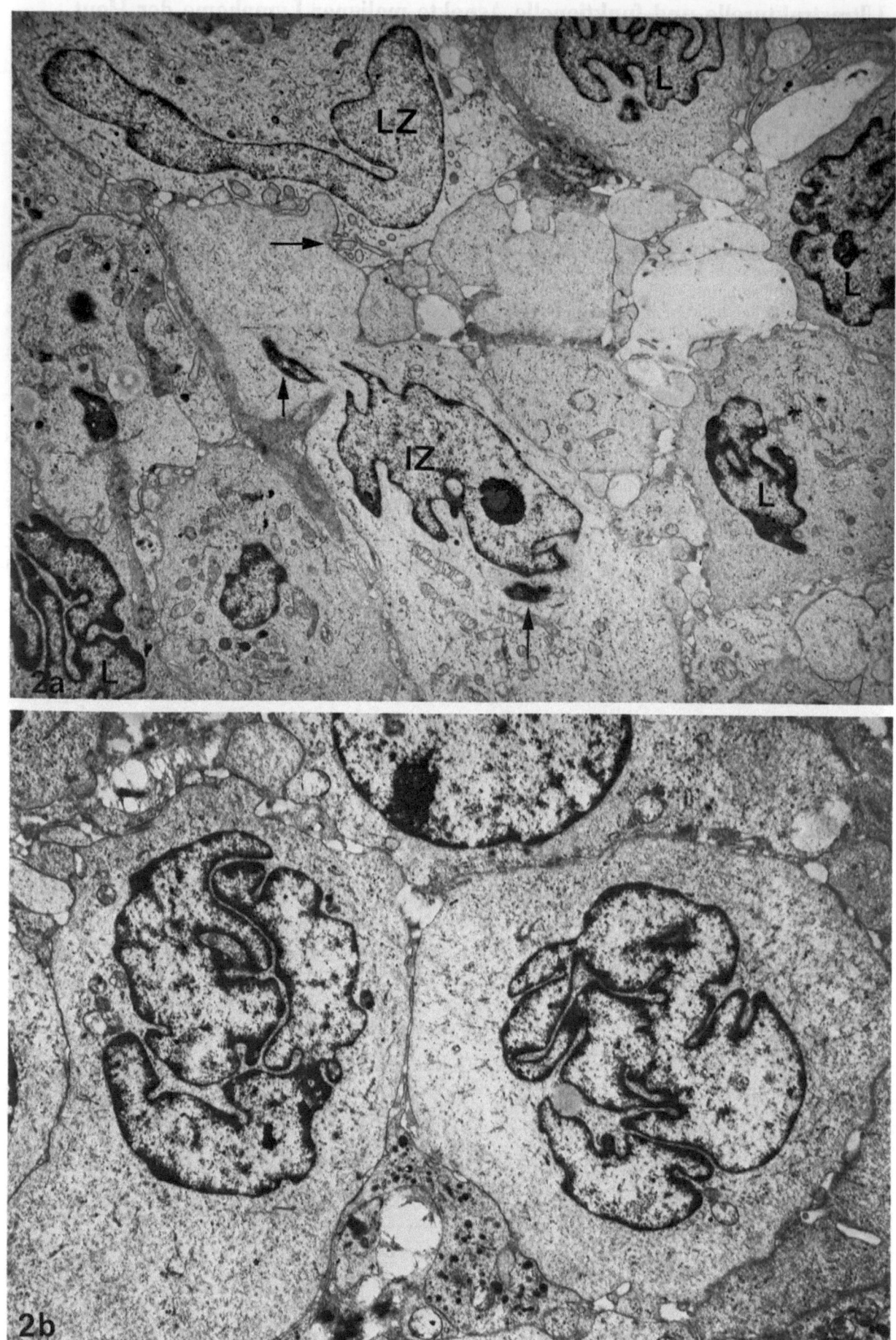

Abb. 2a und b. Mykosis fungoides. *(a)* Langerhans-Zelle (LZ) und Interdigitierende Zelle (IZ) in enger Verzahnung durch Zytoplasmainvaginationen (→). In der Peripherie sog. Sézary-Zellen oder Lutzner-Zellen (L). Kernanschnitte (↑). x 9600. *(b)* Sog. Mykosis-Zellen. x 12000

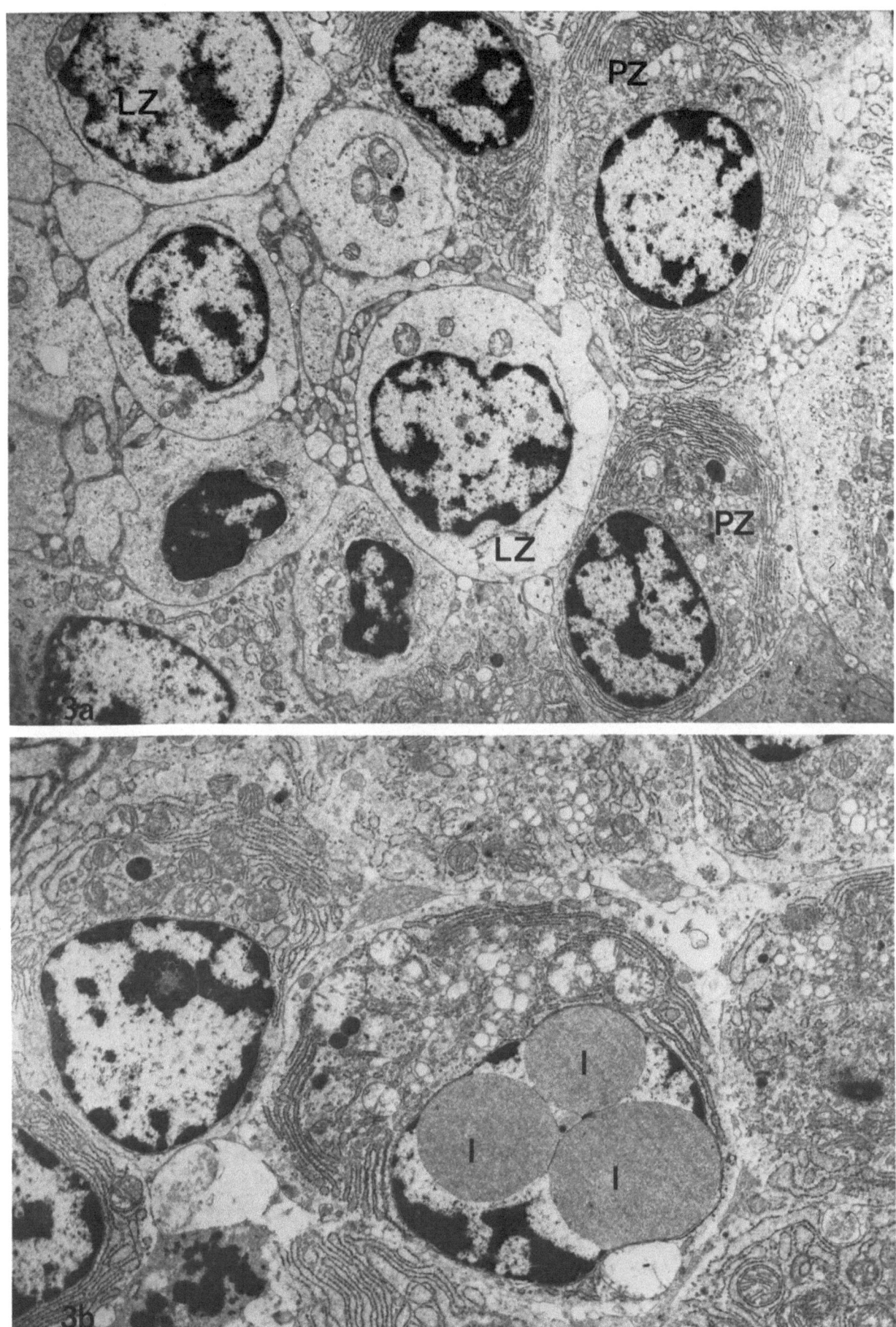

Abb. 3a und b. Lymphoplasmozytoides Immunozytom. *(a)* Reife Plasmazellen (PZ) und lymphozytoide Zellformen (LZ) mit mäßig breitem hellen Zytoplasma und einzelnen englumigen Profilen des endoplasmatischen Retikulums. x 9600. *(b)* Plasmazellen mit 3 intranukleären Immunglobulin-Einschlüssen (I). x 12000

munoblasten mit irregulären Kernen vor. Typisch sind ferner große Zellen mit meist exzentrisch gelegenen, sehr unregelmäßig gestalteten Kernen und einem breiten, relativ organellenarmen Zytoplasma (Abb. 2b). Diese Zellen bezeichnen wir als Mycosis-Zellen. Es handelt sich um polyploide T-Zellen.

Sowohl bei Mycosis fungoides als auch beim Sézary-Syndrom kommen zahlreiche interdigitierende Retikulumzellen vor, die nicht selten in engem Kontakt mit Langerhans-Zellen (Abb. 2a) sowie T-Immunoblasten und Mitosen gefunden werden. Die strukturelle Organisation dieser Hautlymphome entspricht also der der T-Zellregionen des lymphatischen Gewebes [2, 3, 6]. Daraus ergibt sich ein weiterer Hinweis auf die T-Zellnatur von Mycosis fungoides und Sézary-Syndrom.

II. Lymphoplasmozytoides Immunozytom

1. Definition: Das Immunozytom ist eine B-Zellneoplasie, die nicht selten isoliert die Haut befällt. Hervorragendes Kennzeichen ist, daß die Tumorzellen zwar

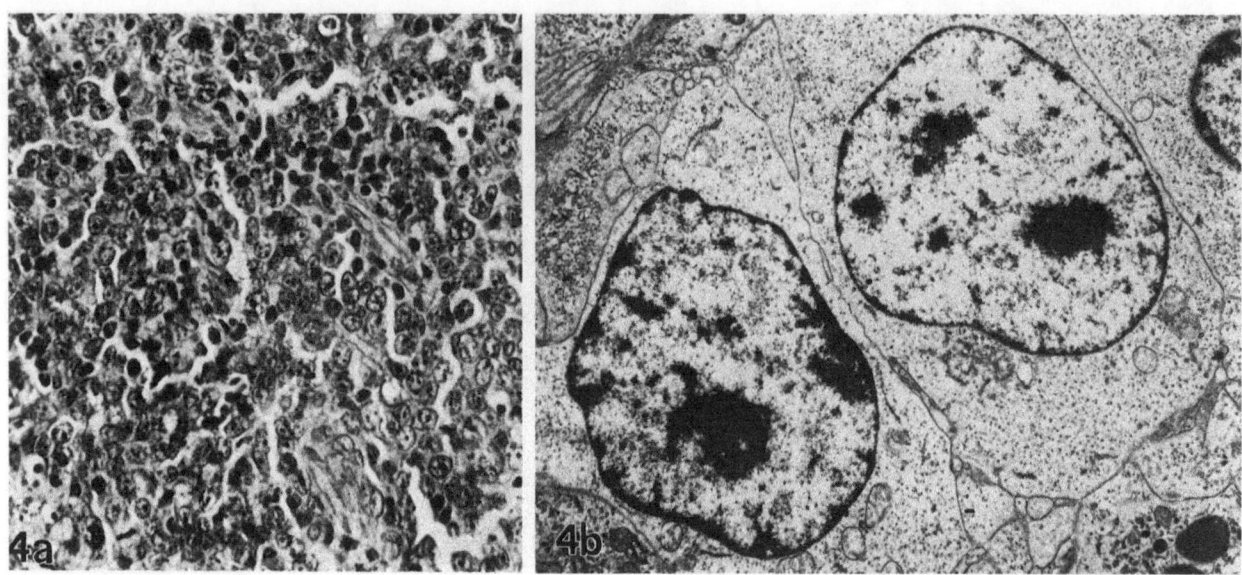

Abb. 4a und b. Zentroblastisches Lymphom. *(a)* Ausschnitt aus einem kutanen Tumorinfiltrat. Große Zellen mit bläschenförmigen Kernen und großen Nukleolen, die teils in Kernmitte, teils an der Kernmembran liegen. x 640 *(b)* Zentroblasten. x 9600

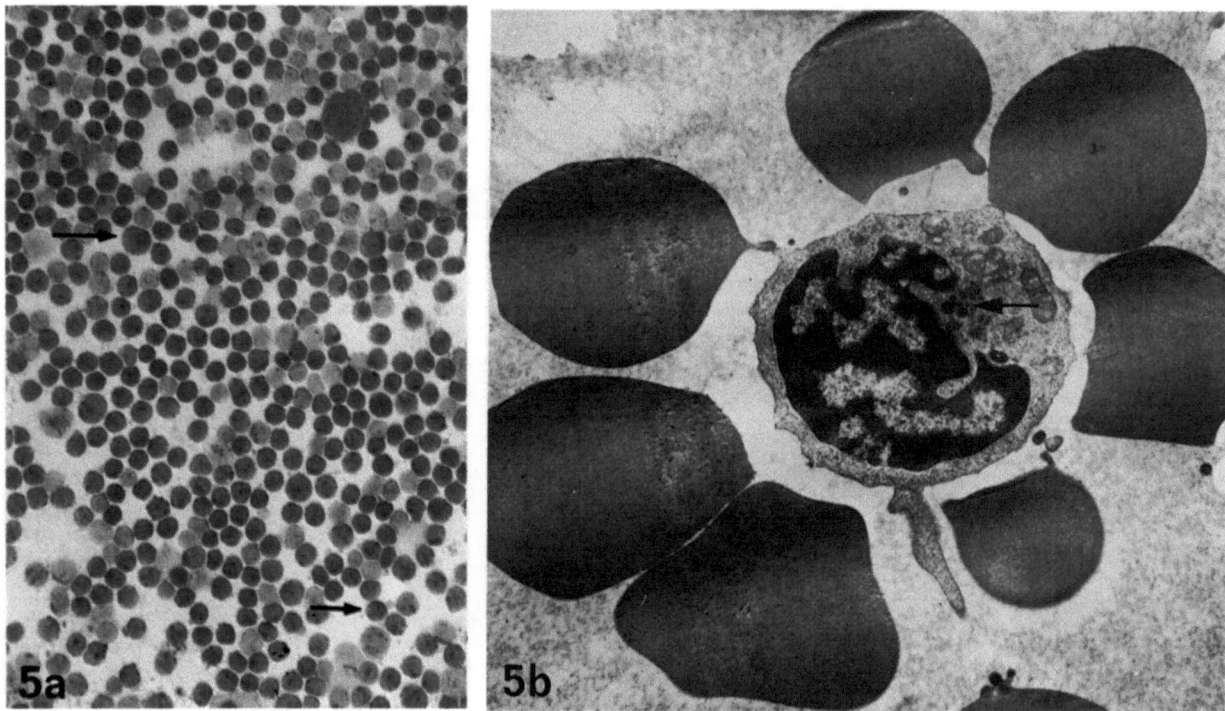

Abb. 5a und b. Lymphoblastisches Lymphom, T-Typ. *(a)* Große und kleine Tumorzellen (→) mit umschrieben positiver Darstellung von saurer Phosphatase. x 640 *(b)* Spontanrosette einer kleinen Tumorzelle. In der Kernbucht lysosomale Granula (←), entsprechend der positiven sauren Phosphatasereaktion. x 9600

zur Produktion von Immunglobulinen befähigt sind, diese aber nicht sezernieren können. Das zytologische Spektrum des Tumors ist vielfältig. Am Aufbau beteiligt sind Plasmazellen, lymphozytoide Zellen, Keimzentrumszellen, Immunoblasten und selten auch B_1-Lymphozyten (Abb. 1, B).

2. Morphologie: Je nachdem, welche Zellrasse überwiegt, werden lymphoplasmozytoide, plasmozytische und polymorphzellige Immunozytome unterschieden. Beim lymphoplasmozytoiden Typ (Abb. 3a) werden neben zahlreichen Plasmazellen sog. lymphozytoide Zellformen gefunden, die sich durch Asynchronie der Zellreifung hervorheben. Entsprechend der funktionell blockierten Immunglobulinsekretion erkennt man in den Plasmazellen häufig intranukleäre Einschlüsse (Abb. 3b).

III. Zentroblastisches Lymphom

1. Definition: Das zentroblastische Lymphom ist ein hochmaligner Keimzentrumstumor, also eine B-Zellneoplasie. Es kommt in der Haut primär und sekundär vor, ist aber relativ selten. Neben der typischen Zytologie weisen die C_3-Rezeptoren und membrangebundenes IgM auf den Differenzierungsblock in der B-Zellinie hin (Abb. 1, C).

2. Morphologie: Zentroblastische Lymphome zeichnen sich durch eine vorwiegende Wucherung von Zentroblasten aus. Daneben findet man Zentrozyten (Abb. 4a). Ultrastrukturell sind die Zentroblasten große Zellen mit mittelbreitem, polyribosomenreichem Zytoplasma und großen bläschenförmigen Kernen. Meist haben sie mehrere nahe an der Kernmembran gelegene Nukleolen (Abb. 4b).

IV. Lymphoblastisches Lymphom

1. Definition: Es handelt sich um ein unreifes T-Zelllymphom, das fast immer leukämisch verläuft und die Haut sekundär befallen kann. Häufig wird ein Thymustumor gefunden. Immunologisch weisen die Zellen der lymphoblastischen Lymphome das phänotypische Membranprofil der Thymozyten auf. Das lymphoblastische Lymphom mit positiver saurer Phosphatase-Reaktion bildet Spontanrosetten mit Schaferythrozyten und exprimiert häufig noch den C_3-Komplementrezeptor (Abb. 1, D).

2. Morphologie: Dieser Lymphomtyp besteht aus grossen polysomenreichen Zellen und kleinen Zellen mit irregulären Kernformen und monoribosomenhaltigem Zytoplasma. Zytochemisch findet man eine typische paranukleäre Reaktion auf saure Phosphatase (Abb. 5a). Dieser Reaktion entspricht sowohl bei den großen als auch bei den kleinen Zellen eine Aggregation lysosomaler Granula in der Kernbucht (Abb. 5b).

Die malignen Lymphome der Haut lassen sich in gleicher Weise wie die des lymphatischen Gewebes klassifizieren, wenn man ein möglichst breites Spektrum von Markern zur Charakterisierung der Tumorzellen anwendet. In der Haut ist die Darstellung der Membranrezeptoren oftmals schwieriger und verlangt spezielle Techniken. Schließlich ist bei der Interpretation der Zellmembran-Phänotypen zu bedenken, daß sich die Lymphomzellen bisweilen anders verhalten als ihre normalen Äquivalente, daß beispielsweise die Tumorzellen eines B-Zellenlymphoms einen Rezeptor exprimieren, der normalerweise nur auf T-Lymphozyten gefunden wird. Die größten Schwierigkeiten in der Klassifikation bereiten zur Zeit noch die großzelligen „blastischen" Tumoren, die häufig als immunoblastische Lymphome klassifiziert werden, obwohl sie rezeptorstumm sind und nur morphologisch den echten immunoblastischen Lymphomen ähnlich sind. Dies gilt für die Lymphome der Haut in gleicher Weise wie für die der lymphatischen Organe.

Zusammenfassung

Nach der Nomenklatur der Kiel-Klassifikation werden 4 Typen von malignen Lymphomen der Haut beschrieben, ultrastrukturell charakterisiert und funktionell definiert.

Summary

According to the Kiel Classification 4 types of malignant skin lymphomas are described, ultrastructurally characterized and functionally defined.

Literatur

1. Broder, S., Edelson, R. L., Lutzner, M. A., Nelson, D. L., Mac Dermott, R. P., Durm, M. E., Goldman, C. K., Meade, B. D., Waldmann, Th. A.: The Sézary Syndrome. A malignat proliferation of helper T cells. J. Clin.Invest. 58, 1297-1306 (1976)
2. Goos, M.: T-cell specific microenvironment in mycosis fungoides. Arch. Dermatol. Res. 255, 215-218 (1976)
3. Goos, M., Kaiserling, E., Lennert, K.: Mycosis fungoides: model for T-lymphocyte homing to the skin? Br. J. Dermatol. 94, 221-222 (1976)
4. Kaiserling, E.: Non-Hodgkin-Lymphome. Stuttgart, New York: Fischer 1977
5. Lennert, K.: Klassifikation und Morphologie der Non-Hodgkin-Lynphome. In: Maligne Lymphone und monoklonale Gammopathien. Löffler, H. (Hrsg.), S. 145-166. München, Lehmanns 1976
6. Rausch, E., Kaiserling, E., Goos, M.: Langerhans cells and interdigitating reticulum cells in the thymus-dependent region in human dermatopathic lymphadenitis. Virchows Arch. B Cell Path. 25, 327-343 (1977)

Dr. M. Goos
Klinikum der Univ. Kiel
Schittenhelmstr. 7
D-2300 Kiel

Maligne Non-Hodgkin-Lymphome: Pathomorphologische Grundlagen*

H. Becker, Graz

I. Zweck des Beitrages

Die Pathomorphologie ist nach wie vor Grundlage der Erkennung von lymphoproliferativen Prozessen. Die Diagnose des Pathologen soll dabei (im Sinne einer klinischen Pathologie) die Basis der klinischen Diagnose (Dignität) und des klinischen Handelns (Prognose, Therapie) sein.

Im vorliegenden Beitrag sollen die pathomorphologischen Grundlagen einer modernen Diagnostik der malignen Lymphome dargestellt werden, die diese neueren Erkenntnisse verwerten (sog. funktionell betonte Klassifikation der Lymphome).

II. Grundlagen

1. B- und T-Dualismus des lymphatischen Systems

Das lymphatische System – neben dem phylogenetisch älteren Phagozytosesystem das zweite System zur Abwehr von Fremdsubstanzen – wird aufgebaut aus verschiedenen Retikulumzellen und Lymphozyten.

Die Lymphozyten stellen trotz ihrer recht ähnlichen Morphologie eine heterogene Population von Zellen dar. Auf Grund zahlreicher funktioneller, immunologischer und zum geringeren Teil auch morphologischer Kriterien werden sie in zwei Hauptgruppen, die B- und T-Lymphozyten gegliedert [10]:

B-Lymphozyten
– differenzieren sich aus lymphoiden Stammzellen des Dottersackes unter dem Einfluß eines zentralen B-Organs (Vögel: Bursa Fabricii; Mensch: Knochenmark?, fetale Leber?) und
– bevölkern danach die peripheren lymphatischen B-Areale (im Lymphknoten den Kortex, in der Milz und den Peyerschen Plaques die Lymphfollikel);
– sind kurzlebig (wenige Tage bis mehrere Monate)
– weisen im Rasterelektronenmikroskop mehr und längere Mikrovilli auf als die T-Lymphozyten [17]
– synthetisieren Oberflächen-Immunglobuline verschiedener Klassen
– transformieren sich auf Antigenreiz hin über B-Immunoblasten in Plasmazellen, die Immunglobuline sezernieren
– sind damit Hauptträger der humoralen Immunität (unter Hilfestellung von T-Lymphozyten und Makrophagen).

T-Lymphozyten
– leiten sich von Stammzellen ab, die im pränatalen Leben im Thymus differenziert werden
– bevölkern danach die peripheren T-Areale (im Lymphknoten den Parakortex, in der Milz die periarteriolären Zellmäntel) und werden hier nach der Thymusinvolution autonom
– sind langlebig (bis 500 Tage), kleiner als B-Lymphozyten
– haben weniger und kürzere Mikrovilli an der Oberfläche
– machen einen großen Teil der zirkulierenden Lymphozyten im Blut aus (65–80 %)
– transformieren sich auf entsprechenden Antigenreiz hin in vermehrungsfähige T-Immunoblasten
– sind Träger der zellulären Immunität (Immunreaktion vom verzögerten Typ, Abwehr von intrazellulären Bakterien, Pilzen, vielen Viren, Transplantatabstoßung)
– beeinflussen den Ablauf der humoralen Immunitätsreaktion im Sinne einer Förderung (Helper-Zellen) bzw. einer Hemmung (Suppressor-Zellen).

Lymphatische Neoplasien können mit Hilfe immunologischer Techniken weiter differenziert werden [2, 15].

2. Zyto- und Histochemie

Histochemische Untersuchungen an Lymphknotenschnitten, besser zytochemische Untersuchungen von Tupfpräparaten, liefern bei gezielter Fragestellung wichtige Zusatzbefunde zum pathomorphologischen Befund [14]:
– Immunglobulinansammlungen in Zellen des B-Systems werden mit den Färbungen nach Goldner, nach Ladewig oder mit der PAS-Reaktion dargestellt (Abb. 1),
– Pyroninophile Zellen durch die Methylgrün-Pyronin-Färbung.

Fermentzytochemisch
– können B- und T-Lymphozyten durch Darstellung der sauren Phosphatase, der ß-Glukuronidase oder der sauren Esterase differenziert werden
– die einzelnen Retikulumzellen durch ihre Leitenzyme.

B-Regionen des Lymphknotens zeigen erhöhte Aktivität der ATPase und der 5-Nukleotidase, die Kapillarendothelien sind alkalische Phosphatase-positiv.

In Lymphomen sind Haarzellen durch tartratresistente Positivität der sauren Phosphatase im Zytoplasma gekennzeichnet (Abb. 2), das lymphoblastische Lymphom vom convoluted cell type durch eine fokale paranukleäre Positivität der sauren Phosphatase (Abb. 3). Myeloische Elemente und Mastzellen können durch Darstellung der Naphthol-AS-D-Chlorazetatesterase erkannt werden [7].

Die genauere Analyse der Art von Oberflächen- und zytoplasmatischen Immunglobulinen erfolgt durch immunzytologische Methoden (Immunfluoreszenz, Immunperoxidase und Radioimmunzytochemie) [1, 2].

---

* Eigene Untersuchungen wurden teilweise unterstützt aus Mitteln des Österr. Forschungsförderungsfonds (Projekt Nr. 1001)

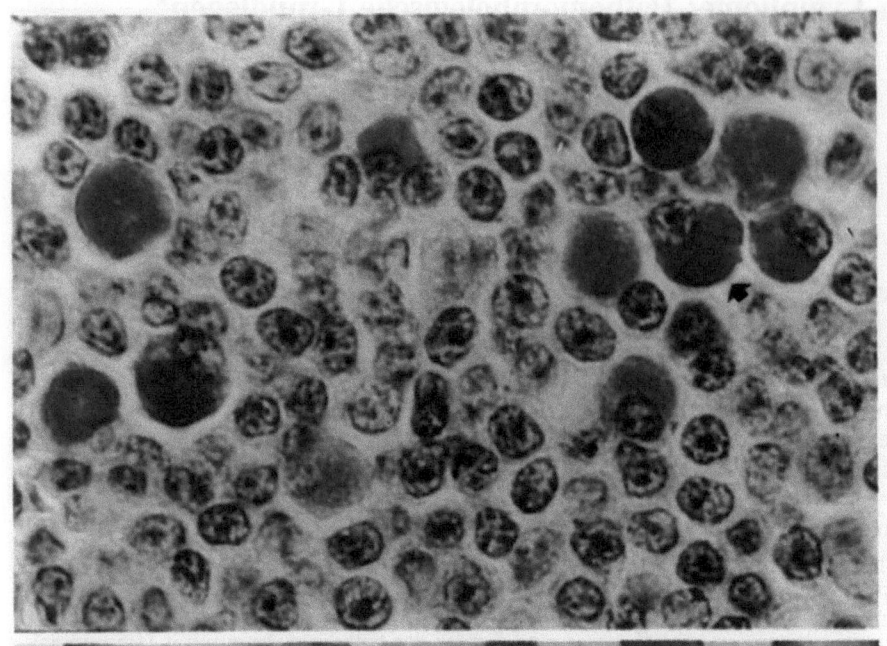

Abb. 1. Lymphknoten, 63 J., ♂; Immunozytom, PAS, x 600; PAS-positive rote Eiweißglobuli im Zytoplasma der Tumorzellen = retinierte Immunglobuline

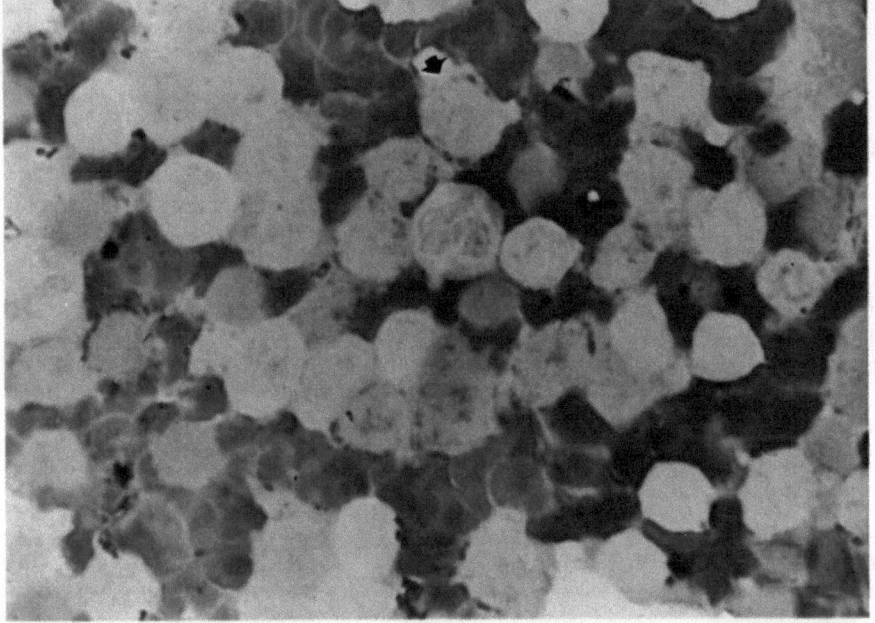

Abb. 2. Haarzell-Leukämie, 52 J., ♀; Tupfpräparat, Tartratresistente saure Phosphatase, x 720; Positivität in Haarzellen

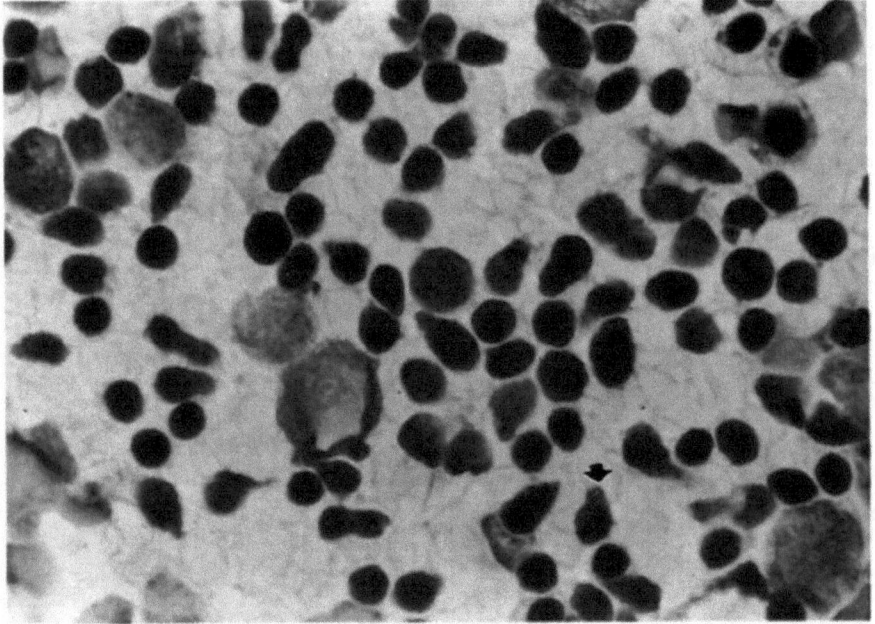

Abb. 3. Lymphoblastisches Lymphom vom convoluted cell type, 2 J., ♂; Lymphknotentupfpräparat, x 580; saure Phosphatase: paranukleäre Positivität in Tumorzellen

3. Elektronenmikroskopie

Die elektronenmikroskopische Untersuchung maligner Lymphome hat weitere wesentliche Befunde beigetragen:
a) Auf Grund ultrastruktureller Besonderheiten konnten die dendritische und die interdigitierende Retikulumzelle in B- bzw. T-Arealen erfaßt werden.
b) Bei diffusen, monomorphen Lymphomen wird die zytogenetische Definition der Tumorzellen manchmal erleichtert.
c) In den zusammengesetzten = organoiden Lymphomen, wie etwa dem T-Zonen-Lymphom, können die Lagebeziehungen von lymphatischen Tumorzellen, Retikulumzellen und postkapillaren Venolen studiert werden [5].

III. Non-Hodgkin-Lymphome

Während in der alten deutschen Klassifikation lymphozytische und lymphoblastische Lymphosarkome, Retikulosarkome und follikuläre Lymphome unterschieden wurden, brachten grundlegende Untersuchungen vor allem auf immunologischem Gebiet weitere Erkenntnisse, die eine genauere Differenzierung der Non-Hodgkin-Lymphome ermöglichten. Diese einzelnen Lymphomentitäten sollen im folgenden tabellarisch skizziert werden, wobei die Kiel-Klassifikation [8] als Leitfaden dient (Tabelle 1). Dabei gibt es prinzipiell keine scharfe und endgültige Grenze zwischen Lymphom und Leukämie:

Umschriebene = tumorförmige und generalisierte Proliferation sowie leukämische Ausschwemmung können neben- oder nacheinander auftreten. Die Differenzierung in Lymphome niedrigen und in solche hohen Malignitätsgrades hat klinische Relevanz: die Überlebenswahrscheinlichkeit beträgt bei den zytischen „low grade"-Fällen nach 1 Jahr 0,9, nach 5 Jahren 0,6; die entsprechenden Zahlen für die blastischen „high grade"-Fälle lauten: nach 1 Jahr 0,45, nach 5 Jahren 0,15.

Chronische lymphatische Leukämie (CLL)

Definition: Generalisierte Proliferation von reif erscheinenden Lymphozyten im Knochenmark und lymphatischen Gewebe, vielfach mit Zirkulation der Zellen im Blut.
Klinik: Splenomegalie, langsames Lymphknotenwachstum
Alter: 20–85 J, Gipfel: 7. Jahrzehnt
Häufigkeit: etwa 20 % der biopsierten Lymphknoten
Pathologie: Lymphknoten bei leukämischer Verlaufsform diffus, bei subleukämischer pseudofollikulär infiltriert
Zytologie: Lymphozyten und Lymphoblasten (= Paraimmunoblasten). In 4 % der Fälle ist ein Übergang in ein immunoblastisches Sarkom möglich (Richter-Syndrom).

In 1–3 % der Fälle liegt immunologisch keine B-, sondern eine T-Lymphozytenproliferation vor; sie ist gekennzeichnet durch eine geringere Knochenmarksinfiltration, häufigeren Hautbefall und eine bessere Prognose.

Haarzell-Leukämie (Tabelle 2) Abb. 2. zeigt den positiven Ausfall der sauren Phosphatase im Tupfpräparat eines Haarzell-Leukämie-Lymphoms auch nach Zugabe von Tartrat zur Inkubationslösung: die saure Phosphatase des segmentkernigen Granulozyten wird gehemmt, die

Tabelle 1. Kiel-Klassifikation der Non-Hodgkin-Lymphome

Kiel-Klassifikation	Alte deutsche Klassifikation	B	T
I. Lymphome niedrigen Malignitätsgrades			
1. lymphozytisch			
CLL	CLL		
- B - Typ		+	
- T - Typ			+
Prolymphozytenleukämie		+	
Haarzellenleukämie	Lymphoide Retikulose	?	
Mycosis fungoides, Sézary-Syndrom	Mycosis fungoides, Sézary-Syndrom		+
T-Zonen-Lymphom	? Atypische Lymphogranulomatose		+
2. lymphoplasmozytoid (Immunozytom)	Teile des M. Waldenström	+	
3. plasmozytisch (Plasmozytom)	Plasmozytom	+	
4. zentrozytisch	Lymphozytisches Lymphosarkom	+	
5. zentroblastisch-zentrozytisch	Folliküläres Lymphom (Brill-Symmers)	+	
II. Lymphome hohen Malignitätsgrades			
1. zentroblastisch	Lymphoblastisches Lymphosarkom und Retikulosarkom	+	
2. lymphoblastisch			
a.) Burkitt-Typ		+	
b.) convoluted cell type	Teil des lymphoblastischen Lymphosarkoms (und ALL)		+
c.) unklassifiziert	Größter Teil der ALL		
- B-Typ		+	
- T-Typ			+
- O-Typ			
3. immunoblastisch	Größter Teil der Retikulosarkome		
- B-Typ		+	
- T-Typ			+
III. Retikulosarkome	(kleiner) Teil der Retikulosarkome		

Tabelle 2. Haarzell-Leukämie

=	M.L., Lymphocytic: Hairy-Cell-Leukemia
=	Leukämische Reticuloendotheliose
=	Lymphoid myelofibrosis without osteosclerosis
=	Tricholeukocyte leukemia
Klinik:	Splenomegalie bei kleinen Lymphknoten
	Panzytopenie
	Blutausstrich: Haarzellen
	Knochenmark: Lymphoide Myelofibrose
	Langsamer Verlauf
Dignität:	Niedriger Malignitätsgrad
Häufigkeit:	Unter 1 % der N-H-L
Pathohist.:	Der Lymphknoten, des Knochenmarks, der Milz:
	Lockere, diffuse, monomorphe Infiltrate
	Nierenförmiger Kern
Histochemie:	Tartratresistente saure Phosphatase

der Tumorzellen (Isoenzym V) bleibt aktiv. Es ist zur Zeit noch nicht möglich anzugeben, ob die Haarzellen zu B-Lymphozyten oder zu Monozyten zugeordnet werden sollen.

Mykosis fungoides und Sézary-Syndrom sind epidermotrope T-lymphozytische Lymphome. Beim Sézary-Syndrom liegt eine generalisierte Erythrodermie vor, weiter finden sich Infiltrate in Haut, Milz und Lymphknoten. Morphologisches Leitsymptom ist die Mykosis- bzw. Sézary-Zelle, ein T-Lymphomzytenabkömmling mit einem sehr stark gelappten (zerebriformen) Kern. (Näheres in den Beiträgen von Tappeiner und Gschnait bzw. Röckl und Metz).

T-Zonenlymphom. Das T-Zonenlymphom kann aus einer Angioimmunoblastischen Lymphadenopathie hervorgehen. Pathohistologisch findet man eine Proliferation aller Elemente der T-Zone des Lymphknotens.

Tabelle 3. T-Zonen-Lymphom

Früher:	„Atypische Lymphogranulomatose"
Klinik:	Beginn in Lymphknoten
	Vielfach Milzbefall
	Knochenmark weitgehend frei
	Blutbild normal
Häufigkeit:	Unter 1 % der N-H-L
Dignität:	Wahrscheinlich hoher Malignitätsgrad
Verlauf:	Relativ rasch – meist schon Stadium III
Pathohist.:	1. T-Zone verbreitert, kleine Follikel
	2. Postkapilläre Venolen
	3. Polymorphe T-Lymphozyten
	4. T-Immunoblasten, auch mehrkernig
	5. Einige Eosinophile
	6. Interdigitierende Retikulumzellen
	7. Gitterfasern vermehrt

Immunozytom. Das Immunozytom entsteht durch neoplastische Proliferation von B-Lymphozyten, die in wechselndem Ausmaß sekretorisches Immunglobulin produzieren. Bei Retention dieses Immunglobins in der Bildungsstätte, dem rauhen endoplasmatischen Retikulum, treten histologisch in den Tumorzellen Diastaseresistente PAS + Globuli auf (Abb. 1).

Das klinische Bild des M. Waldenström (Purpura macroglobulinaemica) wird durch Paraproteine produzierende Lymphome der B-Gruppe hervorgerufen: zumeist Immunozytome, aber auch Keimzentrumstumoren und immunoblastische Lymphome.

Tabelle 4. Immunozytom

M.L., Lymphoplasmacytoid (Immunocytic)	
Lymphoid Myeloma	
Klinik:	1. Okulokutaner Typ
	Extremitäten, Orbita
	2. Lymphonodulärer Typ
	3. Splenomegaler Typ
	In 20 % monoklonale Gammopathie:
	Meist IgM-Paraproteinämie: M. Waldenström
	30 % leukämisches Blutbild
	Gelegentlich Paramyloidose
	Sonderformen: Lunge: „Plasmazellgranulom"
	Gehirn: „Mikrogliomatose"
Alter:	30 – 80 J, Gipfel 7. Dekade
Häufigkeit:	15 % der N-H-L
Dignität:	Niedriger Malignitätsgrad
Pathohist.:	3 Formen
	75 % Lymphoplasmozytoid
	13 % Lymphoplasmozytisch
	12 % Polymorph
	Diastaseresistente PAS-Globuli (83 %)
	Hämosiderose; Mastzellen
Achtung:	Übergang in Immunoblastom möglich.

Keimzentrumstumoren. Im Keimzentrum – dem B-Zell-Erneuerungssystem der Lymphfollikel – erfolgt auf einen Antigenreiz hin die Umwandlung von B_1-Lymphozyten in Zentroblasten, die unter starker Vermehrung in Zentrozyten und schließlich in B_2-Lymphozyten übergehen. Diese dienen nun als Starterzellen für die Umwandlung in antigenspezifische Plasmazellen.

Keimzentrumstumoren entstehen durch neoplastische Wucherung von Zellen, die ein Keimzentrum aufbauen: Zentroblasten und Zentrozyten.

a) Zentroblastisch-zentrozytisches Lymphom
Synonyme: Großfolliküläres Lymphoblastom (Brill-Symmers)
Germinoblastom
Definition: Neoplastische Proliferation von (1–25 %) Zentroblasten und Zentrozyten
Häufigkeit: rund 20 % der Non-Hodgkin-Lymphome
Lokalisation: Hals-, Leistenlymphknoten, Tonsille
Altersverteilung: 28–77 J, Durchschnitt: 56 J; nie unter 20 J.
Geschlechtsverteilung: ♂ : ♀ = 1 : 2,4
Dignität: Niedriger Malignitätsgrad
Pathomorphologie:
Histologie: in 75 % der Fälle follikulärer Aufbau
Zytologie: überwiegend Zentrozyten (mit gekerbten Kernen), daneben Zentroblasten
In 1–2 % der Fälle Immunglobulinproduktion (M. Waldenström)
In 10–30 % der Fälle sekundärer Übergang in ein Lymphom hohen Malignitätsgrades, das Zentroblastom (früher als Retikulosarkom bezeichnet).

b) Zentrozytom
Synonyme: Lymphozytisches Lymphosarkom (= nicht leukämisches Gegenstück zur CLL)
Germinozytom
Malignant lymphoma, follicular center cell, cleaved, diffuse
Definition: Malignes Lymphom durch Proliferation von kleinen Keimzentrumszellen mit gekerbten Kernen
Klinik: In 75 % Milzvergrößerung
in 50 % B-Symptomatik bzw. Anämie und/oder Leukozytopenie und/oder Thrombozytopenie

in 20 % der Fälle Ausschwemmung ins Blut (lymphosarkomatöse Leukämie)
Häufigkeit: 8 % der Non-Hodgkin-Lymphome
Altersverteilung: 34—79 J, Durchschnitt: 60 J, Gipfel: 7. Dekade
Geschlechtsverteilung: ♂ leicht überwiegend
Dignität: Lymphom niedrigen Malignitätsgrades
Pathologie: Monotone Proliferation von kleinen Zellen mit tief gekerbten Kernen (cleaved nucleus).

c) *Zentroblastom*
Synonyme: Germinoblastisches Sarkom, lymphoblastisches Lymphosarkom
Definition: Proliferation von Zentroblasten
Altersverteilung: 20—88 J, Gipfel: 6. Jahrzehnt
Häufigkeit: Unter 1 % der Non-Hodgkin-Lymphome
Dignität: Hoher Malignitätsgrad
Pathologie: Diffuse Proliferation von Zentroblasten mit randständigen Nukleolen (Abb. 4)
Entstehung primär oder aber sekundär aus einem groß-follikulären Lymphoblastom (Brill-Symmers).

Lymphoblastische Lymphome

a) *(Afrikanisches) Burkitt-Lymphom und (europäisches) Lymphom vom Burkitt-Typ.*
Beide Typen — einander isomorph — sind gekennzeichnet durch eine dichte Lagerung mittelgroßer, stark basophiler Lymphoblasten mit dazwischenliegenden Kerntrümmerphagozyten (sog. Sternhimmelbild). Der afrikanische Burkitt-Tumor befällt Kleinkinder in endemischen Malariagebieten von Zentralafrika, bei denen Tumoren in den Kieferknochen, der Orbita und abdominalen Organen auftreten. Diese Fälle sind fast immer mit dem positiven Nachweis des Epstein-Barr-Virus assoziiert. (Eine positive Assoziation dieses Virus besteht außerdem bei Mononucleosis infectiosa und beim Nasopharyngealkarzinom Schmincke).
Der europäische Burkitt-Typ des malignen lymphoblastischen Lymphoms ist mit dem Burkitt-Tumor isomorph, befällt jedoch vor allem die Lymphknoten von Kindern und Jugendlichen. In der großen Mehrheit der Fälle gelingt kein Nachweis des Epstein-Barr-Virus. Seine Häufigkeit liegt unter 1 % der Non-Hodgkin-Lymphome.

Die Genese der Tumorzellen ist noch nicht gesichert (Keimzentrumsabkömmlinge), der Malignitätsgrad ist hoch.

b) Die übrigen *lymphoblastischen Lymphome* stellen eine Neoplasie der lymphatisch determinierten Stammzellen dar und machen etwa 12 % der Non-Hodgkin-Lymphome aus. (Synonyme: Paraleukoblastisches Lymphom, akute lymphatische Leukämie, Stammzellleukämie). Der Altersgipfel dieser Lymphome liegt in der 1. Dekade, die Malignität ist hoch. Eine morphologisch erfaßbare Sondergruppe der lymphoblastischen Lymphome stellt das *lymphoblastische Lymphom vom „convoluted cell type"* dar. Dabei zeigt ein kleiner Teil der Tumorzellen gyriforme, d. h. in sich gelappte Kerne. Enzymzytochemisch zeigen in vielen dieser Fälle zahlreiche Tumorzellen eine fokale paranukleäre Positivität der sauren Phosphatase (Abb. 3).

Die Tumorzellen werden von frühen Entwicklungsstadien der T-Lymphozyten im Thymus abgeleitet. Klinisch tritt der Tumor vor allem bei Knaben auf und geht in einer Vielzahl der Fälle mit einem Mediastinaltumor (Sternberg-Sarkom) und Pleuraergüssen (saure-Phophatase-positive Tumorzellen!) einher. Die Prognose ist sehr schlecht.

Die meisten Fälle von lymphoblastischem Lymphom sind jedoch mit morphologischen Methoden nicht weiter klassifizierbar. Sie stellen den größten Teil der Fälle im Kindesalter, die früher oder später in eine akute lymphatische Leukämie übergehen. Sie können nur durch immunologische Methoden in einen B-, einen T- (mit relativ schlechtester) und einen O-Subtyp (mit bester Prognose) differenziert werden.

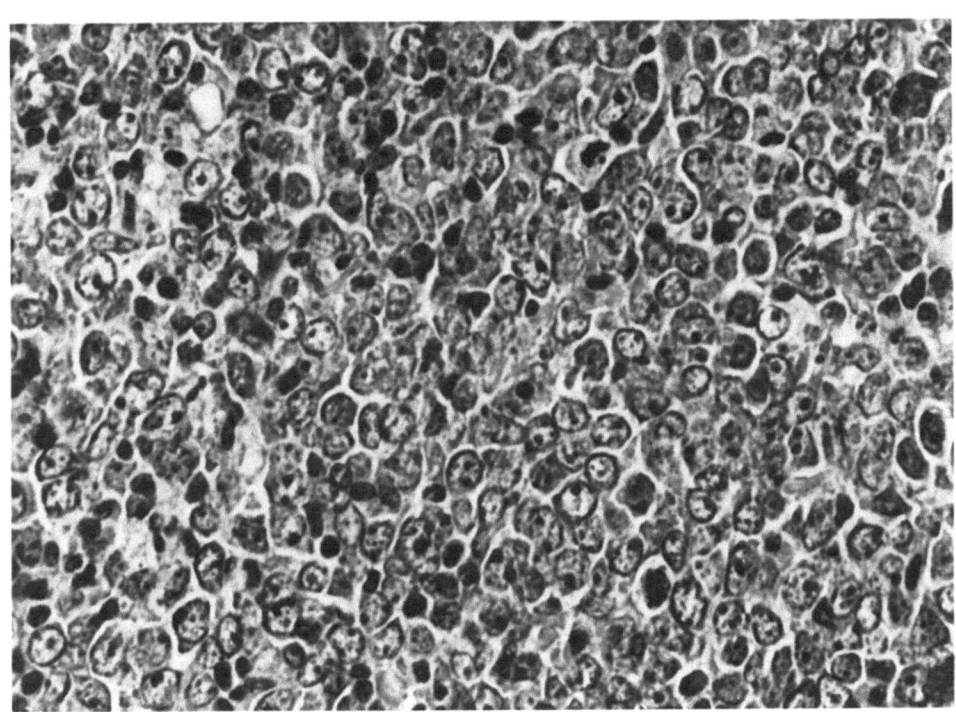

Abb. 4. Zentroblastom, 61 J., ♂; Lymphknoten inguinal, HE, x 370. Monotone Proliferation von Zentroblasten. Randständige Nukleolen

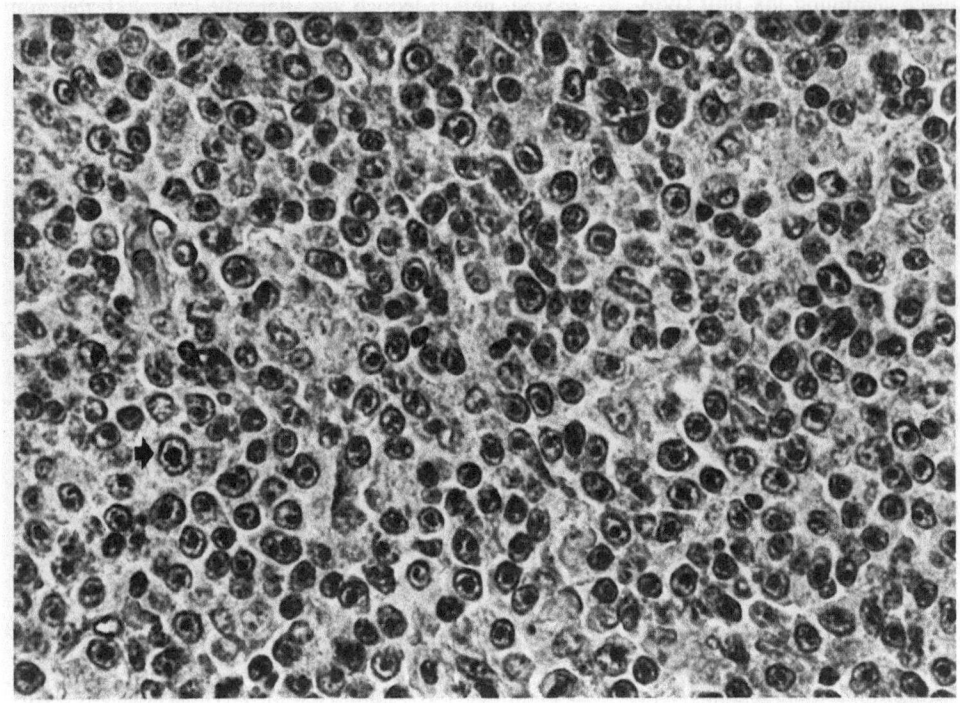

Abb. 5. Immunoblastom, 33 J., ♂; Axillärer Lymphknoten, HE, x 350. Monotone Zellproliferation. Große zentrale Nukleolen

Immunoblastisches Lymphom

Synonyme: Retothelsarkom (Roulet, 1930)
 Malignant lymphoma, histiocytic (Rappaport)
 Diffuse lymphosarcoma, immunoblastic (WHO-Klassifikation, 1976)
Definition: Neoplastische Proliferation von Immunoblasten
Häufigkeit: 15 % der Non-Hodgkin-Lymphome
Klinik: Rasches Wachstum der Lymphknoten
 80 % mit B-Symptomatik
 50 % mit Splenomegalie
 Häufig Befall von Lungen und Pleura („perihiläres Infiltrat")
 Selten leukämisch (akute immunoblastische lymphoide Leukämie)
 Selten M. Waldenström
Geschlechtsverteilung: praktisch gleich
Altersverteilung: 4 J – 90 J (im Kindesalter selten)
Dignität: Hoher Malignitätsgrad
Pathologie: Monotone Proliferation von großen Zellen mit basophilem (pyroninophilem) Zytoplasma. Kern plump oval mit großem zentralem Nukleolus (Abb. 5). Gelegentlich bizarre Riesenzellen. In vielen Fällen plasmoblastische Differenzierung, gelegentlich PAS-positive Globuli
 Immunologische Differenzierung in B –, O – und (selten) T-Subtypen.

Stein und Mitarb. konnten 1974 den Beweis erbringen, daß es sich bei diesem seit Roulet als Retothelsarkom bezeichneten Tumor um eine Proliferation von Immunoblasten handelt. Dafür sprechen eine ganze Reihe von Argumenten morphologischer, enzymzytochemischer und immunologischer Art.

Immunoblastenproliferation

Entsprechend dieser Konzeption fügt sich das Immunoblastom an das Ende einer Reihe von Zuständen an, die durch eine Proliferation von Immunoblasten gekennzeichnet sind (Tabelle 5):

Tabelle 5. Immunoblastenproliferation

1. *Normale Immunreaktion*
 Entzündlich-reaktive, rückbildungsfähige Proliferation
 B-Reaktion: Bakterienantigene
 T-Reaktion: Zellen, Pilze, Tbc-Bakterien, Viren
 Bes. schwere Reaktion:
 Mononucleosis infectiosa
 Vakzination
2. *Teilweise progrediente Proliferation*
 Angioimmunoblastische Lymphadenopathie
3. *Irreversible neoplastische Proliferation*
 Immunoblastisches Lymphom

Von den rein reaktiven und reversiblen entzündlichen Proliferationen über die in einigen Fällen progrediente angioimmunoblastische Lymphadenopathie bis zur rein neoplastischen und irreversiblen Proliferation.

Es ist daher auch verständlich, daß ein Immunoblastom aus anderen schweren und chronischen Zuständen mit Immunoblastenproliferation (wie Autoimmunprozessen, Transplantatabstoßung) hervorgehen kann.

Schließlich wird nun auch klar, daß ein Immunoblastom aus anderen lymphoproliferativen Neoplasien entstehen kann (Tabelle 6).

Tabelle 6. Übergang von Lymphomen niedrigen zu solchen hohen Malignitätsgrades

CLL	– Immunoblastisches Lymphom (IB) (Richter-Syndrom)
Mykosis fungoides (MF)	– Immunoblastom (IB)
Immunozytom (IC)	– Immunoblastom (IB)
Zentrozytom (CC)	– Anaplastisches Zentrozytom
Zentroblastisch-zentrozytisches Lymphom (CB/CC)	– Zentroblastom (CB)
Angioimmunoblastische Lymphadenopathie (AILAP)	– T-Zonen Lymphom, – Immunoblastom (IB)

Immunologische Klassifizierung der Lymphome

Die malignen Non-Hodgkin-Lymphome lassen sich auf Grund der immunologisch differenzierbaren Eigenschaften der Tumorzellen folgendermaßen klassifizieren.

B-Lymphozyten-Typ
  CLL-B-Typ
  Immunozytom (M. Waldenström)
  Keimzentrumstumoren (Zentroblastom, Zentrozytom, Brill-Symmers)
  Immunoblastom, B-Typ
  Lymphoblastisches Lymphom, undifferenziert, B-Typ

T-Lymphozyten-Typ
  CLL-T-Typ
  Mykosis fungoides und Sézary-Syndrom
  T-Zonen-Lymphom
  Lymphoblastisches Lymphom, convoluted cell type
  Lymphoblastisches Lymphom, undifferenziert, T-Typ (Sternberg-Sarkom)
  Immunoblastom, T-Typ

Stammzelle
  Lymphoblastisches Lymphom, undifferenziert, O-Typ
  Immunoblastom, O-Typ

Retikulumzelle
  Retikulosarkom, histiozytisch

Schon bei der genauen Befundung konventioneller Schnitte können sich (bei guter Verarbeitungstechnik) **Hinweise** auf einen besonderen Ursprung einzelner Lymphome finden:

a) plasmazelluläre Differenzierung weist auf den Ursprung von B-Lymphozyten hin
b) Zellen mit gekerbten (cleaved) Kernen sprechen für einen Keimzentrumstumor
c) Für einen T-Ursprung sprechen Zellen mit in sich gelappten (convoluted) Kernen, weiters eine starke Proliferation von Venolen, ein Mediastinaltumor, frühe Lungen- oder auch Hautbeteiligung. Bewiesen werden muß dieser besondere Ursprung durch den Nachweis von E-Rosetten bei zahlreichen Tumorzellen in der Zellsuspension.

Retikulosarkom – Maligne Retikulose

Das echte **Retikulosarkom** stellt eine maligne neoplastische Proliferation von histiozytischen Retikulumzellen dar und wird insgesamt selten diagnostiziert. Es kann schon im Kindesalter vorkommen und hat eine schlechte Prognose. Seine Charakteristika sind:

– zytologisch Kerne mit multiplen, polymorphen Nukleolen
– eine Hämophagozytose
– zytochemisch eine starke diffuse Aktivität der unspezifischen Esterasen
– immunologisch eine starke Immunhämophagozytose und das Fehlen von Oberflächenmarkern.

Die ursprüngliche Definition der **malignen Retikulose** als neoplastische Proliferation von Retikulumzellen ist nach wie vor korrekt. Im Laufe der Jahre danach wurden jedoch zahlreiche, sehr heterogene Krankheitsbilder subsumiert, die teils keine **Retikulumzell**proliferationen, teils **nicht-neoplastische** Wucherungen von Retikulumzellen waren wie z.B. die familiäre hämophagozytische Retikulose Farqhar, die heute als Graftversus-host-Reaktion angesehen wird (Tabelle 7).

Tabelle 7. Maligne neoplastische Retikulose

Definition: Autonome, irreversible, atypische Proliferation retikulohistiozytärer Elemente
Jetzige Auffassung:
A) *Infiltrate maligner Lymphome*
  Zentrozytom
  Haarzell-Leukämie   (Lymphoide Retikulose)
  T-Lymphozyten-Lymphome   (Erythrodermatische
   Mykosis fungoides   Retikulose)
   Sézary-Syndrom
  Pagetoide Retikulose
  Zentroblastom
  Lymphoblastom   (Retikulosarkom)
  Immunoblastom   (Großzellige maligne
       Retikulose)
B) *Proliferation von (histiozytischen) Retikulumzellen*
  Maligne Histiozytose
  – Maligne Retikulose
  – Histiozytäre medulläre Retikulose
  – Maligne leukämische Retikulohistiozytose
  Säuglingsretikulose (Abt-Letterer-Siwe)
C) *Nicht-lymphoretikuläre Infiltrate*
  (Myelo-) Monozytenleukämie

Klassifikationen der Non-Hodgkin-Lymphome

Die seinerzeit verwendete einfache Klassifikation der Non-Hodgkin-Lymphome in Lymphosarkome, Retikulosarkome und follikuläre Lymphome wurde später ersetzt durch mehrere verschiedene Klassifikationen [3, 11, 12, 13] (Tabelle 8).

Eine Klassifikation soll:
a) mit einfachen Mitteln vorzunehmen sein
b) reproduzierbar sein
c) klinisch relevante Entitäten abgrenzen und
d) mit den wissenschaftlichen Erkenntnissen übereinstimmen.

Die Klassifikation nach Rappaport ist sehr weit verbreitet, so daß mit ihrer Hilfe ein großer Erfahrungsschatz gewonnen wurde. Der Pathologe kann, darauf aufbauend, Hinweise auf Verteilungsmuster, Verlauf, Therapiemöglichkeit und Prognose geben. Da die Klassifikation auf rein morphologischen Kriterien beruht, ist sie gut reproduzierbar. Sie kann jedoch nicht mehr als wissenschaftlich adäquat bezeichnet werden: „Histiozyten" sind nach neueren Erkenntnissen zumeist stimulierte Lymphozyten, d.h. Immunoblasten.

Die Kiel-Klassifikation stellt eine hochdifferenzierte Klassifikation auf morphologischer Grundlage dar, bei der aber (ebenso wie bei der Klassifikation von Lukes und Collins) immunologische Erkenntnisse berücksichtigt wurden. Sie ist daher nicht so gut reproduzierbar.

Andererseits muß die Immunologie mit herangezogen werden, da sie wichtige prognostische Hinweise gibt: So hat der immunologische O-Typ des Lymphoblastoms eine deutlich bessere Prognose als der T-Typ.

Es wird aber sicher noch Jahre dauern, bis auf Grund der Kiel-Klassifikation ein großer Erfahrungsschatz gesammelt sein wird.

Die WHO-Klassifikation von Mathé, Rappaport et al. stellt bereits eine Annäherung der rein morphologisch und der funktionell betonten Systeme dar.

Der Vergleich dieser Klassifikationen ergibt, daß morphologisch gut definierbare Entitäten allgemein anerkannt sind (wie z.B. das Immunoblastom, das Lymphoblastom vom convoluted cell type oder der Burkitt-Typ).

Tabelle 8. Klassifikationen maligner Non-Hodgkin-Lymphome

Rappaport (1966)	Kiel (1974)	WHO (Mathé et al., 1976)
Malignant lymphoma, diffuse lymphocytic, well differentiated	Malignant lymphoma, lymphocytic	Diffuse lymphosarcoma lymphocytic
lymphocytic with dysproteinemia	lymphoplasmacytoid (immunocytic)	lymphoplasmacytic
lymphocytic, poorly differentiated mixed cell histiocytic, undifferentiated	centrocytic centroblastic-centrocytic, diffuse centroblastic	prolymphocytic cleaved small cell mixed cell large cell
lymphocytic, poorly differentiated	lymphoblastic convoluted non-convoluted	lymphoblastic convoluted non-convoluted
histiocytic	immunoblastic	immunoblastic
undifferentiated, Burkitt's lymphoma	Burkitt's type	Burkitt's tumour
Malignant lymphoma, nodular lymphocytic, well differentiated mixed lymphocytic, poorly differentiated histiocytic	Follicular lymphoma centroblastic-centrocytic	Nodular lymphosarcoma prolymphocytic, cleaved prolymphocytic, mixed prolymphocytic, non cleaved
M. l., histiocytic, diffuse	Reticulosarcoma (true, histiocytic)	Reticulosarcoma

Die Diagnostik und Klassifikation der Lymphome beruht nach wie vor auf der histologischen Struktur und der Zytomorphologie.

Durch die neuen Forschungsergebnisse sind jedoch weitere Dimensionen in unser Bemühen, klinisch relevante Diagnosen zu stellen, hereingekommen: Wir haben Ergebnisse der Ultrastruktur, der Zyto- und Histochemie, der Immunologie und biochemischer Bestimmungen zu berücksichtigen. Im Lymphknoten liegen die einzelnen Zellen nicht beziehungslos nebeneinander, sondern wirken in einem komplizierten Wechselverhältnis in einem „microenvironment" miteinander.

Dies alles führt zu der neuen, aufwendigeren, dafür aber auch entscheidende Ergebnisse liefernden multidimensionalen Lymphomdiagnostik.

Zusammenfassung

Im vorliegenden Referat über die pathomorphologische Diagnostik der malignen Non-Hodgkin-Lymphome werden die Ergebnisse moderner Untersuchungsmethoden berücksichtigt. Durch die Verwertung funktioneller Daten aus der Zyto- und Histochemie sowie aus der Immunologie nähern sich moderne Lymphomklassifikationen dem Ziel, eine klinisch möglichst relevante Aussage zu erreichen. Bei der Besprechung einzelner Entitäten wird ein besonderes Augenmerk auf die Korrelation mit klinischen Daten gerichtet. Der kritische Vergleich verschiedener Klassifikationen erfolgt vom Standpunkt der Kiel-Klassifikation aus.

Summary

The following report on pathomorphological diagnostics of malignant non-Hodgkin's lymphomas deals with the results of modern test methods. By the use of functional data from cyto- and histochemistry and immunology modern lymphoma classification methods approach the aim of obtaining clinical relevance. Several entities are discussed with special regard to the correlation with clinical data. Critical comparison of various classifications is made on the basis of the Kiel classification.

Literatur

1. Braun-Falco, O., Burg, G., Wolff, H.H.: Kutane Lymphome und Pseudolymphome Therapeut. Umschau 35, 543–550 (1976)
2. Burg, G.: Fortschritte in der Diagnostik kutaner Lymphome. Fortschr. Med. 94, 1089–1098 (1976)
3. Gerard-Marchant, R., Hamlin, I. Lennert, K., Rilke, F., Stansfeld, A.G., van Unnik, J.A.M.: Classification of Non-Hodgkin's lymphomas (Letter) Lancet *1974 II*, 406–408
4. Huhn, D., Meister, P., Thiel, E., Bartl, R., Theml, H.: Maligne Histiozytose. Dtsch. med. Wschr. *103*, 55–61 (1978)
5. Kaiserling, E.: Non-Hodgkin-Lymphome, Ultrastruktur und Cytogenese. Veröff. aus der Path. (Progress in Pathology) Heft 105
6. Kerl, H., Kresbach, H.: Lymphoretikuläre Hyperplasien und Neoplasien. In: Spezielle Pathologische Anatomie und Histologie: Haut- und Anhangsgebilde. Doerr, W., Seifert, G., Uehlinger, E. (eds.), red. von Schnyder, U.W. Berlin, Heidelberg, New York: Springer (im Druck)
7. Leder, L.-D., Stutte, H.J.: Seminar für hämatologisch-zytochemische Techniken. Verh. dtsch. Ges. Path. *59*, 503–509 (1975)
8. Lennert, K.: Klassifikation und Morphologie der Non-Hodgkin-Lymphome. In: Maligne Lymphome und monoklonale Gammopathien. Löffler, H. (ed.) München: Lehmanns 1975
9. Lennert, K., Mohri, N., Stein, H., Kaiserling, E.: The histopathology of malignant lymphoma. Br. J. Haematol. (Suppl.) *31*, 193–203 (1975)
10. Lennert, K., Müller-Hermelink, H.K.: Lymphocyten und ihre Funktionsformen – Morphologie, Organisationsform und funktionelle Bedeutung. Verh. Anat. Ges. *69*, 19–62 (1975)
11. Lukes, R.J., Collins, R.D.: A functional approach to the classifications of malignant lymphoma. In: Recent Results Cancer Res. *46*, 18–30. Berlin, Heidelberg, New York: Springer 1974
12. Mathé, G., Rappaport, H., O'Conor, G.T., Torloni, H.: Histological and cytological typing of neoplastic diseases of haematopoietic and lymphoid tissues. Internat. Histol. Classification of Tumours Nr. 14, WHO, Geneva 1976
13. Rappaport, H.: Tumours of the hematopoietic system. In: Atlas of tumor pathology, sect. 3, fascile 8. Washington:

D.C. Armed Forces Institute of Pathology 1966
14. Schwarze, W.: Cytochemie maligner Non-Hodgkin-Lymphome. Habilitationsschrift (im Druck)
15. Stein, H.: Immunologische und immunchemische Techniken und ihre Bedeutung für die Klassifikation lymphatischer Neoplasien. Verh. Dtsch. Ges. Pathol. *59*, 510–522 (1975)
16. Stein, H., Kaiserling, E., Lennert, K.: Evidence for B-Cell origin of reticulum cell sarcoma. Virchows Archiv Pathol. Anat. *364*, 51–67 (1974)
17. Tilz, G.P.: Neue Erkenntnisse über das lymphozytäre System am Menschen. Dtsch. med. Wochenschr. *98*, 2179–2183 (1973)

Prof. Dr. H. Becker
Pathologisches Institut der Universität Graz
Auenbruggerplatz 25
A-8036 Graz

Zur Pathogenese der kutanen malignen Lymphome und Pseudolymphome der Haut

G.K. Steigleder, Köln

1974 habe ich anläßlich des unvergeßlichen Deutschen Dermatologen-Kongresses in Graz ein Denkschema zur Pathogenese der malignen Lymphome (ML) entwickelt, in dem diese als maligne Variante des lymphadenoiden Infiltrates, also des häufigsten Infiltrates in der Haut überhaupt, interpretiert werden [25]. Das Schema (Abb. 1) sollte Antwort geben auf folgende Fragen:

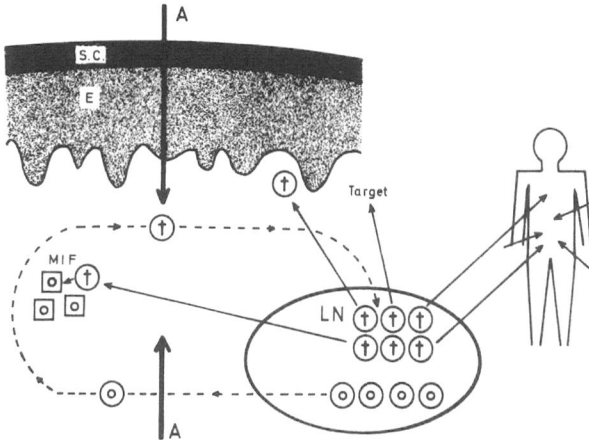

A = Allergen, S.C. = Stratum corneum, E = Epidermis, Ln = Lymphknoten

Abb. 1. Denkmodell zum Zustandekommen der kutanen Lymphome [siehe 23, 24, 25]: Ein Allergen (A), von innen oder außen, trifft den immunkompetenten Klon, der eine neoplastische Information (⊕) enthält. Diese Lymphozyten werden nun an die Hautoberfläche überall dorthin ausgesandt, wo das Allergen ist. T- und B-Lymphozyten können betroffen sein und entsprechend ekzemähnliche oder exanthemähnliche Herde hervorrufen. Mit Hilfe der Lymphokinine, insbesondere des migrationsinhibierenden Faktors (MIF), und durch die Abwehr des Organismus kommt es zum polymorphen Infiltrat, das bei hochmalignen Lymphomen ausbleibt (hier nicht Infiltrat-, sondern Zellpolymorphie)

1. Warum sind Sarkome in der Haut selten, maligne Lymphome aber relativ häufig?
2. Warum treten die malignen Lymphome der Haut systemisch, d. h. gleichzeitig in der Vielzahl auf, bleiben dennoch aber zunächst klinisch auf die Haut beschränkt?
3. Warum sind die malignen Lymphome so vielgestaltig, wenn sie tatsächlich auf einen Zelltyp zurückgehen?
4. Warum ist es klinisch und feingeweblich oft unmöglich, maligne Veränderungen von benignen abzutrennen?

Unser Denkmodell besagt, kurz zusammengefaßt, folgendes: Lymphozyten der Immunüberwachung durchstreifen Dermis und Epidermis. Trifft sie von innen oder außen ein Allergen, so kehren sie in den Lymphknoten zurück und veranlassen eine Proliferation des immunkompetenten Klons, der nun dorthin in das Integument auswandert, wo das Allergen sich befindet. Trifft nun unglücklicherweise das Allergen einen Lymphozytenklon mit Tendenz zu neoplastischer Entartung, dann kommt es zu einer Aussaat solcher Lymphozyten und so zum primär multiplen Auftreten von malignen Lymphomen. Je nach Differenzierung der Lymphozyten kann der Organismus diese als fremd empfinden und mit einem entsprechenden Infiltrat antworten, so daß die neoplastischen Lymphozyten ein lymphadenoides Infiltrat hervorrrufen [23]. Diese von mir vertretene Auffassung findet inzwischen mehr und mehr Unterstützung [20]. Wird der maligne Klon vom Organismus überwunden, klingt das Lymphom ab. Nach der heutigen Terminologie wäre es ein Pseudolymphom.

Der Zwang, sich auf den Terminus „maligne" festzulegen, hat notwendigerweise den schon im vorigen Jahrhundert bekannten Ausdruck „Pseudolymphom" wieder populär werden lassen. Wir müssen drei Formen unterscheiden:

1. Pseudolymphome, die maligne Lymphome imitieren, aber benigne Infiltrate darstellen, etwa bei Insektenstichen und Fremdkörpergranulomen,
2. maligne entartete lymphadenoide Infiltrate, die aber vom Organismus überwunden werden,
3. maligne Lymphome, die nicht überwunden, aber vom Organismus so lange Zeit beherrscht werden, daß sie benigne erscheinen. Man könnte sie scherzhaft Pseudo-Pseudolymphome nennen.

Darf ich bezüglich dieser Gedankengänge auf frühere zusammenfassende Arbeiten verweisen [23–26]. 1976 gaben Rowden und Lewis [22] ein ähnliches Schema zur Pathogenese der Mycosis fungoides an, bei dem im Unterschied zu meinem Denkmodell die Langerhanszelle bei der Allergenvermittlung berücksichtigt ist, doch ändert sich damit nichts am Prinzip.

Aufgrund neuer Erkenntnisse kann man sich vorstellen, daß die neoplastische Information eines Lymphozyten durch die „Interaktion" verschiedener Faktoren zustandekommt [19] [Tabelle 1]. Besonders sind Viren

Tabelle 1

Lymphome durch „Interaktion"

Konstitution[a]
Milieu
    Viren
    Mikroorganismen
    Chemische Einflüsse
    Allergenpersistenz
    Strahlen
Beispiel: Burkitt-Lymphom als M.L.
          Infektiöse „Mononukleose" als Pseudo-L.

[a] Summe der ererbten und erworbenen Eigenschaften
L = Lymphom, M.L. Malignes Lymphom

und chemische Einflüsse, aber auch das Milieu und die Konstitution des Individuums zu nennen. Das Burkitt-Lymphom, auf das Herr Nasemann noch eingehen wird, ist ein treffendes Beispiel. Wenn mein Denkmodell richtig ist, dürfte beim Burkitt-Lymphom lediglich *ein* Lymphozytenklon betroffen sein; dies ist in der Tat der Fall [19, s. auch 27]. Allergenpersistenz, wie sie bei der Mycosis fungoides angenommen wird, ist bei Vorliegen eines Lymphozytenklons mit neoplastischer Information besonders verhängnisvoll [6]. Neue Informationen bestätigen die alte klinische Erfahrung, daß bestimmte Berufsgruppen bei der Mycosis fungoides, so Bauarbeiter, überdurchschnittlich häufig betroffen sind [5]. Chromatallergiker, aber auch Patienten mit Mycosis fungoides, haben eine erhöhte Strahlenempfindlichkeit [28]. Beim aktinischen Retikuloid kombinieren sich besondere Stoffwechselvoraussetzungen mit Allergen- und Strahleneinwirkung.

70 % der zirkulierenden Lymphozyten sind T-Lymphozyten, es ist deshalb verständlich, daß die Mycosis fungoides als T-Lymphozytenerkrankung in der Haut häufiger ist als andere Formen der Lymphome. Bemerkenswerterweise hat die Mehrzahl der T-Lymphozyten eine deutlich längere Lebenszeit über Wochen und Monate als die B-Lymphozyten über Tage, was auch den weniger malignen Verlauf erklären könnte [4]. Auffallend ist auch, daß die „weniger malignen Lymphome" jenseits des 20. Lebensjahres auftreten [7].

Der entscheidende Durchbruch zur Erkenntnis der Pathogenese der malignen Lymphome ist die Entdeckung der Lymphozytentransformation 1959, wie an anderer Stelle ausführlich dargelegt [26]. Warum ein Nomenklatur-Chaos, aber auch falsche Hypothesen die Pathogenese der Lymphome und damit auch den Zugang zu einer Heilung erschwert haben, versteht man beim Studium der einschlägigen Literatur [2, 7, 9, 10, 12, 13, 14, 15, 17, 20]. Unser Jubilar hat in seinen Veröffentlichungen zu diesem Thema mit Recht darauf hingewiesen, daß wir „die Grundlage unseres Wissens auf diesem Teilgebiet der Dermatologie dem Pathologen R. Paltauf verdanken" [17]. Bereits damals ging man davon aus, daß diese Wucherungen lymphozytärer Herkunft seien. Unter dem Einfluß von Paul Ehrlich hielt man die Lymphozyten aber für unbeweglich und mußte demzufolge eine Entstehung der Lymphome an Ort und Stelle und eine sekundäre Ausschwemmung in das Blut annehmen, Ansichten, die bis heute die Pathogenese der Lymphome beeinflussen. Immer noch ist ungeklärt, ob es beim Erwachsenen eine gemeinsame oder verschiedene Stammzellen des peripheren Blutes gibt. Hier stand über Jahrzehnte Meinung gegen Meinung. Bis heute wird der Begriff Retikulumzelle und retikuloendotheliales System verwechselt. Aschoff beschrieb ein funktionelles, kein morphologisches System, wie er eindringlich hervorhob. Schließlich wird Infiltrat- und Zellpolymorphie verwechselt [23]. Die Infiltratpolymorphie ist, wie bereits aufgeführt, zum Teil aus der Immunabwehr des Organismus auf die neoplastischen Zellen zu deuten (siehe oben) und daher bei den relativ wenig malignen Lymphomen (Mycosis fungoides, M. Hodgkin) zu finden. Ortsständige Zellen werden in das Geschehen einbezogen, im besonderen gefäßnahe Zellen (Perizyten), Fibroblasten und Mastzellen. Stimulierte Lymphozyten geben Faktoren (Lymphokinine) ab, die andere Zellen beeinflussen, im besonderen die Wanderung von Makrophagen. Bei der Mycosis fungoides ist der die Zellwanderung inhibierende Faktor im Blutserum erhöht [1, 6, 8, 14, 22, 26, 29].

Die stimulierten Lymphozyten behalten nach eigenen Untersuchungen die histochemischen Eigenschaften der Lymphozyten bei [11]. Weitgehend ist dies auch für die pathologisch veränderten Lymphozyten beim malignen Lymphom der Fall; es gibt jedoch Ausnahmen, bei denen die Lymphozyten morphologisch Histiozyten und Retikulumzellen ähnlich werden und offenbar sich auch enzymatisch anders verhalten. Bekanntermaßen gibt es in solchen Lymphomen auch Zellen, die speichern (Sternhimmelzellen beim Burkitt-Lymphom, Fettspeicherung bei Mycosis fungoides und anderen Lymphomen) [23, 25].

Sechs Hauptschemata werden zur Klassifizierung der Lymphome genannt, im Schnitt haben diese etwa zwölf Untergruppen (Schema Rappaport, Dorfman, Kiel-Lennert, Lukes et al., Bennett et al., WHO) [7]. Bei kutanen malignen Lymphomen scheinen uns diese Einteilungen weniger geeignet als für Lymphome der Lymphknoten, da das Gewebsbild bei Exzisionen von verschiedenen Hautstellen erheblich variieren kann. Durch die Möglichkeit zahlreicher Entnahmen im Zusammenhang mit dem klinischen Bild und dem Verlauf läßt sich von der Haut her vielleicht eine allgemeingültige Einteilung gewinnen. Noch wichtiger aber wäre es, die maligne lymphoide Zelle von der benignen unterscheiden zu können. Etwa 30 % der Kinder mit akuter lymphatischer Leukämie sind heute durch zytostatische Therapie heilbar, wenn nämlich der entscheidende Klon ausgemerzt wird [3]. Nach der Ansicht eines Experten wie Mathé kann der letzte entscheidende Schritt aber nicht durch Zytostatika, sondern nur mit Hilfe von Immunvorgängen geleistet werden [16].

Isomorphie, Isohistochemie und auch Isoimmunhistologie bedeuten noch nicht Isogenese. Wir wissen, daß T-Lymphozyten in malignen Lymphomen ihre charakteristische Rosettenbildung verlieren können. Dieses Phänomen bedeutet eine schlechtere Prognose.

Die kurz gestreiften Befunde und viele andere dürfen uns nicht verleiten, alle Veränderungen, die wir früher als Retikulosen oder Retikulosarkomatosen bezeichneten, als Lymphome umzubenennen. Es gibt systemische Wucherungen, die nicht zu den Lymphomen gehören, so die Mastzellretikulosen und vielleicht auch systemische Wucherungen der Makrophagen. Wir halten es aber nicht für ausgeschlossen, daß stimulierte Lymphozyten die entscheidenden Transmitter sind und haben dieses Phänomen in entsprechenden Denkmodellen ebenfalls 1974 niedergelegt.

Zusammenfassend läßt sich sagen, daß unser Denkmodell zur Pathogenese der malignen Lymphome, so einfach und vereinfacht es erscheint, seine Gültigkeit behalten hat.

Zusammenfassung

Die malignen kutanen Lymphome der Haut wurden aufgrund eines Denkmodells 1974 als pathologische Variante des lymphadenoiden Infiltrates, des häufigsten Infiltrates in der Haut, aufgefaßt. Die damals vorgebrachten Thesen werden aufgrund neuer Ergebnisse überprüft und festgestellt, daß auch weiterhin diese Ansicht berechtigt ist und daß im Wechselspiel Haut,

Lymph- und Blutwege, Lymphknoten sich entsprechend dem lymphadenoiden Infiltrat das maligne Lymphom der Haut entwickelt.

Summary

In 1974 we described cutaneous malignant lymphomas (M.L.) as a variant of the cutaneous lymphadenoid (lymphoreticular) infiltrate. We suggested a schedule of the pathogenesis of M.L. (Table 1) which explained the different structure of the infiltrates, as well as the relative frequency of primary multiple M.L.'s in contrast to cutaneous sarcomas. 3 1/2 years later the schedule seems still valid, even to explain the 3 types of pseudolymphoma: 1. Those which only imitate M.L.'s, 2. Those which are malignant in the beginning but have been overcome by the organism, and 3. M.L. which remain suppressed for a long time but have a fatal outcome („pseudo-pseudolymphoma").

Literatur

1. Berger, C.L.: Mycosis fungoides: Neoplasm of helper T cells. Program. Soc. Invest. Dermat., S. 14, Mai 1978
2. Bessis, M.: Blood smears interpreted. Berlin, Heidelberg, New York: Springer 1977
3. Brandeis, W.E., Hertl, M.: Akute Leukämie bei Kindern. Dtsch. Med. Wschr. *102*, 934–938, (1977)
4. Carr, I., Hancock, B.W., Henry, L., Ward, A.M.: Lymphoreticular disease. Oxford: Blackwell (1977)
5. Cohen, S.R., Stenn, K.S., Bravermann, I.M.: Mycosis fungoides: A retrospective study with observations on occupation as a new prognostic factor. Program. Soc. Invest-Dermat., S. 43, Mai 1978
6. Dobozy, A., Hunyadi, J., Husz, S., Kenderessy, A.Sz., Simon, N.: Autoimmune anti-T cell antibodies in the sera of patients with mycosis fungoides. Br. J. Dermatol. *97*, 543–546 (1977)
7. Fischer, R.: Pathologie der malignen Lymphome unter besonderer Berücksichtigung neuerer Klassifikationen. Med. Welt *29*, (N.F.), 16–20, 85–90 (1978)
8. Guilhou, J.J., Clot, J., Robinet-Lévy, M., Meynadier, J.: IgE et immunité cellulaire dans les hématodermies. Ann. Derm. Vénéréol. (Paris), *104*, 533–537 (1977)
9. Graciansky de, P., Flandrin, G., Beer, F., Perals, P., Dassonville, M.: Hématodermie à lymphocytes T. Ann. Derm. Vénéréol. (Paris), *104*, 467–469 (1977)
10. Kim, H., Hendrickson, M.R., Dorfman, R.F.: Composite lymphoma. Cancer *40*, 959–976 (1977)
11. Künzig, M., Steigleder, G.K.: Über das cytochemische Verhalten PHA-stimulierter Lymphocyten. Z. Hautkr. *50*, 847–850 (1975)
12. Kuo, T., Uhlemann, J., Reinhard, E.H.: Cutaneous extramedullary hematopoiesis. Arch. Dermatol. *112*, 1302–1303 (1976)
13. Laerum, O.D.: Reticulum cell neoplasma in normal and benzene treated hairless mice. Acta Pathol. Microbiol. Scand. (A) *81*, 57–63 (1973)
14. Langner, A., Pawińska-Proniewska, M., Gliński, W., Maj, St.: Cytotoxic factors in inhibition of lymphocyte transformation in lymphomata. Br. J. Dermatol. *85*, 7–13 (1971)
15. Lukes, R.J., Collins, R.D.: Immunologic characterization of human malignant lymphomas. Cancer *34*, 1488–1503 (1974)
16. Mathé, G.: Chemotherapie und Immuntherapie maligner Tumoren, Triangel *16*, 151–168 (1977)
17. Musger, A.: Zur Kenntnis der Reticulohistiocytosen der Haut. Hautarzt *5*, 56–62 (1954)
18. Presbury, D.G.C., Talbot, I.C., Kealy, W.F.: Fibrosarcoma arising in long-standing mycosis fungoides. Br. J. Dermatol. *90*, 457–460 (1974)
19. Rapp, F., Reed, C.L.: The viral etiology of cancer. Cancer *40*, 419–429 (1977)
20. Rappaport, H., Thomas, L.B.: Mycosis fungoides: The pathology of extra cutaneous involvement, Cancer *34*, 1198–1229 (1974)
21. Rosen, Th.: Dystrophic xanthomatosis in mycosis fungoides. Arch. Dermatol. *114*, 102–103 (1978)
22. Rowden, G., Lewis, M.G.: Langerhans cells: Involvement in the pathogenesis of mycosis fungoides. Comment, Br. J. Dermatol. *95*, 665–672 (1976)
23. Steigleder, G.K.: Neoplastisch wuchernde Zellen der Cutis und Subcutis. In: J. Jadassohn, Handbuch Haut- und Geschl. Krankh. Erg.-Werk, 1. Band, 2. Teil, S. 687–733. Berlin, Göttingen, Heidelberg, New York: Springer 1964
24. Steigleder, G.K.: Die lymphoretikuläre Reaktion. Eine neue Theorie zur Entstehung der Lymphoblastome (Immunoblastome). Z. Hautkr. *49*, 987–995 (1974)
25. Steigleder, G.K.: Die lymphoretikuläre Reaktion und ihre Abgrenzung zur Retikulose. Eine neue Theorie zur Entstehung der Lymphoblastome. Suppl. I „Der Hautarzt", Tagung DDG, S. 296–298, 1976
26. Steigleder, G.K.: Benign and malignant proliferative responce. Acta Derm. Venereol. (Stockh.) *56*, 33–41 (1976)
27. Tormey, D.C., Ellison, R.R., Hossfeld, D.K.: Concurrent monoclonal IGM and IGA proteins in lymphocytic lymphoma. Cancer *36*, 1321–1326 (1975)
28. Volden, G., Thune, P.O.: Light sensitivity in mycosis fungoides. Br. J. Dermatol. *97*, 279–284 (1977)
29. Zachariae, H., Ellegaard, J., Grunnet, E., Søgaard, H., Thulin, H.: T- and B-cells and IgE in mycosis fungoides. Acta Derm. Venereol. (Stockh.) *55*, 466–468 (1975)

Prof. Dr. G.K. Steigleder
Univ.-Hautklinik Köln
Josef-Stelzmann-Str. 9
D-5000 Köln 41

Kutane Lymphome und Pseudolymphome

Klassifikation von malignen Hautlymphomen*

O. Braun-Falco, G. Burg, Ch. Schmoeckel, München

I. Bisherige Klassifikationen maligner Hautlymphome

Klassifikationen kommen entweder zu früh oder zu spät, sind entweder zu eng oder zu weit gefaßt; endgültig aber sind sie nie.

Kutane maligne Lymphome wurden früher als maligne Retikulosen der Haut bezeichnet.

Musger [16] definierte die Hautretikulose als „ursächlich ungeklärte, systembezogene, multizentrisch beginnende, irreversibel fortschreitende Proliferation unreifer Zellen des retikulohistiozytären Systems". Er grenzte Retikulopathien bekannter Ätiologie (reaktiv, entzündlich-hyperplastisch, reversibel) von Retikulopathien unbekannter Ätiologie (Retikulosen, Retikulogranulomatosen, Retikuloblastome) ab.

Hornstein [10] sah in den Retikulosen „Neoplasien des retikulo-histiozytären Systems von ausgesprochen variabler Malignität und von unbekannter Ätiologie, gekennzeichnet durch primär multizentrische Entstehung, systemgebundene Generalisation und letztlich irreversibel-autonomen Verlauf".

Die von Lennert [13] gegebene Definition der Retikulosen als „nicht reaktive, also autonome, irreversible oder progressive, systembezogene und diffus nicht knotenförmig infiltrierende Proliferation retikulärer Zellen" trifft für die Haut insofern nur mit Einschränkung zu, als kutane maligne Lymphome keineswegs immer diffus sind, sondern sehr wohl auch knotenförmig proliferieren können.

Degos et al. [6] unterscheidet (Tabelle 1) die hyperplastischen Retikulosen, in einer zweiten Gruppe die malignen Retikulosen und Retikulosarkome, und daneben weiterhin die Leukämien vom histiomonozytären Typ; eine weitere zunächst nicht einzuordnende Krankheitsgruppe stellte die Mycosis fungoides dar.

Tabelle 1. Klassifikation der Hautlymphome nach Degos et al. [6]

Réticuloses hyperplasiques
Réticuloses malignes, réticulo-sarcomes
Leucoses histio-monocytaires et lympho-monocytaires
Mycosis fongoïde

Im Gegensatz zu Degos et al. [6] nimmt Gottron [9] eine weitere Unterteilung insbesondere innerhalb der von Degos in der Gruppe maligner Retikulosen zusammengefaßten Retikulosen und Retikulosarkome vor. Er verwendet den Ausdruck „Retikulose" zur Bezeichnung einer definierten Krankheitsgruppe, die von Rotter und Büngeler „essentielle Retikulosen" genannt wurde. Als Sonderform der Retikulose nennt Gottron [9] die von E. Gottron [8] beschriebene „sog. Retikulosarkomatose" Gottron. Von dieser Krankheitsgruppe werden das Retothelsarkom und die Retothelsarkomatose als echte maligne metastasierende Tumoren abgegrenzt. Abzutrennen sind weiterhin die reversiblen reaktiven Retikulosen, die Granulomatosen und die Speicherretikulosen (Tabelle 2).

Tabelle 2. Klassifikation der Hautlymphome nach Gottron [9]

Retikulosen
Sog. Retikulosarkomatose
Retothelsarkom, -sarkomatose
Reversible reaktive Retikulosen
Granulomatosen
Speicherretikulosen

II. Neuere Aspekte und diagnostische Parameter für die Klassifikation von Hautlymphomen

Die in den letzten Jahren in der Dermatologie wohl am weitesten verbreitete Einteilung lymphoretikulärer Proliferationen der Haut unterscheidet eine polymorphe granulomatöse und eine monomorphe Gruppe, von der die Gruppe der Histiozytosis X abzutrennen ist (Tabelle 3). In der polymorph-granulomatösen Gruppe finden sich die Mycosis fungoides, das Sézary-Syndrom, die pagetoide Retikulose sowie die Hautmanifestationen des Morbus Hodgkin. Die monomorphe Gruppe umschließt Retikulosen im engeren Sinne mit der chronischen Retikulose im Sinne von Gottron [9] als Hauptvertreter, die Retikulosen im weiteren Sinne (Mastzell- und Angioretikulosen) sowie die Retikulosarkome.

Tabelle 3. Polymorph-granulomatöse und monomorphe lymphoretikuläre Proliferationen in der Haut

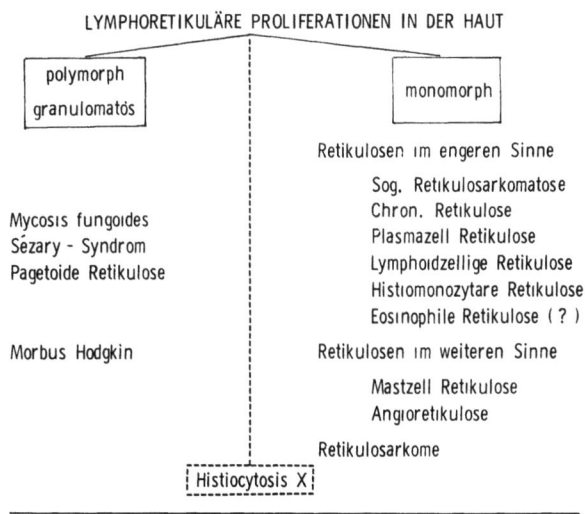

---

* Unterstützt durch Mittel der Deutschen Forschungsgemeinschaft

Tabelle 4. Diagnosen bei 221 Patienten mit kutanen „Retikulosen im weiteren Sinne"

Mycosis fungoides	57	Chronische Lymphadenose	14
Sézary-Syndrom	11	Chronische Myelose	4
Pagetoide Retikulose	2	Monozytenleukämie	2
Maligne Retikulose	47	Morbus Hodgkin	9
Retikulo- und Lymphosarkom	15	Pseudolymphom	42
„Histiozytische Retikulosen"	3	Sonstige (unkl. Erythrod., akt. Retikuloid, lipomel. Retik.)	9
		Unklar	6

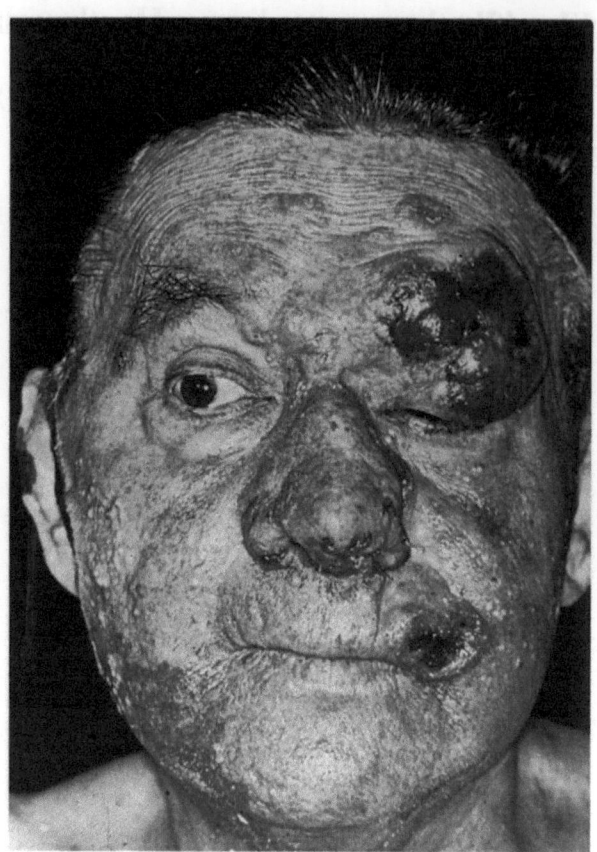

Abb. 1. Mycosis fungoides, Tumorstadium

In den letzten Jahren ist der Ausdruck „Retikulose" zur Bezeichnung lymphoretikulärer Proliferationen – auch im Rahmen der Dermatologie – weitgehend durch die Bezeichnung „Lymphome" als Überbegriff ersetzt worden. Wesentliche Gründe hierfür liegen darin, daß es sich bei den „Retikulosen" in den meisten Fällen nicht um Proliferationen von retikulären Zellen, sondern um Tumoren des lymphatischen Systems handelt; eine Tatsache, die auch in prognostischer und therapeutischer Hinsicht von Bedeutung ist.

Diese Erkenntnisse haben zu **neuen Klassifikationen** geführt [14, 15], auf die im Vortrag Becker bereits im einzelnen eingegangen wurde. In der Kiel-Klassifikation [14] werden primär nach histomorphologischen Kriterien Lymphome von niedrigem und Lymphome von hohem Malignitätsgrad unterschieden. Es ist interessant und praktisch bedeutsam, daß in einer großen Studie (405 Fälle) von Bremer [3] gezeigt werden konnte, daß Patienten mit malignen Lymphomen von hohem Malignitätsgrad innerhalb eines Jahres ad exitum kommen, während bei der großen Gruppe der Lymphome von niedrigem Malignitätsgrad die durchschnittliche Überlebenszeit 6 Jahre beträgt.

In den letzten Jahren haben wir bei mehr als 150 Patienten mit **lymphoretikulären Proliferationen der Haut** (Tabelle 4) (unter Ausschluß der Pseudolymphome) **Untersuchungen zur nosologischen und zytologischen Charakterisierung** der Krankheitsbilder vorgenommen. Wir haben versucht, eine Neuorientierung lymphoretikulärer Proliferationen der Haut im Rahmen der Kieler Klassifikation maligner Lymphome vorzunehmen (Tabelle 6).

Definition: Maligne Hautlymphome können als nicht rückbildungsfähige lymphoretikuläre Proliferationen mit primärer oder überwiegender Hautmanifestation definiert werden.

1. Maligne Hautlymphome von niedrigem Malignitätsgrad T-Zell-Typ

Klinik. Hierzu sind in erster Linie die Mycosis fungoides (Abb. 1) und das Sézary-Syndrom (Abb. 2) zu rechnen. Die pagetoide Retikulose (Abb. 3) repräsentiert möglicherweise eine Gruppe seltener Erkrankungen, die nur zum Teil den T-Zell-Lymphomen zuzuordnen sind [5].

Die von Woringer und Kolopp [20] beschriebene klassische Form zeigt einen unilokulären Herd, langsamen Verlauf und keine Dissemination [1, 2].

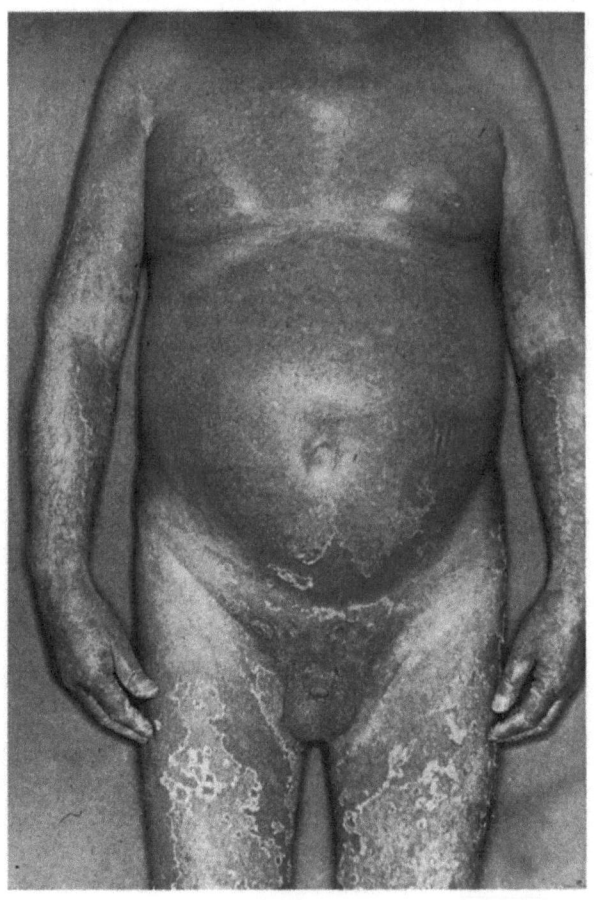

Abb. 2. Sézary-Syndrom. Erythrodermie mit lamellöser Schuppung

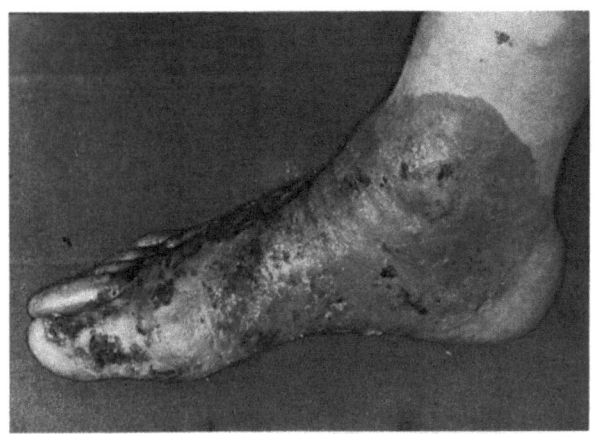

Abb. 3. Pagetoide Retikulose. Umschriebener solitärer Herd am Fuß

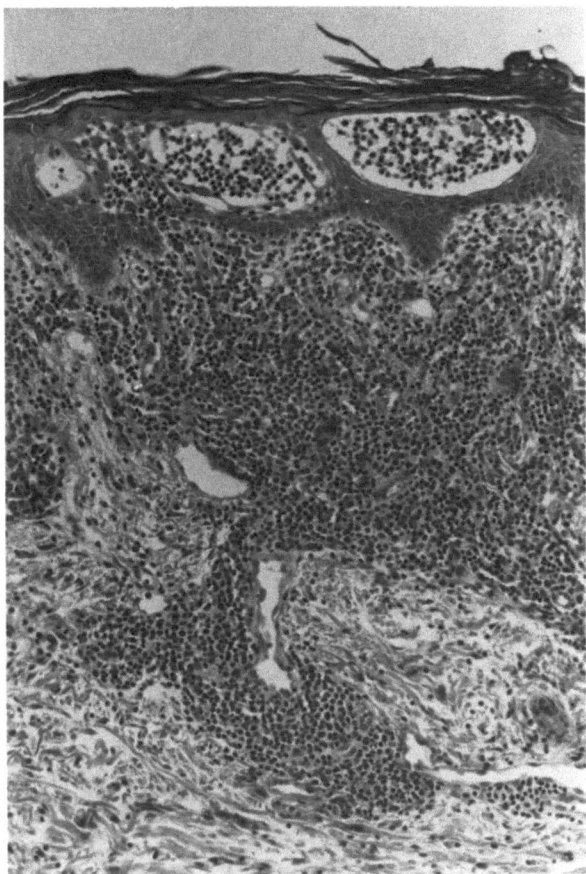

Abb. 4. Mycosis fungoides. Lymphozytoides Infiltrat im oberen und mittleren Korium und in der Epidermis mit Bildung Pautrier'scher Mikroabszesse. T-Zell-Muster. HE, x 125

Histomorphologie (Abb. 4). Im oberen Korium findet sich ein lockeres diffuses Infiltrat aus gut differenzierten lymphozytoiden Zellen. Die Begrenzung zum mittleren und tieferen Korium hin ist unscharf. Die Zellen zeigen einen starken Epidermotropismus mit Ausbildung intraepidermaler Pautrier'scher Mikroabszesse.

Semidünnschnitt. Die Semidünnschnittechnik wird für die Identifizierung der Zelltypen bei Lymphomen die Untersuchungstechnik der Zukunft sein. In den Infiltraten kutaner T-Zell-Lymphome lassen sich lympho-

zytische, immunoblastische und Lutzner-artige Zellen nachweisen (Abb. 5, 6). Beim Sézary-Syndrom finden sich diese Zellen, deren Charakteristikum ein stark gefalteter Kern ist, auch im peripheren Blut (Abb. 7); die elektronendichten Glykogenablagerungen im Zytoplasma lassen sich im peripheren Blutausstrich auch in der PAS-Färbung darstellen.

Immunzytologie. Die Infiltratzellen bei Mycosis fungoides, Sézary-Syndrom und der klassischen Form der pagetoiden Retikulose tragen Rezeptoren für Antihuman-T-Zell-Globulin (ATCG[1]), die sich mit Hilfe der Fluoreszenzmethode darstellen lassen (Abb. 8). Als weiterer Hinweis für die T-Zellnatur der Infiltratzellen ist ihre spontane Rosettenbildung mit Schafbluterythrozyten anzusehen (Abb. 9).

Diagnostische Parameter (Tabelle 5). Bei den kutanen T-Zell-Lymphomen sind das klinische Bild, der langsame Krankheitsverlauf mit seltener und meist erst später Lymphknoten- bzw. Organbeteiligung sowie das histologische Bild charakteristische diagnostische Parameter; weitere Hinweise können das Blutbild (nicht leukämisch oder leukämisch wie beim Sézary-Syndrom), in geringerem Umfang auch die Zytomorphologie (lymphozytoide Zellen mit stark gefalteten Kernen) geben.

2. Maligne Hautlymphome von niedrigem Malignitätsgrad, B-Zell-Typ

Klinik. Neben spezifischen Infiltraten bei der chronisch lymphatischen Leukämie (Lymphadenosis cutis circumscripta) sind die meisten der in früheren Zeiten als „maligne Retikulosen der Haut" bezeichneten Krankheiten einschließlich der sog. Retikulosarkomatose Gottron hierher zu rechnen.

Die spezifischen Infiltrate bei der chronisch lymphatischen Leukämie machen klinisch in vielen Fällen das Bild der Facies leontina mit polsterartigen Infiltraten im Gesichtsbereich. Die malignen Retikulosen der Haut, die im wesentlichen zentrozytische, zentroblastisch/zentrozytische (Morbus Brill-Symmers) und immunozytische Lymphome umschließen, können sich klinisch als plattenartige, knotige oder tumoröse Infiltrate darstellen (Abb. 10, 11). Auch ein Teil der Fälle von sog. Retikulosarkomatose Gottron gehört hierher; in einem anderen Teil handelt es sich um spezifische Infiltrate bei Monozytenleukämie [4, 12].

Histomorphologie. Kutane B-Zell-Lymphome zeigen meist knotige, gut umschriebene Infiltrate mit einer infiltratfreien subepidermalen Grenzzone. Zytomorphologisch finden wir entweder lymphozytische, lymphoplasmozytoide Zellen, kleine (gebuchtete, bzw. knittrige Kerne) oder große (blasige Kerne mit kleinen Nukleolen am Rande der Kernmembran) Keimzentrumszellen.

Immunzytologie. Auch beim kutanen **Immunozytom** lassen sich mit Hilfe der PAS-Färbung in einigen Zellen intranukleär positive Einschlüsse nachweisen (Abb. 12). Hierbei handelt es sich um ein Glykoproteid, das sich auch im elektronenmikroskopischen Bild darstellen läßt (Abb. 13).

---

[1] Für die Bereitstellung von Antihuman-T-Zell-Globulin danken wir Herrn Priv.-Doz. Dr. H. Rodt, Institut für Hämatologie, Abt. Immunologie, Gesellschaft für Strahlenforschung, München

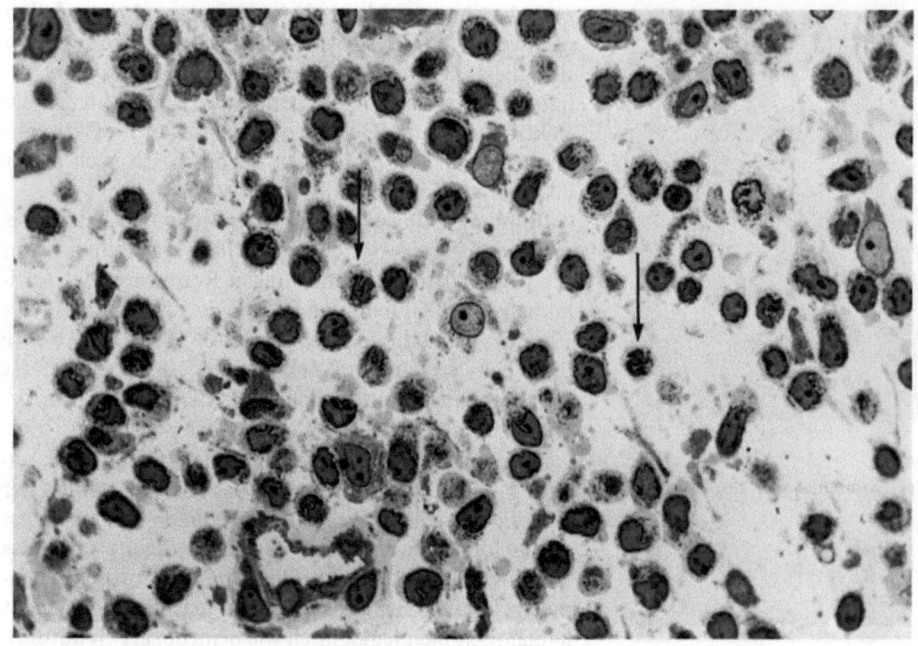

Abb. 5. Mycosis fungoides, Plaques-Stadium. Semidünnschnitt, überwiegend lymphozytische Zellen mit kleinen dunklen Kernen. Vereinzelt Lutzner-Zellen (↑), x 740

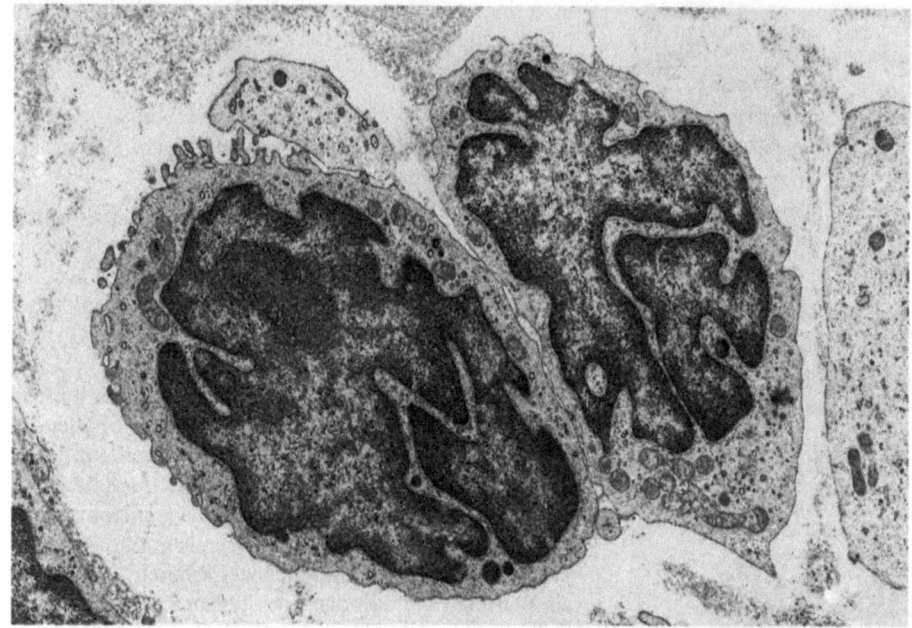

Abb. 6. Mycosis fungoides, Plaques-Stadium, Dünnschnitt. Lutzner-Zellen mit zerebriformen Kernen. x 10800

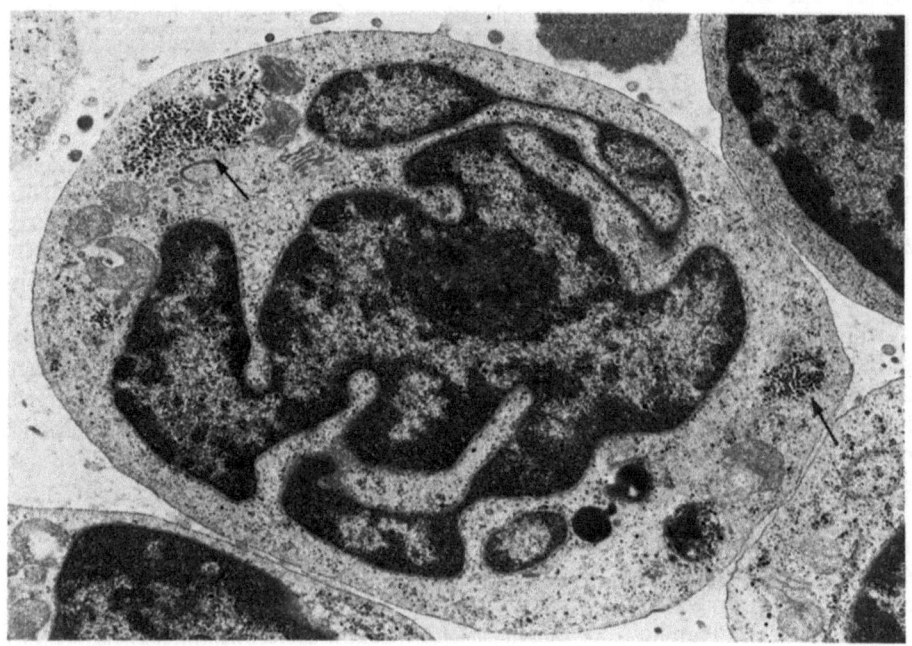

Abb. 7. Sézary-Syndrom, peripheres Blut, Dünnschnitt. Lutzner-Zelle mit zerebriformem Kern und Glykogenablagerung im Zytoplasma (↑). x 22000

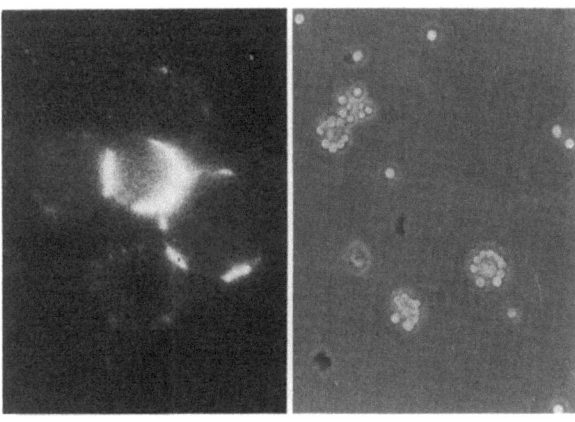

Abb. 8 und 9. Zellsuspension von einem Hautinfiltrat bei Mycosis fungoides. Darstellung von Oberflächenrezeptoren für Anti-Zell-Globulin in der indirekten Immunfluoreszenz (Abb. 8) Spontanrosettenbildung mit Schaferythrozyten. Phasenkontrast (Abb. 9)

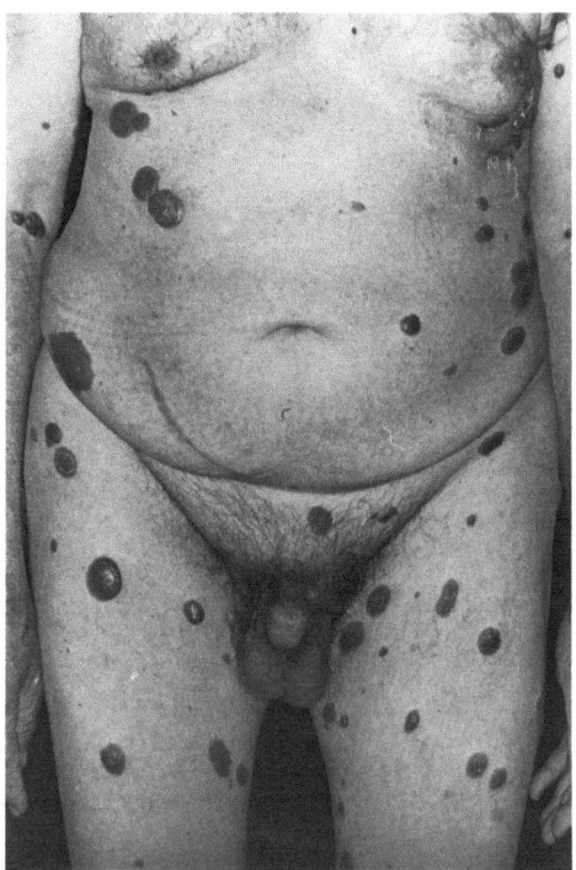

Abb. 11. Kleinknotige Tumoren bei einem zentrozytischen Lymphom der Haut unter dem klinischen Aspekt einer „sog. Retikulosarkomatose Gottron"

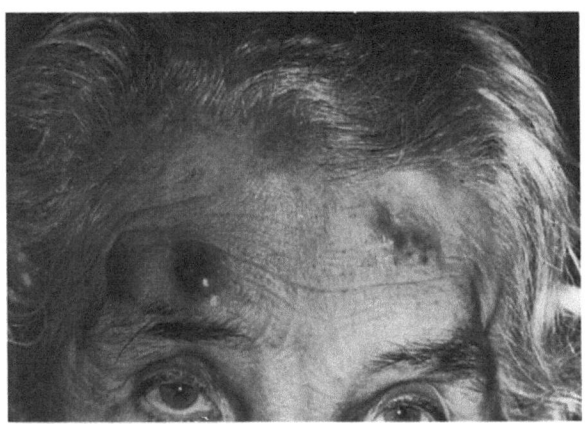

Abb. 10. Kutan-subkutane Tumoren bei einem zentroblastisch/zentrozytischen Lymphom (Morbus Brill-Symmers) der Haut

Diagnostische Parameter (Tabelle 5). Das klinische Bild der kutanen B-Zell-Lymphome ist meist uncharakteristisch, wenngleich der langsame, relativ gutartige Krankheitsverlauf die Zugehörigkeit solcher Fälle zur Gruppe der malignen Lymphome von niedrigem Malignitätsgrad nahelegt. Die Histomorphologie zeigt ein charakteristisches Infiltrat-Verteilungsmuster; das zytomorphologische Bild erlaubt meist weitere Differenzierung. Bei Vorliegen eines leukämischen Blutbildes ist zusätzlich hämatologisch eine Klärung erforderlich. Auch Lymphknoten- und Organbeteiligung finden sich relativ häufig und frühzeitig (Tabelle 5).

3. Maligne Hautlymphome von hohem Malignitätsgrad

Klinik. Oberling [17] prägte 1928 den Begriff „Retikulosarkom". Im dermatologischen Bereich verstand man darunter einen meist solitär an der Haut sich entwickelnden Tumor von rötlicher oder bräunlicher Farbe und deutlicher fester Konsistenz, der sich – im Gegensatz zu den autochthon-multipel auftretenden Knoten bei der „malignen Retikulose" – auch durch Metastasenbildung ausbreitet (Abb. 14). Im Metastasierungsstadium kommt es dann innerhalb weniger Monate zum Exitus letalis.

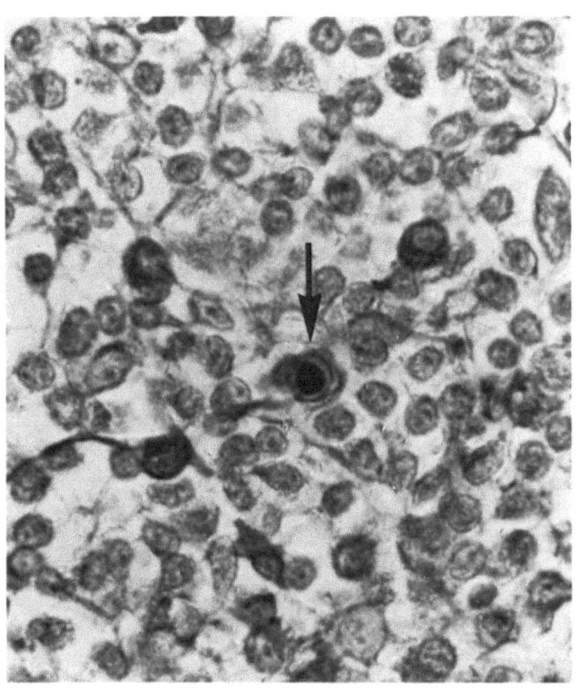

Abb. 12. Lymphoplasmozytoides Infiltrat, z. T. mit intranukleären kugeligen Glykoproteideinschlüssen (↑). PAS, x 1250

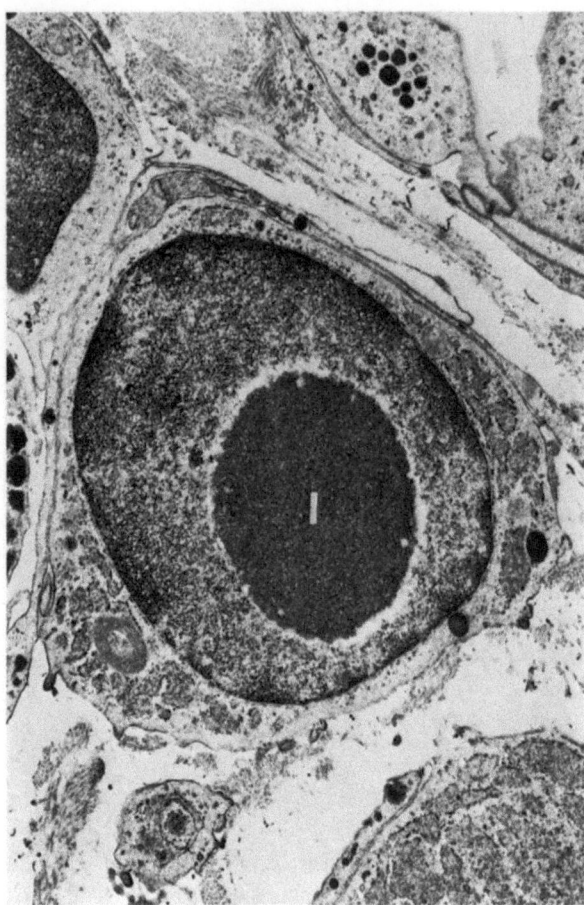

Abb. 13. Immunozytom, Dünnschnitt. Plasmozytoide Zelle mit umschriebener intranukleärer Ablagerung von Immunglobulinen (I). x 11800

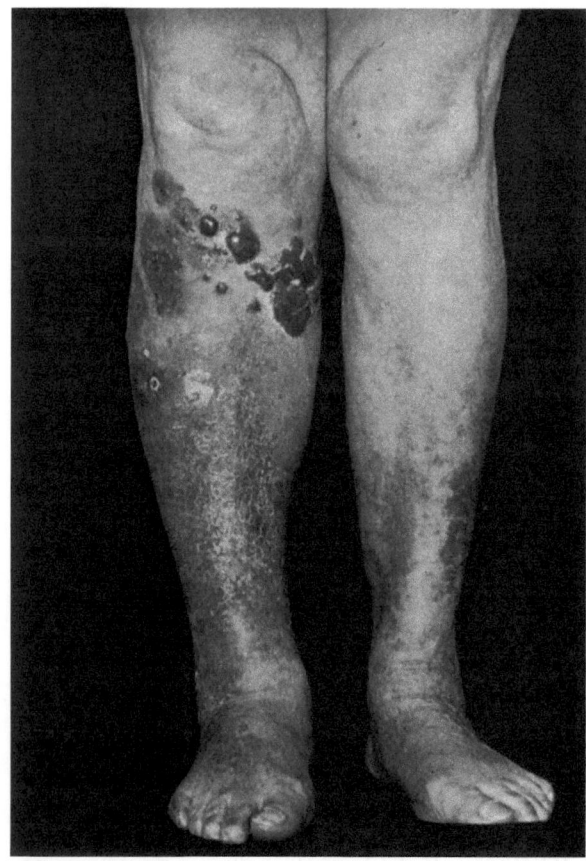

Abb. 14. Immunoblastisches („Retikulo-") Sarkom der Haut

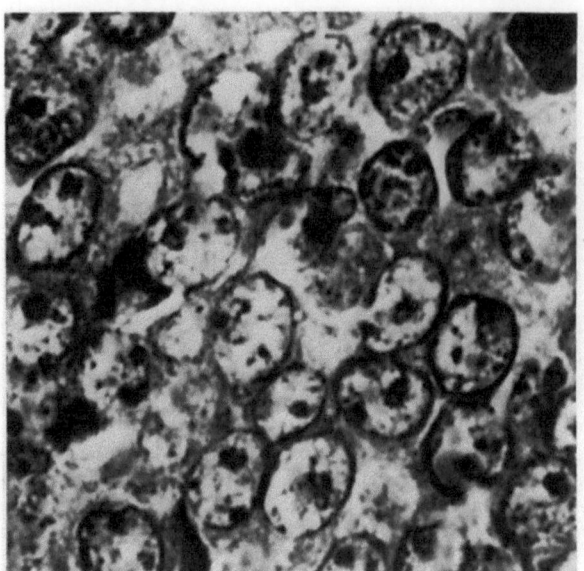

Abb. 15. Immunoblastisches Sarkom der Haut. HE, x 1000

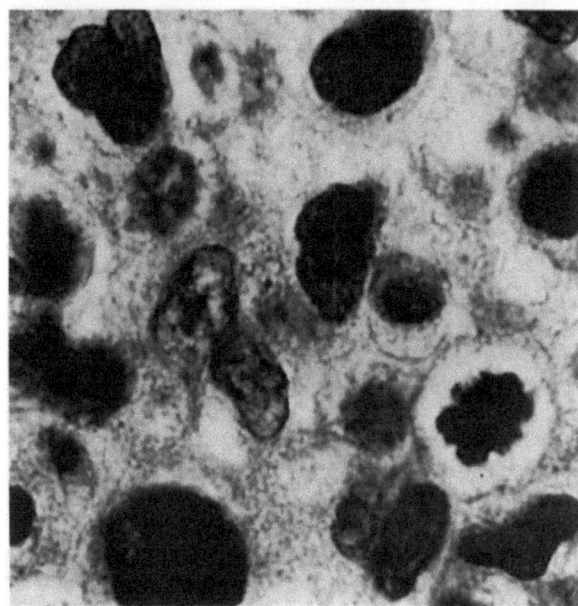

Abb. 16. Lymphoblastisches Sarkom der Haut. HE, x 1250

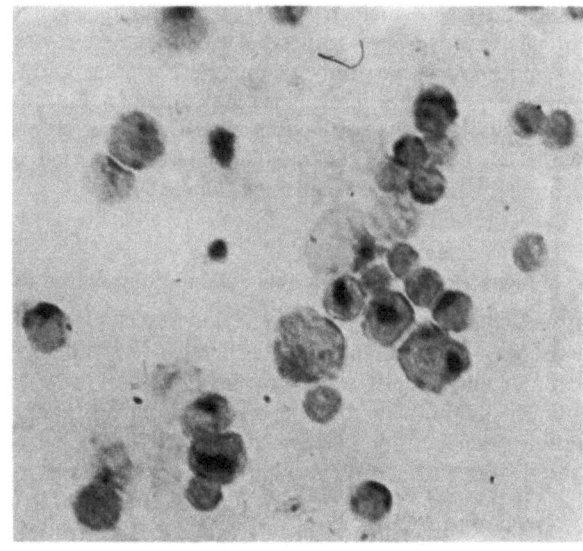

Abb. 17. Zellsuspension von einem lymphoblastischen Sarkom der Haut. Fleckförmig positive saure Phosphatase-Reaktion

Tabelle 5. Diagnostische Parameter bei Hautlymphomen von niedrigem und von hohem Malignitätsgrad (s. Tabelle 6)

Parameter	ML – niedriger Malignitätsgrad		ML – hoher Malignitätsgrad
	T-Zell-Typ	B-Zell-Typ	
Klinisches Bild	+	φ	φ/+
Nosologie (Krankheitsverlauf)	+	+	+ / Metastasen
Histologisches Muster	+	+	+
Zytomorphologie	φ/+	+	φ/+
Blutbild	φ/+	φ/+	φ/+
Lymphknoten-Beteiligung	selten, spät	häufig, früh	häufig, früh
Organ-Beteiligung	selten, spät	häufig, früh	häufig, früh

ML = maligne Lymphome

Besonders enzymzytochemische und immunologische Untersuchungen haben heute zu einer weiteren Aufschlüsselung dieser Krankheitsgruppe in zentroblastische, lymphoblastische und immunoblastische Sarkome mit weiteren Untergruppen geführt.

Histomorphologie. Die Infiltratverteilung läßt bei den kutanen Lymphomen von hohem Malignitätsgrad weder ein B-Zell- noch ein T-Zell-Muster sicher erkennen. Zytomorphologisch lassen sich im wesentlichen immunoblastische Formen mit großen blasigen ovalen Zellkernen und zentralen prominenten Nukleoli (Abb. 15) und lymphoblastische Formen z. T. mit großen gefalteten („convoluted") Kernen (Abb. 16) unterscheiden.

Enzymzytochemie. Das lymphoblastische Lymphom vom T-Precursor-Typ zeichnet sich auch in der Haut durch eine starke saure Phosphataseaktivität der Zellen bei gleichzeitigem Fehlen von unspezifischen Esterasen aus (Abb. 17).

Semidünnschnitt. Die großen blasigen Kerne mit zentralem prominentem Nukleolus, wie sie für das immunoblastische Sarkom typisch sind, stellten sich in der Semidünnschnittechnik besonders gut dar (Abb. 18). Gelegentlich entwickeln sich lymphoblastische und immunoblastische Sarkome aus Lymphomen von niedrigem Malignitätsgrad wie beispielsweise auf dem Boden einer Mycosis fungoides (Abb. 18) oder eines Sézary-Syndroms.

Diagnostische Parameter (Tabelle 5). Kutane Lymphome von hohem Malignitätsgrad („Retikulosarkome") beginnen häufig als solitäre Tumoren mit zunächst lokal, später auch in der weiteren Umgebung auftretenden Hautmetastasen und meist früh auftretender Lymphknoten- und Organbeteiligung. Das histologische Muster entspricht weder einem B- noch einem T-Zell-Muster; die Zytomorphologie erlaubt eine weitere Unterklassifizierung, wobei eine Differenzierung in B- oder T-Zell-Typen meist nicht möglich ist.

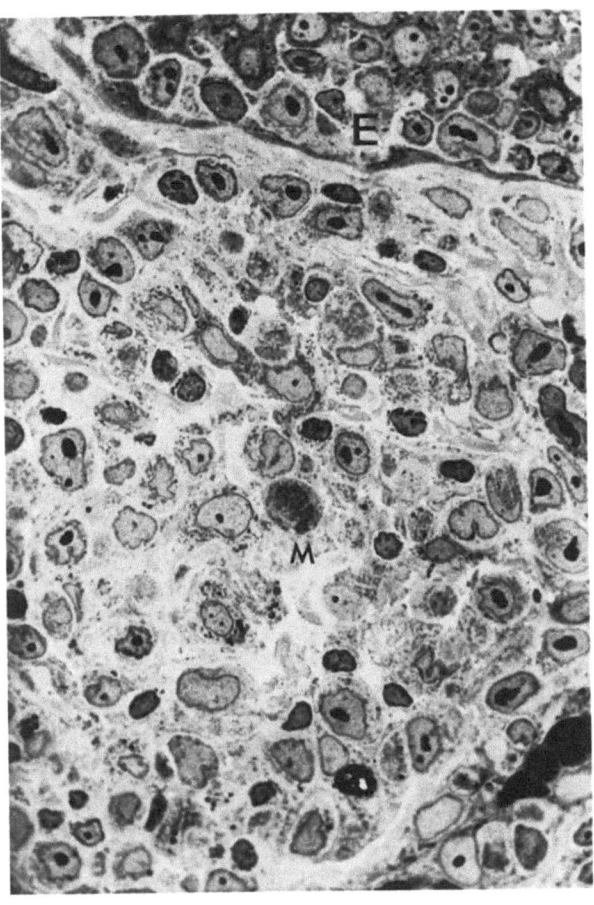

Abb. 18. Malignes Lymphom der Haut mit hohem Malignitätsgrad. Semidünnschnitt. Subepidermal zahlreiche Immunoblasten mit großen hellen Kernen und zentralen prominenten Nucleoli subepidermal. M = Mitose, E = Epidermis. x 740

III. Periodisches System der Hautlymphome
(Tabelle 6)

Gehen wir der Frage nach, welche der bisher bekannten malignen Lymphome der Lymphknoten im Sinne der „Kiel-Klassifikation" sich auch an der Haut ausbilden können, so erhalten wir ein „Periodisches System der Hautlymphome", aus dem hervorgeht, welche Erkrankungen bisher bekannt sind und welche wir noch suchen müssen.

Unter den lymphozytisch differenzierten Lymphomen von niedrigem Malignitätsgrad sind es in erster Linie die Mycosis fungoides, das Sézary-Syndrom und die

Tabelle 6. Periodensystem maligner Lymphome (ML) der Haut in Anlehnung an die Kiel-Klassifikation [7]

Primär im Lymphknoten	Primär an der Haut	Sekundär an der Haut
Niedriger Malignitätsgrad		
I. Lymphozytisches ML		
Chronische Lymphadenose		
- B-Zelltyp	+	++
- T-Zelltyp	+	+
Mycosis fungoides	+	
Sézary-Syndrom	+	
Pagetoide Retikulose	+	
T-Zonen-Lymphom	?	?
Haarzellenleukämie	?	+
II. Immunozytom	+	+
III. Zentrozytisches ML	+	+
IV. Zentroblastisch-zentrozytisches ML (Morbus Brill-Symmers)	+	+
Hoher Malignitätsgrad		
I. Zentroblastisches ML	+	+
II. Lymphoblastisches ML		
T-lymphoblastisch (s. Ph.-Typ)	+	+
B-lymphoblastisch (Burkitt-Typ)	?	+
O-lymphoblastisch	?	?
III. Immunoblastisches ML	+	+

pagetoide Retikulose, die sich meist primär an der Haut manifestieren. Jedoch können auch Hauterscheinungen das erste klinische Symptom bei einer chronischen Lymphadenose vom B-Zell- oder T-Zell-Typ sein. Das Immunozytom ist als Primärtumor an der Haut beschrieben, kommt aber auch sekundär vor. Primäre Manifestationen zentrozytischer oder zentroblastisch-zentrozytischer Lymphome an der Haut sind bisher überwiegend als maligne Retikulosen bezeichnet worden.

Maligne Lymphome von hohem Malignitätsgrad können sich an der Haut manifestieren, ohne daß zunächst Blutbildveränderungen, Lymphknoten- oder Organbeteiligung klinisch erkennbar sind. Dabei ist hervorzuheben, daß sich ein lymphoblastisches und auch ein immunoblastisches malignes Lymphom gelegentlich aus einer Mycosis fungoides [18, 19] oder aus einem Sézary-Syndrom [11] entwickeln können.

Zusammenfassend kann gesagt werden, daß – und dies gilt mit gewissen vorläufigen Einschränkungen – an der Haut offenbar dieselben neoplastischen Reaktionen wie am Lymphknoten beobachtet bzw. erwartet werden können. Der Retikulosebegriff sollte durch den Ausdruck „maligne Lymphome" ersetzt werden, da die proliferierenden Zellen meist dem lymphatischen, gelegentlich auch dem myelopoetischen System entstammen. Die Verwendung einer einheitlichen, mit Pathologen und Hämatologen abgestimmten Nomenklatur, wie sie die „Kiel-Klassifikation" bietet, bringt durch die bessere Verständigung nicht nur Vorteile für die Diagnostik mit sich, sondern auch für die Therapie und damit auch für die Prognose maligner Hautlymphome.

Zusammenfassung

1. Der Begriff „Retikulose der Haut" sollte durch den Ausdruck „malignes Hautlymphom" ersetzt werden.
2. Enzymzytochemische, immunologische und elektronenmikroskopische Untersuchungen haben neue Anstöße für eine Neuorientierung der Hautlymphome nach der Kieler Klassifikation maligner Lymphome gegeben. Hiernach werden Lymphome von niedrigem und Lymphome von hohem Malignitätsgrad mit verschiedenen funktionell und morphologisch abzugrenzenden Untergruppen unterschieden.
3. Ein „periodisches System der Hautlymphome" läßt erkennen, daß hier die gleichen neoplastischen Proliferationen wie am Lymphknoten zu erwarten bzw. zu finden sind.
4. Aus diagnostischen, therapeutischen und prognostischen Gründen wird daher die Verwendung einer mit Pathologen und Hämatologen abgestimmten einheitlichen Nomenklatur für die lymphoretikulären Proliferationen der Haut empfohlen.

Summary

1. The term „reticulosis of the skin" should be replaced by the term „malignant lymphoma of the skin".
2. Enzymecytochemical, immunological and electronmicroscopic studies have led to the classification of lymphoreticular proliferations of the skin according to the Kiel-classification for malignant lymphomas. Low grade and high grade malignant lymphomas with functional and morphological subgroups can be differentiated.
3. Along with a „periodic system of skin lymphomas" the same neoplastic proliferative processes can develop in the skin as well as in the lymph nodes.
4. For diagnostic, therapeutic and prognostic purposes it is recommended for the designation of lymphoreticular proliferations of the skin to use terms, which are understood by dermatologists, pathologists, and hematologists as well.

Literatur

1. Braun-Falco, O., Marghescu, S., Wolff, H.H.: Pagetoide Reticulose, Morbus Woringer-Kolopp. Hautarzt *24*, 11–21 (1973)
2. Braun-Falco, O., Schmoeckel, Ch., Wolff, H.H.: The ultrastructure of mycosis fungoides, of Sézary's syndrome, and of Woringer-Kolopp's disease (pagetoid reticulosis). Bull. du Cancer *64*, 225–240 (1977)
3. Bremer, K.: Maligne Nicht-Hodgkin-Lymphome: Neue Aspekte zur Pathologie und Klinik. Diagnostik *10*, 131–135 (1977)
4. Burg, G., Schmoeckel, Ch., Braun-Falco, O., Wolff, H.H.: Monocytic leukemia – clinically presenting as „malignant reticulosis of the skin". Arch. Dermatol. *114*, 418–420 (1978)
5. Burg, G., Wolff, H.H., Braun-Falco, O., Marghescu, S.: Pagetoid reticulosis – A cutaneous T cell lymphoma. J. Invest. Dermatol. *68*, 249 (1977)
6. Degos, R., Ossipowski, B., Civatte, J., Touraine, R.: Réticulosis cutanées (Réticulosis histiomonocytaires). Ann. Dermatol. Syphiligr. (Paris) *84*, 125–152 (1957)
7. Gérard-Marchant, R., Hamlin, J., Lennert, K., Rilke, F., Stansfeld, A.G., Van Unnik, J.A.M.: Classification of Non-Hodgkin's lymphomas. Lancet *1974 I, II*, 406–408
8. Gottron, E.: Sogenannte Retikulosarkomatose der Haut. Inaug.-Diss. Tübingen 1949. Hautarzt *2*, 42 (1951)

9. Gottron, H.A.: Retikulosen der Haut. In: Dermatologie und Venerologie IV, Gottron, H.A., Schönfeld, W., (Hrsg.). Stuttgart: Thieme 1960
10. Hornstein, O.: Bedeutung der Histopathologie für die Diagnostik der Retikulosen. Hautarzt 20, 210–215 (1969)
11. Kienitz, Th., Burg, G., Schmoeckel, Ch., Weitz, M., Braun-Falco, O.: High-grade malignant lymphoma arising from Sézary's syndrome. Dermatologica (zur Publikation eingereicht, 1978)
12. Klein, U.E., Ude, P.: Monozytenleukämien mit ungewöhnlichem Erkrankungsablauf. Med. Klin. 70, 613–621 (1975)
13. Lennert, K.: Pathologische Anatomie der Retikulosen. In: Krebsforschung und Krebsbekämpfung Bd. V, (8. Tagg. des Dtsch. Zentralausschusses für Krebsforschung und Krebsbekämpfung, Mainz: 26.–28.9.1963). Gottron, H.A., (Hrsg.). München-Berlin: Urban & Schwarzenberg 1964
14. Lennert, K., Mohri, N., Stein, H., Kaiserling, E.: The histopathology of malignant lymphoma. Br. J. Haematol. 31 (Suppl.), 193–203 (1975)
15. Lukes, R.J., Collins, R.D.: New approaches to the classification of the lymphomata. Br. J. Cancer 31 Suppl. II, 1–28 (1975)
16. Musger, A.: Hautretikulosen. Med. Klin. 62, 1157–1160 (1967)
17. Oberling, C.: Les réticulosarcomes et les réticulo-endothéliosarcomes de la moelle osseuse (sarcomes d'Ewing). Bull. de l'Assoc. franç. p. l'étude Cancer 17, 259–296 (1928)
18. Schmoeckel, Ch., Burg, G., Braun-Falco, O.: Quantitative analysis of lymphoid cells in mycosis fungoides, Sézary's syndrome and parapsoriasis en plaques. Arch. Dermatol. Res. (zur Publikation eingereicht, 1978)
19. Schwarze, E.W., Ude, P.: Immunoblastic sarcoma with leukemic blood picture in the terminal stage of mycosis fungoides. Virchows Archiv A [Pathol. Anat.] 369, 165–172 (1975)
20. Woringer, F., Kolopp, P.: Lésion érythémato-squameuse polycyclique de l'avant-bras. Evolution depuis 6 ans chez un garçonnet de 13 ans. Ann. Dermatol. Syphiligr. 7e série, 10, 945–958 (1939)

Prof. Dr. O. Braun-Falco
Dermatologische Klinik
u. Poliklinik der Univ.
München
Frauenlobstr. 9–11
D-8000 München 2

Diagnose, Differentialdiagnose und Therapie der Mycosis fungoides

J. Tappeiner, F. Gschnait, Wien

1. Geschichte der Mycosis fungoides

Die Mycosis fungoides (M.f.) ist ein malignes T-Zell-Lymphom der Haut bzw. innerer Organe. Die erste Erfassung und Beschreibung des Krankheitsbildes ist das Verdienst französischer Dermatologen. Die Bezeichnung „Mycosis fungoides" stammt von Alibert, der 1832 die mykosiden Hautgeschwülste und eine diesen vorangehende lichenoide Aussaat beschrieb. Alibert rechnete allerdings, wie Hebra und Kaposi in ihrem Lehrbuch der Hautkrankheiten 10 Jahre später kritisch bemerkten, die Mycosis fungoides zum Formenkreis der Syphilis bzw. Frambösie. Ein wesentlicher Fortschritt in der klinischen Erfassung des Krankheitsbildes war die Aufstellung von drei Krankheitsstadien durch Bazin 1876; Vidal und Brocq beobachteten 1883 offenbare Varianten der M.f., in denen klinisch als mykoside Geschwülste imponierende Hautveränderungen als erstes und einziges Symptom auftraten, und beschrieben den „Type des tumeures mycosiques d'emblée". Ab 1909 bewiesen Paltauf, von Zumbusch und Scherber, daß die Mycosis fungoides zu den Systemkrankheiten zu rechnen ist, indem sie außer in der Haut auch in Lymphknoten und inneren Organen M.f.-Herde feststellten. Zwischen 1938 und 1949 beschrieb Sézary das nach ihm benannte Syndrom, das er noch als eine distinkte Entität auffaßte. Die Natur der M.f. blieb lange Zeit ungeklärt. Der Erstbeschreiber Alibert äußerte sich zur Entstehung des Krankheitsbildes nicht. Bazin sprach von einer besonderen Krankheitsdisposition, der „diathese mycosique". Ranvier dachte 1868 bereits, wenn auch – wie wir heute wissen – von falschen Voraussetzungen ausgehend, an das, was wir heute als Lymphom bezeichnen. In der Folge vertraten in erster Linie europäische Dermatologen die „entzündlich-granulomatöse Theorie" (Köbner; Paltauf; von Zumbusch; Auspitz) auf Grund des bei M.f. frühzeitig auftretenden entzündlich-polymorphzelligen Infiltrates, während amerikanische Autoren (Fraser; van Scott; Montgomery; Pinkus und Mehregan) zur „primär neoplastischen Theorie" standen [3]. Das letztere Modell stützte sich auf das Vorkommen einer Infiltratzelle mit blastomatösem Charakter, die erstmals von Sézary 1938 [23] im peripheren Blut und in der Haut von Patienten mit Sézary-Syndrom beschrieben wurde, später aber auch im Infiltrat der M.f. histologisch identifiziert wurde.

Die jüngeren Forschungsergebnisse, die uns die Natur der M.f. näherbrachten, hängen eng mit dieser Zelle, der Sézary- oder M.f.-Zelle zusammen: Sézary [23] beschrieb sie als eine monströse Zelle mit einem voluminösen, irregulär geformten Kern, der 80 % des Zellinhaltes einnimmt (Abb. 4 Inset). 1968 und 1971 zeigten Lutzner und Jordan [21] sowie Lutzner, Hobbs und Horvath [20] erstmals die Ultrastruktur dieser Zellen, die durch einen auffallend großen gelappten Kern gekennzeichnet ist. Clendenning, Brecher und van Scott [4] fanden die Sézary- oder M.f.-Zelle im peripheren Blut nicht nur beim Sézary-Syndrom, sondern auch in 20 % ihrer Patienten mit Mycosis fungoides und deuteten nach diesen Befunden das Sézary-Syndrom als leukämische Form der Mycosis fungoides.

1971 zeigten Crossen et al. [5], daß die M.f.-Zelle durch Phythämagglutinin wie ein Lymphozyt stimulierbar ist; dieser Befund war der erste wichtige Hinweis, daß diese Zelle nicht – wie früher angenommen – vom retikulohistiozytären System, sondern eher vom lymphoiden System abstammt. Dieselben Autoren fanden in der M.f.-Zelle abnorme Chromosomenverhältnisse wie bei malignen Zellen, und damit lag der Schluß nahe, daß die M.f.- oder Sézary-Zelle eine neoplastische lymphoide Zelle darstellt.

In zahlreichen Arbeiten wurden schließlich mit immunologischen Methoden die Membranverhältnisse an dieser als neoplastische lymphoide Zelle erkannten Struktur studiert [6, 8, 19], und es zeigte sich, daß diese von Sézary [23] histologisch und von Lutzner [21] elektronenoptisch beschriebene Zelle alle Charakteristika von T-Lymphozyten trägt. Daher wird heute die Mycosis fungoides zusammen mit dem Sézary-Syndrom und der lymphomatoiden Papulose [13,22] als kutanes T-Zell-Lymphom aufgefaßt [19].

Dies ist ein Abriß der 150jährigen Geschichte einer Krankheit, bei der noch immer Probleme offen bleiben. Wie ist die Pathogenese und was ist die letzte Ursache der Erkrankung? Und nicht zuletzt: wann und wie ist die Mycosis fungoides zu behandeln? Die zahlreichen Modalitäten in der Therapie der M.f., die von der einfachen externen Kortikosteroidbehandlung [10] und lokalen und systemischen Zytostatikatherapie [18] sowie der Ganzkörperbestrahlung mit schnellen Elektronen [11, 15] bis zu modernen und noch in Erprobung befindlichen Therapiemaßnahmen, wie der Photochemotherapie [12, 14, 16], der Leukopherese [19] und dem Anti-Thymozyten-Globulin [7] reichen, unterstreichen letztlich die Unsicherheit auf diesem Gebiet [9].

2. Diagnose und Differentialdiagnose der Hauterscheinungen der M.f.

Die Diagnose der M.f. kann vom einigermaßen Erfahrenen in den meisten Fällen klinisch gestellt werden; die Histologie wird den klinischen Befund untermauern.

Das klinische Bild der M.f. ist äußerst variabel und reicht im klassischen Verlauf von den prämykosiden Vorstufen der Erkrankung, der „Parapsoriasis en plaques disseminée" über relativ uncharakteristische Erytheme zu plattenartigen Infiltraten und zu den – für die späteren Stadien typischen – tomatenartigen Tumoren. Diese Entwicklung der Krankheit an der Haut führte zu der Einteilung in das a) prämykoside, b) infiltrative und c) mykoside Stadium. In letzter Zeit wurde die Einteilung in Anlehnung an andere Lymphome und nach prognostischen Gesichtspunkten modifiziert. Nach van Scott und Kalmanson [24] unterscheidet man heute fünf Stadien (Tabelle 1). Diese Einteilung erscheint besonders im Hinblick auf moderne Therapieverfahren sinnvoll: So ist es mit lokaler Applikation von N-Lost [24] und in neuerer Zeit auch mittels Photochemotherapie [12, 16] möglich geworden, die Hauterscheinungen der Mycosis fungoides auch bei Vorliegen von Lymphknotenbefall völlig zur Rückbildung zu bringen (Gschnait; nicht publizierte Beobachtung). Derartige Fälle werden dennoch, obgleich die Haut völlig unverändert erscheint, als Stadium IV der M.f., mit der für den Patienten daraus folgenden Prognose, zu beurteilen sein. Über möglicherweise besondere Formen der Erkrankung, wie die pagetoide Retikulose Woringer-Kolopp [1], wird an anderer Stelle berichtet.

Das **erste Stadium** ist durch leicht schuppende, meist ovale, mehr oder weniger scharf abgegrenzte Erytheme von gelblich-bräunlichroter Farbe gekennzeichnet. Die Herde sind bei typischer Ausprägung an den seitlichen Stammpartien und an den stammnahen Extremitätenanteilen lokalisiert. Die Veränderungen begleitet meist ein geringgradiger Juckreiz, wodurch sekundär Exkoriationen, Pyodermien, Ekzematisation und Lichenifikation vorkommen. Die Differentialdiagnose gegen das seborrhoische Ekzem, gewisse Formen der Psoriasis, die Pityriasis rosea kann in diesem Stadium klinisch Schwierigkeiten bereiten. Die typische Anamnese des Patienten, der angibt ohne Erfolg „schon alles geschmiert zu haben" sowie die Besserung der Dermatose nach intensiver Sonnenbestrahlung, wobei meist in den Herden eine Hyperpigmentierung und leichte Atrophie eintritt, werden zur klinischen Diagnose beitragen. Knötchenförmige (lichenoide) Infiltrate finden sich häufig am Rand von Erythemen oder auch

Tabelle 1. Stadieneinteilung der Mycosis fungoides (nach van Scott und Kalmanson)

Stadium	Klinik
I	Erythematöse Plaques oder generalisiertes Erythem
II	Indurierte Plaques oder Papeln mit oder ohne generalisiertem Erythem
III	Tumore, mit oder ohne indurierten Plaques, Papeln oder generalisiertem Erythem
IV	Plaques, Papeln oder Tumoren und Lymphknotenbefall
V	Wie Stadium IV und Befall innerer Organe

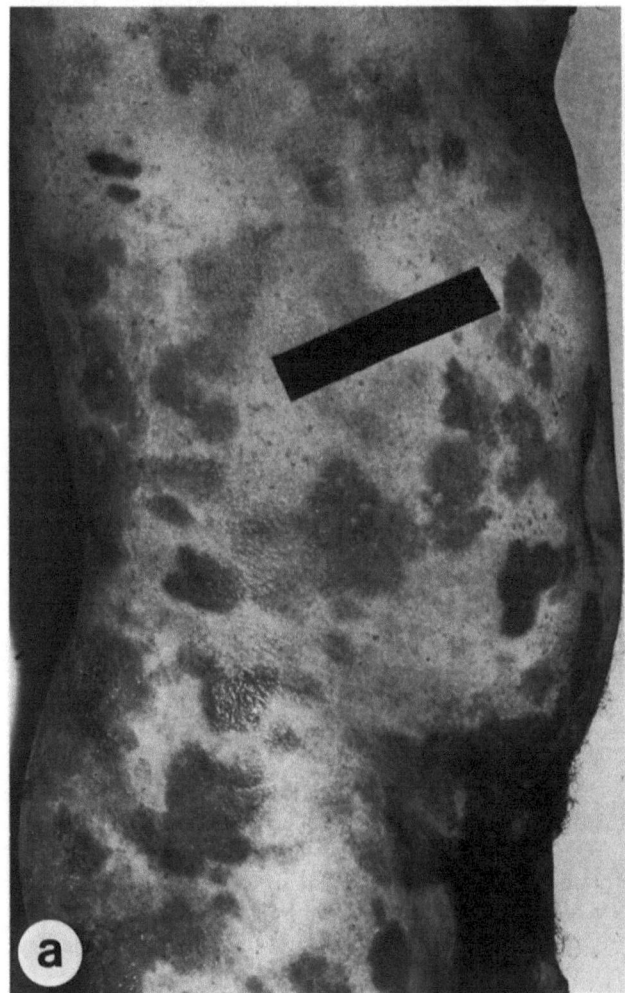 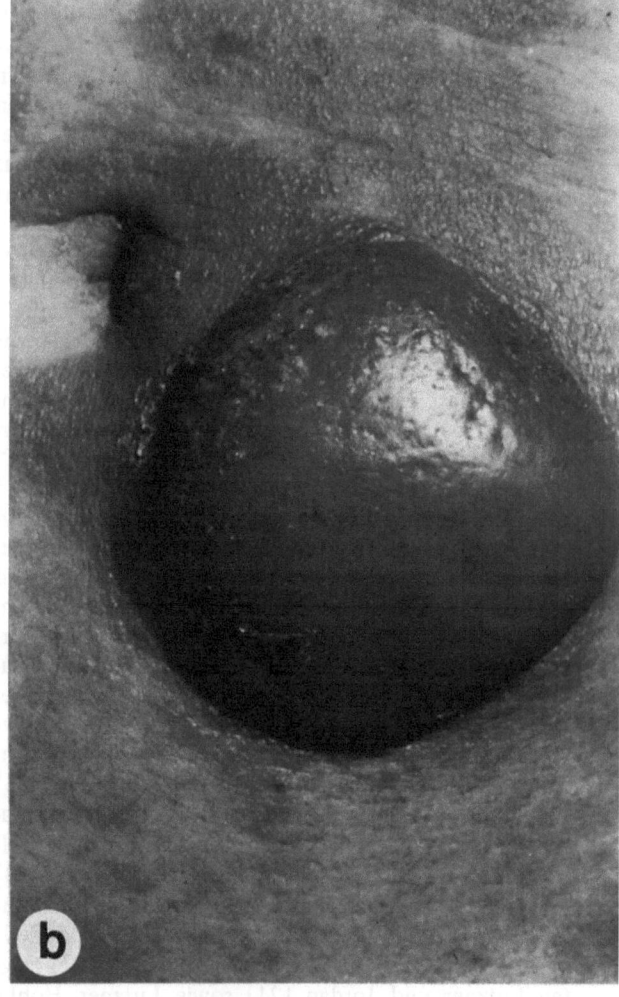

Abb. 1 (a) Typische M.f. im Stadium II. Erythematöse Plaques und plattenartige Infiltrate. *(b)* Klassischer „Tomatentumor" auf erythematösem Grund

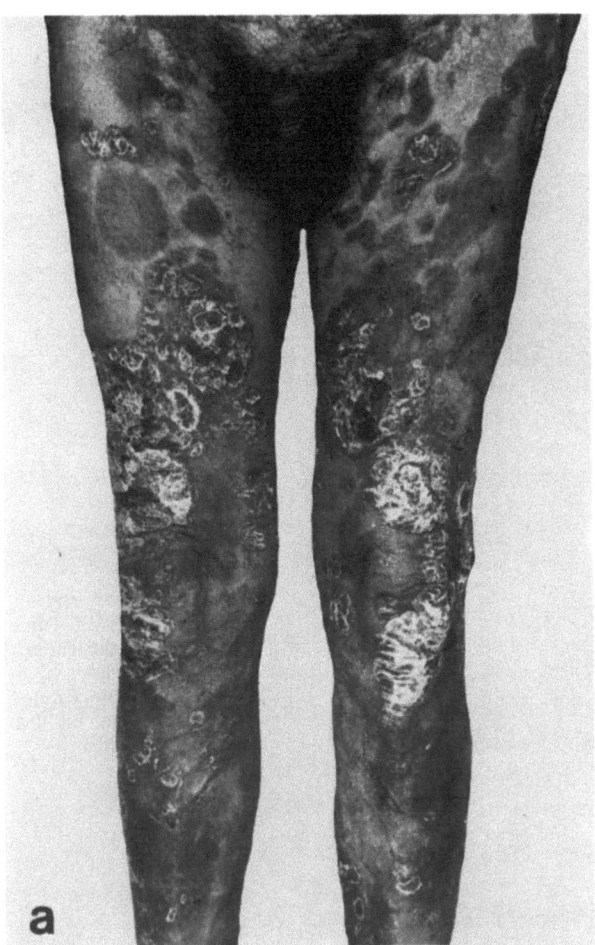 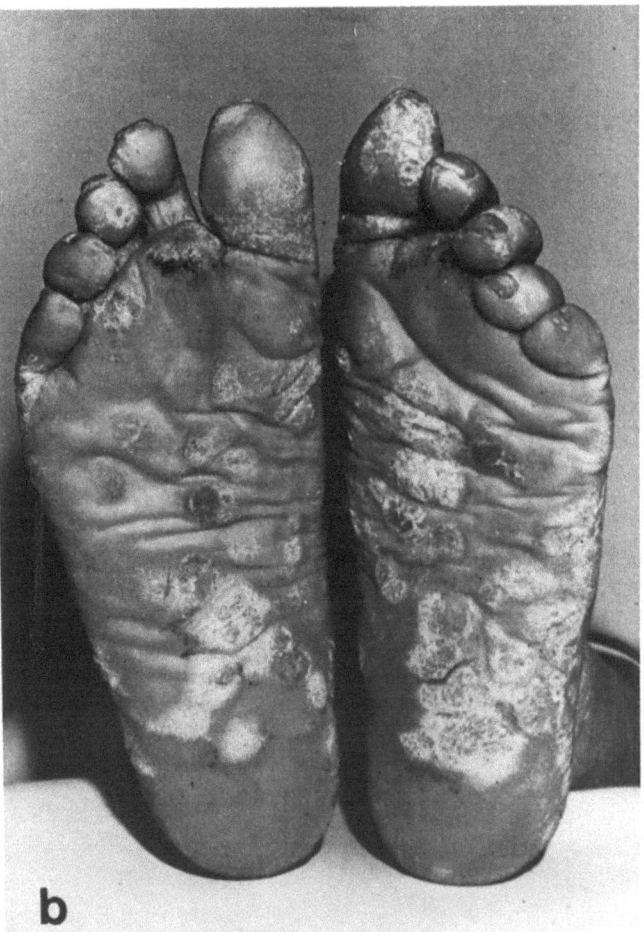

Abb. 2 (a) M.f. im Stadium II mit außergewöhnlich starken Schuppenauflagerungen. Differentialdiagnose: Psoriasis vulgaris. *(b)* M.f.-Infiltrate an den Fußsohlen. Differentialdiagnose: hereditäre Keratome, hypertrophe luische Papeln.

auf unveränderter Haut in Form von uncharakteristischen Herden. Differentialdiagnostisch denkt man an die der Mycosis fungoides bisweilen vorausgehende Mucinosis follicularis, den Lichen spinulosus und den Lichen myxoedematosus. Histologisch findet man prinzipiell die gleichen Veränderungen wie in den späteren Stadien der M.f. (s.u.), jedoch in wesentlich geringerer Ausprägung. Echte Pautrier'sche Mikroabszesse sind selten, man findet lediglich ein Einwandern von Infiltratzellen in die Epidermis. Nicht selten ist der erste Eindruck des histologischen Bildes der eines banalen entzündlichen Infiltrates. Das gehäufte Vorkommen von Histiozyten wird jedoch in Richtung M.f. denken lassen [17]. Es empfiehlt sich jedenfalls bei der Biopsie, das Hautareal sorgfältig auszusuchen und Subserienschnitte des Exzisates anzufertigen.

Plaques und plattenartige Infiltrate entstehen im **zweiten Stadium** (Abb. 1a). Die einzelnen Herde, die zur Konfluenz neigen und dann große Teile der Körperoberfläche einnehmen können, wobei die innerhalb flächenhafter Areale ausgesparten Inseln normaler Haut typisch sind, haben eine bläulich-rote Farbe und eine glatte oder schuppende, mitunter erodierte und verkrustete Oberfläche. Die Differentialdiagnose (Abb. 2a) ist die Psoriasis vulgaris. Treten Infiltrate an den Unterschenkeln auf, kommt es durch die Hypostase zu Blutungen und Hämosiderinablagerungen. Verwechslungen mit dem postthrombotischen Syndrom oder mit Morbus Kaposi kommen vor. Infiltrate an Handflächen und Fußsohlen sind durch hyperkeratotische Auflagerungen gekennzeichnet (Abb. 2b) und lassen evtl. an hereditäre Keratome, Mykosen, Psoriasis und an die Lues denken.

Das histologische Bild (Abb. 4) ist im Stadium II voll ausgeprägt und diagnostisch. Es findet sich ein dichtes dermales meist fleckartig angeordnetes Infiltrat, zusammengesetzt aus Lymphozyten, Leukozyten, Plasmazellen, Histiozyten und Retikulumzellen. Typisch ist das Vorkommen der M.f.-Zellen, gelegentlicher Mitosen und das Einwandern des Infiltrates in die Epidermis, wo es zur Ausbildung der Pautrier'schen Mikroabszesse führt. Diese Befunde unterscheiden die M.f. auch histologisch deutlich von der Psoriasis, obwohl sich bei beiden Dermatosen Akanthose und Papillomatose finden.

Mit Fortschreiten der zellulären Infiltration kommt es schließlich zur Ausbildung der klassischen, weichen „Tomatentumoren" (Abb. 1b), die meist innerhalb grösserer erythematöser Areale stehen. Die klinische Diagnose bereitet in diesen Fällen in der Regel keine Schwierigkeiten, differentialdiagnostisch sind andere Non-Hodgkin-Lymphome bzw. auch der kutane Morbus Hodgkin zu bedenken. Selten ist eine exanthematische Aussat kleiner, papulöser M.f.-Tumoren (Abb. 3a), die an ein klinisch ähnliches Krankheitsbild – die lymphomatoide Papulose (Abb. 3b) – denken lassen, das darüber hinaus auch histologisch durch ein maligne an-

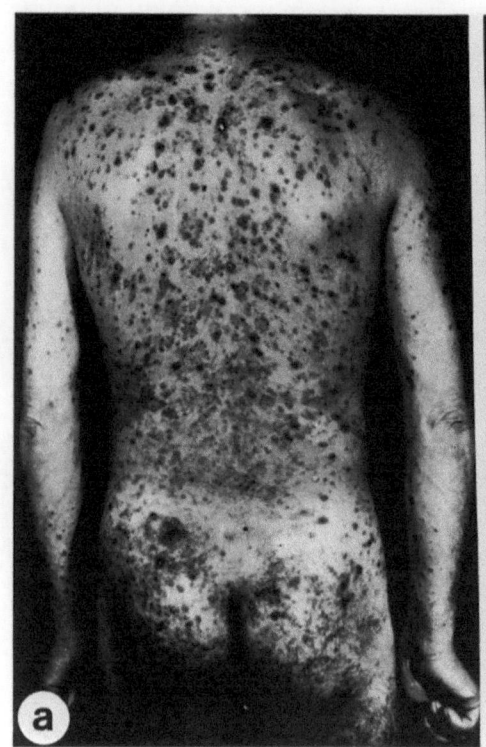 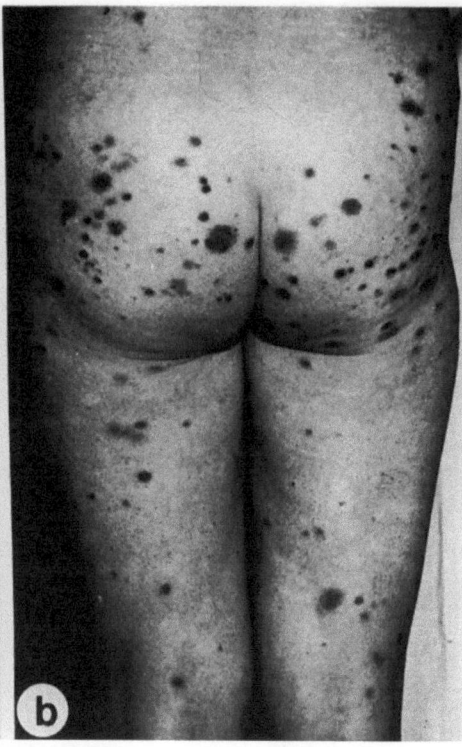

Abb. 3 (a) Disseminierte Aussaat kleiner M.f.-Tumoren. Differentialdiagnose: siehe *(b)* Lymphomatoide Papulose. Exanthem aus braunen bis blaubraunen Knötchen

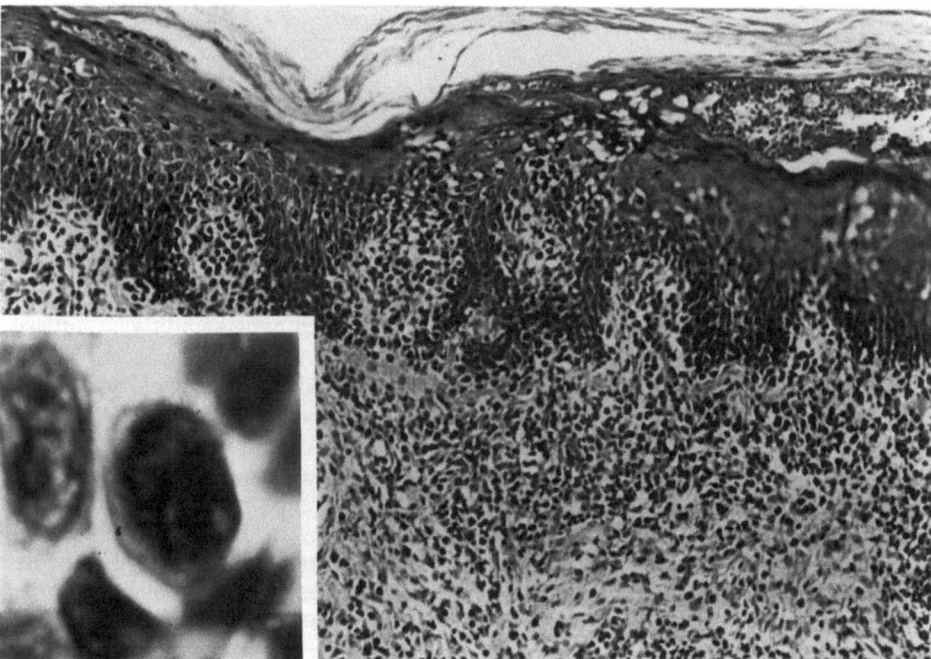

Abb. 4. Histologisches Bild einer M.f. im Stadium II. Dichtes koriales Infiltrat bestehend aus Rundzellen, Histiozyten, Leukozyten, Mastzellen und Sézary- bzw. M.f.-Zellen (Inset.). Intraepidermal ein Pautrier'scher Mikroabszess. HE, x 160. Inset x 1000

mutendes, polymorphes dermales Infiltrat gekennzeichnet ist. Die Abgrenzung der M.f. gegen die lymphomatoide Papulose [22] ist außerordentlich wichtig, da diese Erkrankung, obwohl ebenfalls zu den T-Zell-Lymphomen gehörend, ein biologisch völlig gutartiger Prozeß ist, der nicht mit eingreifenden Maßnahmen behandelt werden sollte [13].

Histologisch zeigt die M.f. im III. Stadium alle Charakteristika des II., jedoch in wesentlich stärkerer Ausprägung. Das Infiltrat reicht bis in die untere Dermis und oft bis in die Subkutis, nach oben zu strömt es in vermehrtem Maße in die Epidermis ein und führt bisweilen zu ihrer Zerstörung. Die M.f.-Zellen, die man häufiger als im zweiten Stadium findet, besitzen zum Teil einen sehr großen oder auch zwei Kerne und ähneln so den Paltauf-Sternberg- bzw. Hodgkin-Zellen. Die rein histologische Abgrenzung vom kutanen Morbus Hodgkin kann somit schwierig werden. Eine Vermehrung von Retikulumzellen schließlich kann die histologische Abgrenzung von anderen Non-Hodgkin-Lymphomen [2] erschweren.

Die Diagnose eines Stadiums IV und V der M.f. kann nur in Zusammenarbeit mit anderen Fachdisziplinen gestellt werden. An der I. Universitäts-Hautklinik in Wien hat sich ein Untersuchungsschema durchgesetzt, um ein Stadium IV oder V zu erkennen: Zusätzlich zu routinemäßig durchgeführten blutchemischen und immunologischen Untersuchungen, der Hautbiopsie und einer internen Routineuntersuchung werden Sternalpunktion, Lymphknoten-Scan, Lymphknotenbiopsie und Leberbiopsie durchgeführt. Von einer explorativen Laparotomie, die an manchen amerikanischen Zentren dem Patienten zugemutet wird, nehmen wir Abstand.

Zusammenfassung

In der vorliegenden Arbeit wird die geschichtliche Entwicklung der Mycosis fungoides – Forschung von der Erstbeschreibung durch Alibert bis zur Erkennung des Krankheitsbildes als T-Zell-Lymphom beschrieben.

Darüber hinaus wird ein Überblick über die klinische Diagnose und Differentialdiagnose sowie die histologischen Kriterien der Mycosis fungoides in den verschiedenen Stadien gegeben.

Summary

The present paper deals with the history of mycosis fungoides, from the initial description by Alibert to the recent recognition as T-cell-lymphoma.

The clinical diagnosis and differential diagnosis as well as the histologic criteria of mycosis fungoides in the different stages of the disease are discussed.

Literatur

1. Braun-Falco, O., Marghescu, S., Wolff, H.H.: Pagetoide Reticulose: Morbus Woringer-Kolopp. Hautarzt *24*, 11–21 (1973)
2. Burg, G., Kerl, H., Braun-Falco, O., Schmoeckel, Ch., Wolff, H.H., Kresbach, H.: Morphological and functional typing of lymphoma cutis. Broschüre, herausgegeben anläßlich des International Dermatopathology Symposion, München, 1978
3. Burg, G., Braun-Falco, O.: Qualitative und quantitative Aspekte der cellulären Reaktion in Haut und Blut bei Mycosis fungoides. Hautarzt *25*, 178–187 (1974)
4. Clendenning, W.E., Brecher, G., van Scott, E.J.: Mycosis fungoides. Relationship to malignant and cutaneous reticulosis and the Sézary syndrome. Arch. Dermatol. *89*, 785–792 (1964)
5. Crossen, P.E., Mellor, J.E.L., Finley, A.G., Ravich, R.B.M., Vincent, P.C., Gunz, F.W.: The Sézary syndrome. Cytogenetic studies and identification of the Sézary cell as an abnormal lymphocyte. Am. J. Med. *50*, 24–34 (1971)
6. Ding, J.C., Adams, P.B., Patison, M., Cooper, I.A.: Thymic origin of abnormal lymphoid cells in Sézary syndrome. Cancer *35*, 1325–1332 (1975)
7. Edelson, R.L., Brown, J.A., Grossmann, M., Hardy, M.A.: Anti-thymocyte globulin in treatment of T-cell lymphoma. Lancet *1977 I*, 249–250
8. Edelson, R.L., Kirkpatrick, C.H., Shevach, E.M., Schein, P.S., Smith, R.W., Green, I., Lutzner, M.: Preferential cutaneous infiltration by neoplastic thymus-derived lymphocytes. Morphological and functional studies. Ann. Intern. Med. *80*, 685–692 (1974)
9. Epstein, E.H., Levin, D.L., Croft, J.D., Lutzner, M.A.: Mycosis fungoides. Survival, prognostic features, response to therapy and autopsy findings. Medicine *15*, 61–72 (1972)
10. Farber, E.M., Zackheim, A.S., McClinton: Treatment of mycosis fungoides with various strengths of fluocinolone acetonide cream. Arch. Dermatol. *97*, 165–172 (1968)
11. Fuks, Z.Y., Bagshaw, M.A.: Total skin electron treatment of mycosis fungoides. Ther. Radiol. *100*, 145–150 (1971)
12. Gilchrest, B., Parrish, J.A., Tanenbaum, L., Haynes, H.A., Fitzpatrick, T.B.: Oral methoxsalen photochemotherapy of mycosis fungoides. Cancer *38*, 683–689 (1976)
13. Gschnait, F., Stingl, G.: Die lymphomatoide Papulose. Z. Hautkr. *52*, 663–667 (1977)
14. Hofmann, C., Burg, G., Plewig, G., Braun-Falco, O.: Photochemotherapie cutaner Lymphome. Orale und locale 8-MOP-UVA-Therapie. Dtsch. med. Wochenschr. *102*, 675–679 (1977)
15. Hoppe, R.T., Fuks, Z., Bagshaw, M.: The rationale for curative radiotherapy in mycosis fungoides. Int. J. Radiat. Oncol. Biol. Phys. *2*, 843–851 (1977)
16. Konrad, K., Gschnait, F., Hönigsmann, H., Wolff, K.: Photochemotherapie bei Mycosis fungoides. Hautarzt *28*, Suppl. II, 267–269 (1977)
17. Lever, W.B., Schaumburg-Lever, G.: Histopathology of the skin: Mycosis fungoides. 5th edition, p. 696–705, Philadelphia, Toronto: J. B. Lippincott (1977)
18. Levi, J.A., Wiernik, P.H.: Management of mycosis fungoides. Current status and future prospects. Medicine *54*, 73–88 (1975)
19. Lutzner, M., Edelson, R., Schein, P., Green, I., Kirkpatrick, Ch., Ahmet, A.: Cutaneous T-cell lymphomas: the Sézary syndrome, mycosis fungoides and related disorders. Ann. Intern. Med. *83*, 534–551 (1975)
20. Lutzner, M.A., Hobbs, J.W., Horvath, P.: Ultrastructure of abnormal cells in Sézary syndrome, mycosis fungoides and parapsoriasis en plaques. Arch. Dermatol. *103*, 375–386 (1971)
21. Lutzner, M.A., Jordan, H.W.: Ultrastructure of an abnormal cell in Sézary's syndrome. Blood *31*, 719–726 (1968)
22. Macaulay, W.L.: Lymphomatoid papulosis. A continuing self-healing eruption clinically benign, histologically malignant. Arch. Dermatol. *97*, 23–30 (1968)
23. Sézary, A., Bouvrain, Y.: Erythrodermie avec presence de cellules monstrueuses dans derme et sang circulant. Bull. Soc. Fr. Derm. Syph. *45*, 254–260 (1938)
24. van Scott, E.J., Kalmanson, J.D.: Complete remissions of mycosis fungoides lymphomata induced by topical nitrogen mustard (HN_2). Cancer *32*, 18–30 (1973)

Prof. Dr. J. Tappeiner
I. Univ.-Hautklinik
Alser Straße 4
A-1090 Wien

Das Sézary-Syndrom, Geschichte, Klinik und nosologische Bedeutung

H. Röckl, J. Metz, Würzburg

1938 stellten Sézary und Bouvrain auf der Sitzung der „Dermatologie et Syphiligraphie" ein Krankheitsbild bei einer 58jährigen Patientin vor, das sie als „Erythrodermie avec présence de cellules monstrueuses dans le derme et le sang circulant" apostrophierten. Einen Monat später, auf der Sitzung vom 10. März 1938 demonstrierten Sézary und Mitarbeiter eine weitere Beobachtung bei einer 69jährigen Patientin unter der Krankheitsbezeichnung „Paramykosis hémotrope". 1942 berichteten erneut Sézary und Mitarbeiter über einen weiteren Fall, den sie als „Réticulose érythrodermique avec réticulémie" vorstellten. In einer zusammenfassenden Betrachtung dieser drei eigenen Beobachtungen sowie des von Baccaredda 1939 unter der Bezeichnung „Reticulo-Histiocytosis cutanea hyperplastica benigna cum melanodermia" publizierten Falles bezeichnete Sézary [15] diese Erkrankung als „neue Retikulose der Haut".

In der Folgezeit wurde vor allem von anglo-amerikanischer Seite [3, 9, 14, 16] dieses Krankheitsbild weiter bearbeitet und als „Sézary-Syndrom" bzw. „Sézary-Reticulosis" herausgestellt. Im deutschsprachigen Schrifttum fand dieses Syndrom zunächst nur wenig Beachtung. Erst seit 1970, nach zwei kurz aufeinanderfolgenden Fallbeobachtungen durch Korting und Nürnberger [10] sowie durch Ebner, Kühbeck und Pietschmann [7], begann sich dieses dermato-hämatologische Syndrom auch im deutschen Sprachraum zu etablieren und gewann insbesondere unter Berücksichtigung neuerer elektronenmikroskopischer, immunzytochemischer und zytophotometrischer Befunde das zunehmende Interesse von Dermatologen und Hämatologen.

Klinisch läßt sich das Sézary-Syndrom durch die Symptomentetras exfoliierende Erythrodermie, extremer Juckreiz, generalisierte Lymphknotenschwellung und durch das bestehende leukämoide Blutbild mit atypischen lympho-monozytoiden Zellen leicht diagnostizieren. Geschlechts- und Altersverteilung zeigen eine Bevorzugung des weiblichen Geschlechtes zwischen dem 5. und 7. Dezennium [2]. Die Haut- und Schleimhautveränderungen beim Sézary-Syndrom umfassen neben der im Vordergrund stehenden Erythrodermie mit evtl. vorhandenen typischen „nappes claires" lichenifizierte und ödematös infiltrierte Herde – vor allem im Gesichtsbereich – sowie kutane Knoten und Papeln [3, 10]. Diagnostisch bedeutsam sind weiterhin Hyperpigmentierungen, trockene Palmar- und Plantarkeratosen, mitunter auch dystrophische Nagel- und Haarveränderungen (Alopezien), weniger häufig dagegen das Vorkommen von chronischer Blepharitis und Konjunktivitis, während die übrigen Schleimhäute in der Regel frei bleiben [3]. Die Erythrodermie wird nicht selten durch vorausgehende, meist sich über Jahre erstreckende, uncharakteristische ekzematöse oder psoriasiforme Hauterscheinungen eingeleitet (Tabelle 1).

Der nahezu obligat vorkommende Pruritus ist häufig

Tabelle 1. Haut- und Schleimhautveränderungen beim Sézary-Syndrom

1. Erythrodermie mit „nappes claires"
2. Lichenifikation
3. Oedematisierte Infiltrate (Facies leontina)
4. Kutane Papeln und Knoten
5. Hyperpigmentierung
6. Palmar- und Plantarkeratosen
7. Onychodystrophie
8. Alopezie
9. Blepharitis und Conjunctivitis
10. rezid. Pyodermien

erstes Symptom und zeichnet sich nicht nur durch seine schlechte therapeutische Beeinflußbarkeit, sondern vielmehr durch seinen brennenden Schmerzcharakter aus [15].

Beim Vollbild des Sézary-Syndroms findet sich immer eine generalisierte Lymphknotenschwellung, die sich allerdings erst im Verlauf der Erkrankung, also sekundär, ausbildet und in der Regel in der Leistenregion beginnt. Die Lymphome sind weder verbacken noch druckschmerzhaft und können Walnußgröße erreichen.

Die histologischen Veränderungen in der Haut sind nicht pathognomonisch. Es finden sich vorwiegend im oberen Korium lympho-histiozytäre Infiltrate mit zahlreichen atypischen mononukleären Zellen, die teils bandförmig, teils perivaskulär aber auch periadnexiell oder das ganze Korium durchsetzend angeordnet sind. Betont wird immer wieder die Infiltratmonomorphie, die jedoch nicht immer erhalten bleibt. Weiterhin finden sich häufig auch Unterschiede bezüglich der Beziehung von Infiltrat und Epidermis: Das Infiltrat kann von der Epidermis deutlich getrennt sein, sog. Retikulosetyp, oder es kann dicht an die Epidermis heranreichen, in diese eindringen und typische sog. Pautrier'sche Mikroabzesse bilden, wie es dem Bild einer Mykosis fungoides im Plaque-Stadium entspricht [3, 7, 8, 9, 13, 19]. Die histologische Untersuchung der vergrößerten hautnahen Lymphknoten zeigt in der Regel nur das unspezifische Bild einer dermatopathischen Lymphadenitis [7]. Es finden sich jedoch seit 1960 immer häufiger Berichte darüber, daß den Lymphknotenschwellungen ein malignes Lymphom zugrundeliege [1, 2, 3, 9, 17, 19]. Gelegentlich kann die Diagnose malignes Lymphom erst nach mehreren, zu verschiedenen Zeiten exzidierten Lymphknoten gestellt werden. In zwei von drei klassischen Fällen von Sézary-Syndrom unseres eigenen Krankengutes wurde ein malignes Lymphom ebenfalls erst nach der zweiten bzw. dritten im Abstand von 1 bis 2 Jahren durchgeführten Lymphknotenexzision diagnostiziert.

Das wichtigste diagnostische Kriterium für das Sézary-Syndrom ist allerdings der Nachweis atypischer mononukleärer Zellen im peripheren Blut bei einer

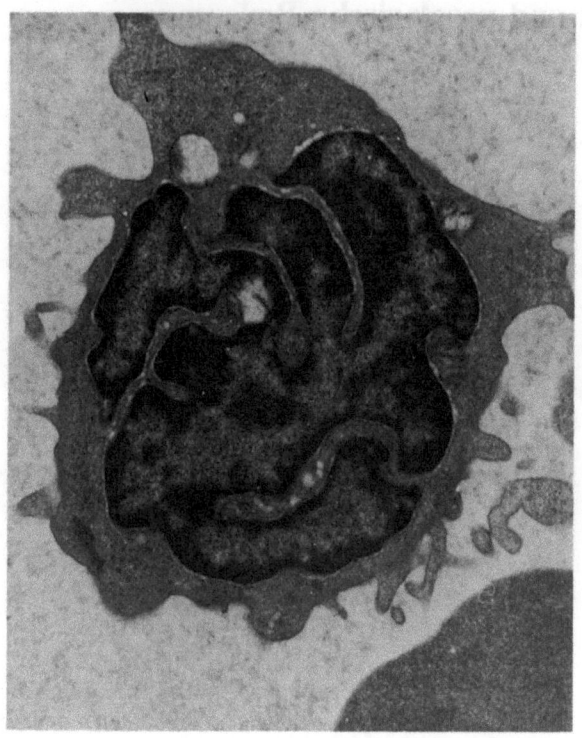

Abb. 1. Typische Sézary-Zelle im peripheren Blut bei Sézary-Syndrom. Elektronenmikroskopische Aufnahme. x 16 200

deutlich erhöhten Gesamtleukozytenzahl, die zwischen 10.000 und 60.000 (Extremvariante 240.000) variieren kann [2]. Die als Sézary-Zellen bezeichneten Zellelemente lassen sich folgendermaßen charakterisieren: Die Größe liegt zwischen 8 und 16µ im Durchmesser, also etwa zwischen kleinen Lymphozyten und Monozyten. Die Kernplasmarelation ist deutlich zugunsten des Kerns verschoben. Der Zytoplasmasaum ist hellblau, schmal und zeigt gelegentlich Vakuolen. Auffallend ist die Kernstruktur: Das Chromatin zeigt multiple Faltenbildungen und Einbuchtungen, so daß eine zerebriforme Struktur entsteht. Die bizarre zerebriforme Kernstruktur kann am besten im elektronenmikroskopischen Bild sichtbar gemacht werden (Abb. 1), wie

Tabelle 2. Vorkommen von Sézary-Zellen in kutanen und extrakutanen Zellinfiltraten

Mycosis fungoides (MF-Zelle = Sézary-Zelle)
Pagetoide Retikulose Woringer-Kolopp
Lymphomatoide Papulose
Basaliom
Solar-Keratosen
Psoriasis
Erythematodes
Vasculitis
Plasmocytom
Synovialflüssigkeit bei PCP
Nach mitogener Stimulation normaler Lymphozyten

Tabelle 3

Kasuistik: Pat.: F.K., ♂, 62 J.

Klin. Bild LK	Erythrodermie Palmar-Plantar-Keratosen bds. inguinal u. re. axillär. Pruritus		Gen. LK-Schwellung Hepato-Splenomegalie				Lungenbeteiligung Multiple bis tomatengroße Infiltrate ohne Einschmelzungstendenz		
Blutbild Leukozyten:	14500	21900	48200	23800	26000	48000	12500		
Atyp. lymphomonozytoide Zellen:	64%	54%	84%	77%	82%	79%	22%		
Sternalmarkausstrich	o.B.	Vereinzelt typ. große lymphomonozytoide Zellelemente	Vermehrung lymphomonozytoider Elemente	–	–	–	Vereinzelt Sézary-Zellen		Exitus
Lymphknotenexstirpation	–	Mit beginnender MF vereinbar	Zahlreiche Sézary-Zellen (Tupfpräp.)	–	–	––	Zahlreiche Sézary-Zellen (Tupfpräp.)		
Hautbiopsie	–	–	Zahlreiche Sézary-Zellen (Tupfpräp.) Pautriérsche Mikroabsz.	–	–		Zahlreiche Sézary-Zellen (Tupfpräp.)		
Diagnose	Generalisiertes Ekzem	Mykosis fungoides	Sézary-Syndrom						
Datum	27.1.70	5.5.70	23.11.70	12.1.71	27.1.71	6.4.71	7.2.72	16.2.72	26.5.72
			Endoxanbehandlung vom 8.12.70–8.1.71				Endoxan- u. Methotrexatbehandlung vom 25.2.–16.5.1972		

von Lutzner und Jordan (1968) erstmals beschrieben und in der Zwischenzeit von mehreren Autoren [7, 8, 11, 19, 20, 21, 24] bestätigt. Der gleiche Zelltyp läßt sich regelmäßig auch in den Hautinfiltraten sowie in den vergrößerten subkutanen Lymphknoten nachweisen. Das Vorkommen dieser Sézary-Zellen in den Hautinfiltraten ist jedoch für das Sézary-Syndrom nicht spezifisch. Dieselbe Zelle wird im zellulären Infiltrat bei Mykosis fungoides sowie bei anderen entzündlichen Prozessen gefunden (Tabelle 2).

Im peripheren Blut lassen sich die Sézary-Zellen in wechselnder Häufigkeit nachweisen. Die in der Literatur angegebenen Prozentzahlen schwanken zwischen 3 und 85 % [19]. Charakteristisch ist auch die erhebliche Schwankungsbreite der Sézary-Zellen bei ein und demselben Patienten, wie eigene Verlaufskontrollen ergaben (Tabelle 3). Nur in Einzelfällen wurden bisher auch typische Sézary-Zellen im Knochenmarkausstrich beschrieben, jedoch kommen diese dort im Vergleich zur Peripherie nur in geringer Zahl vor. In der Regel liegt eine Beteiligung des Markes weder im Früh- noch im Spätstadium vor. Mit einem Befall innerer Organe ist jedoch bei längerer Krankheitsdauer immer zu rechnen. In ca 50 % der Fälle entwickelt sich eine Hepatomegalie und in 12 % eine Splenomegalie. In der hier dargestellten Kasuistik kam es, wie auch in einer weiteren eigenen Beobachtung, nach mehrjährigem Verlauf zu einem massiven Befall von Leber und Milz sowie der Lungen, was schließlich zum Tode der Patienten führte (Tabelle 3).

Die nosologische Einordnung des Sézary-Syndroms ist eng mit der Frage nach der Natur der Sézary-Zelle verknüpft. Sézary selbst nahm einen histiozytären oder monozytären Ursprung der nach ihm benannten Zellelemente an [15]. Zytochemische Untersuchungen in den letzten Jahren ergaben jedoch [7, 10, 19], daß die Sézary-Zelle der lymphatischen Reihe zuzuordnen ist (Tabelle 4). Dafür sprechen das Unvermögen zur Phago-

Tabelle 4. Zytochemische Charakterisierung der Sézary-Zelle (mod. n. Löffler u. Mitarb., 1974)

	Normale Lymphozyten	Sézary-Zelle	Normale Monozyten
Phagozytose	0	0	+
Umwandlung in Makrophagen	0	0	++
Peroxidase	0	0	(+)
Naphthol-ASD-chlor-acetat-Esterase	0	0	(+)
PAS	+	+	(+)/+
ß-Glukuronidase	(+)	+	+
saure Phosphatase	(+)	(+)	++
α-Naphthylacetat-Esterase	(+)	(+)	++

zytose und zur Umwandlung in Makrophagen, die negativen Reaktionen auf Peroxidase und Naphthol-ASD-Chlorazetat-Esterase sowie die positive granuläre PAS-Reaktion. Gegenüber normalen Lymphozyten unterscheiden sie sich durch eine vermehrte Beta-Glukuronidase und saure Phosphatase. Darüber hinaus wurden aber auch Zellen beschrieben, die in ihrer Enzymausstattung (Alpha-Naphthylazetat-Esterase) eher den Monozyten entsprechen, so daß zwei verschiedene Zellpopulationen mit teils monozytoidem, teils lymphozytoidem Charakter als Sézary-Zellen angenommen wurden [7, 19].

Andererseits sprechen die in jüngster Zeit durchgeführten immunologischen und zytogenetischen Unter-

Tabelle 5. Zytogenetische und immunologische Charakterisierung der Sézary-Zelle

1. In vitro Stimulierbarkeit durch PHA und Con A
2. Fehlende Oberflächenrezeptoren für Globuline und C_3
3. Spontan-Rosettenbildung mit Schaferythrozyten
4. Zellyse durch Anti-T-Zell-Serum
5. Numerische und strukturelle Chromosomenanomalien?

suchungen dafür (Tabelle 5), daß die Sézary-Zelle sowohl in ihrer monozytoiden als auch lymphozytoiden Variante einen abnormen T-Zell-Lymphozyt darstellt, der nicht nur durch eine in-vitro-Stimulierbarkeit mit Phytohämagglutinin (PHA) und/oder Concanavalin A (CON A), sondern auch durch fehlende Oberflächen-Rezeptoren für Globuline und Komplement, die Fähigkeit zur spontanen Rosettenbildung mit Schaferythrozyten und durch eine Zellyse mit Anti-T-Zellserum charakterisiert ist [4, 12, 17, 20]. Im Gegensatz zu normalen Lymphozyten wurden an Lymphozytenkulturen von Sézary-Patienten auch überzählige Chromosomen sowie sog. Markerchromosomen, also strukturelle Aberrationen beschrieben [4, 6, 20]. Derartige Chromosomenabnormitäten werden jedoch von verschiedener Seite [13] auf eine vorausgegangene zytostatische Behandlung zurückgeführt und nicht als typisch oder spezifisch für das Sézary-Syndrom erachtet.

Auch die an Hautveränderungen beim Sézary-Syndrom durchgeführten immunzytologischen Untersuchungen bestätigen ebenfalls den T-Zell-Charakter des kutanen Zellinfiltrates [8, 12], was zur Aufstellung des Begriffes des kutanen T-Zell-Lymphoms führte [12, 20].

Trotz dieser zahlreichen Informationen über die Sézary-Zelle ist die alte Streitfrage, ob das Sézary-Syndrom ein eigenständiges, von der Mycosis fungoides abzutrennendes Krankheitsbild sei oder als erythrodermatische Variante der Mycosis fungoides aufzufassen ist, bis zum heutigen Tage ebensowenig eindeutig beantwortet wie die Frage nach der Malignität oder Benignität dieser Erkrankung. Sézary [15], später auch Montgomery [14] und Degos [11], betrachteten das Sézary-Syndrom als eine maligne Retikulose, die von der Mycosis fungoides abzutrennen sei.

Winkelmann [20, 21] kommt dagegen besonders unter Berücksichtigung der neueren Untersuchungsergebnisse zu dem Schluß, daß das Sézary-Syndrom eine primär benigne dermale lymphoproliferative T-Zell-abhängige Hypersensitivitätsreaktion vom Spättyp darstellt, die möglicherweise durch fortlaufende Antigenstimulation unterhalten wird und nur in seltenen Fällen sekundär in ein malignes Lymphom übergehen kann.

Von den meisten Autoren [2, 3, 8, 13, 16] wird heute allerdings das Sézary-Syndrom als erythrodermatische Variante der Mycosis fungoides aufgefaßt und nosologisch unter die T-Zell-Typen der Non-Hodgkin-Lymphome eingereiht.

Die Prognose des Sézary-Syndroms ist ungünstig. Die Mehrzahl der Patienten stirbt innerhalb der ersten fünf Jahre. Zu Beginn der Erkrankung können Teilremissionen durch lokale Applikation Kortison-haltiger Externa erreicht werden, im fortgeschrittenen Stadium mit evtl. Befall innerer Organe ist jedoch eine zytostatische interne Behandlung sicher unumgänglich. Inwieweit die frühzeitige Anwendung der PUVA-Therapie, analog den entsprechenden ermutigenden Berichten bei der Mycosis fungoides, den Krankheitsverlauf günstig beeinflussen kann, wird die Zukunft erweisen.

Zusammenfassung

Die klinischen, histologischen und elektronenmikroskopischen Befunde des Sézary-Syndroms werden dargestellt. Wichtigstes diagnostisches Kriterium ist der Nachweis der als Sézary-Zellen bezeichneten atypischen mononukleären Zellen im peripheren Blutbild bei deutlich erhöhter Gesamtleukozytenzahl.

Zytochemische und immunzytochemische Untersuchungen an Sézary-Zellen des peripheren Blutes sowie im kutanen Zellinfiltrat ergaben, daß es sich bei der Sézary-Zelle um einen T-Lymphozyten handelt. Im Gegensatz zur historischen Auffassung einer „neuen Hautretikulose", die bis in die fünfziger Jahre vertreten wurde, wird heute das Sézary-Syndrom von den meisten Autoren nosologisch als erythrodermatische Variante der Mycosis fungoides mit leukämoidem Blutbild aufgefaßt und unter die T-Zell-Typen der Non-Hodgkin-Lymphome mit niedrigem Malignitätsgrad eingereiht.

Summary

The clinical, histological and electronmicroscopical findings of the Sézary-syndrome are presented. The most important diagnostic criterion is the appearance of the so-called Sézary-cell, an atypical mononuclear cell, in the peripheral blood associated with an increased count of leucocytes.

Cytochemical and immunocytochemical investigations of the Sézary-cell of the peripheral blood as well as of the cell-infiltrates of the involved skin lesions revealed that the Sézary-cell represents a T-lymphocyte. In contrast to the historical concept of a "new reticulosis of the skin", which was stressed till the fifties, today the Sézary-syndrome is interpreted by most authors as an erythrodermic variant of mycosis fungoides with a leukemoid blood-reaction, belonging to the low-grade-Non-Hodgkin-Lymphomas.

Literatur

1. Bosman, F. T., van Vloten, W. A.: Sézary's syndrome: A cytogenetic, cytophotometric and autoradiographic study. J. Pathol. *118*, 49 (1976)
2. Brehmer-Andersson, E.: Mycosis fungoides and its relation to S zary's syndrome, lymphomatoid papulosis and primary cutaneous Hodgkin's disease. A clinical, histopathologic and cytological study of fourteen cases and a critical review of the literature. Acta Derm.-Venereol., [Suppl.] 75 (1976)
3. Clendenning, W. E., Brecher, G., van Scott, E. J.: Mycosis fungoides. Arch. Dermatol. *89*, 785 (1964)
4. Crossen, P. E., Mellor. J. E. L., Finly, A. G., Ravich, R. B. M., Vincent, P. C., Gunz, F. W.: The Sézary's syndrome. Cytogenetic studies and indentification of the Sézary cell as an abnormal lymphocyte. Am. J. Med. *50*, 24 (1971)
5. Degos, R., Ossipovski, B., Civatte, J., Touraine, B.: Réticuloses cutanées. Ann. Dermatol. Syphiligr. *84*, 125 (1957)
6. Dewald, G., Spurbeck, J. L., Vitek, H. A.: Chromosomes in a patient with Sézary syndrome. Mayo Clin. Proc. *49*, 553 (1974)
7. Ebner, H., Kühböck, J., Pietschmann, H.: Das Sézary-Syndrom. Dermatologica *141*, 257 (1970)
8. Edelson, R. L., Lutzner, M. A., Kirkpatrick, Ch., Shevach, E. M., Green, I.: Morphologic and functional properties of the atypical T lymphocytes of the Sézary syndrome. Mayo Clin. Proc. *49*, 558 (1974)
9. Fleischmajer, R., Eisenberg, S.: Sézary's reticulosis. Arch. Dermatol. *89*, 70 (1964)
10. Korting, G. W., Nürnberger, F.: Sézary Syndrom. Hautarzt *21*, 178 (1970)
11. Lutzner, M. A., Edelson, R. L., Knutsen, T.: Cytogenetic studies and clinical implications in patients with Sézary syndrome. Cancer, *38*, 361 (1976)
12. Lutzner, M. A., Edelson, R. L., Schein, P., Green, I., Kirkpatrick, Ch., Ahmed, A.: Cutaneous T-cell lymphomas: The Sézary syndrome, mycosis fungoides and related disorders. Ann. Intern. Med. *83*, 534 (1975)
13. Maier, C., Fierz, W., Goor, W., Ott, F., Pedio, G., Rüttner, J. R., Schmid, W.: Das Sézary-Syndrom. Schweiz Med. Wochenschr. *106*, 1593 (1976)
14. Montgomery, H., Winkelmann, R. K.: Histopathologic and hematologic changes in malignant lymphoma and reticuloses. In: XII Congr. Internat. Derm., Vol. II, p. 707. Berlin, Heidelberg, New York: Springer 1968
15. Sézary, A.: Une nouvelle réticulose cutanée. La réticulose maligne leucemique a histio-monocytes monstrueux à forme d'erythrodermie roedémateuse et pigmentée. Ann. Dermatol. Syphiligr. (Paris) *9*, 5 (1949)
16. Tedeschi, L. G.: Sézary syndrome. Arch. Dermatol. *92*, 257 (1965)
17. Thivolet, J.: The immunological identification of the Sézary cell. Br. J. Dermatol. *91*, 597 (1974)
18. Umbert, P., Belcher, R.W., Winkelmann, R. K.: Macrophage inhibitor factor (MIF) in cutaneous lymphoproliferative diseases. Br. J. Dermatol. *95*, 475 (1976)
19. Weber, K., Burg, G., Wolff, H. H., Braun-Falco, O., Ehlers, G.: Sézary-Syndrom. Ein Bericht anhand eines Falles. Hautarzt *26*, 255 (1975)
20. Winkelmann, R. K.: T cell erythroderma. (Sézary syndrome). Arch. Dermatol *108*, 205 (1973)
21. Winkelmann, R. K., Perry, H. O., Muller, S. A., Schroeter, A. L. Jordan, R. E., Rogers, R. S.: Treatment of Sézary syndrome. Mayo Clin. Proc. *49*, 590 (1974)
22. Wózniak, L., Karasek, M., Hochlingier, H.: Ultrastruktur der Hautinfiltrate in Frühstadien der Retikulodermie. Dermatol. Wochenschr. *160*, 546 (1974)
23. Yeckley, J. A., Weston, W. L., Thorne, E. G., Krueger, G. G.: Production of Sézary like cells from normal human lymphozytes. Arch. Dermatol. *111*, 29 (1975)
24. Zucker-Franklin, D.: Properties of the Sézary lymphoid cell. Mayo Clin. Proc. *49*, 567 (1974)

Prof. Dr. H. Röckl
Dermatologische Klinik und Poliklinik
der Univ. Würzburg
Josef-Schneider-Straße 2
D-8700 Würzburg

Die pagedtoide Retikulose – ein T-Zell-Lymphom?*

Ch. Schmoeckel, O. Braun-Falco, G. Burg, München

Im Jahre 1939 wurde von den französischen Dermatologen Woringer und Kolopp ein ungewöhnlicher Fall beschrieben: Bei einem 13jährigen Jungen hatte sich innerhalb von 6 Jahren am linken Unterarm eine Läsion gebildet, die histologisch durch ein außergewöhnlich starkes epidermotropes Infiltrat gekennzeichnet war [9]. Schon zuvor im Jahre 1931 wurde von Ketron und Goodman ein ebenso ungewöhnlich starker Epidermotropismus bei einem Patienten beobachtet, dessen Krankheitsbild sonst einer Mycosis fungoides zu entsprechen schien [5]. In den darauffolgenden Jahrzehnten erschienen verschiedene Publikationen mit ähnlichen Fällen, teils als Morbus Woringer-Kolopp bezeichnet, oder aber, von Braun-Falco, Marghescu und Wolff [2], als pagetoide Retikulose wegen des klinischen Bildes einer Retikulose mit dem histologischen pagetoiden Aspekt. Mittlerweile sind 17 Fälle bekannt geworden, die jedoch nicht einheitlich sind; im Gegenteil, es bestehen größere Unterschiede.

Klinisch sind zwei Varianten zu unterscheiden. Die eine mit einer umschriebenen Läsion und relativ langem Verlauf, *Typ Woringer-Kolopp* [1, 2, 6, 8, 9], und die andere mit disseminierten Hautläsionen und oft kürzerem Verlauf mit letalem Ausgang, *Typ Ketron-Goodman* [3, 5, 7], die klinisch an eine Mycosis fungoides erinnert.

Auf einer anderen Ebene liegt die ätiologische und kausalpathogenetische Deutung: Die meisten Autoren sind der Ansicht, daß es sich wohl um eine besondere Variante eines T-Zell-Lymphoms handelt [3, 6, 8]. Die Meinung begründet sich auf dem histologisch gegebenen Epidermotropismus und auf dem ultrastrukturellen Nachweis von Zellen mit zerebriformen Kernen, den sogenannten Lutzner-(Sézary-) Zellen. Die häufigen größeren Infiltratzellen in der Epidermis wurden von Medenica und Lorincz als stimulierte Lymphozyten gedeutet [6]. Vor kurzem griffen nun französische Autoren [7] eine alte Theorie auf, daß die Merkel-Zelle ursächlich als Ausgangspunkt zu sehen sei. Elektronenmikroskopisch wurden entsprechende, möglicherweise spezifische Granula in den Infiltratzellen der Epidermis nachgewiesen.

Es ist daher festzustellen, daß die bisher beschriebenen Fälle keine klare Einheit bilden, möglicherweise aber zwei Varianten erkennen lassen. Als der einzig konstante gemeinsame Nenner ist jedoch jeweils der histologische Nachweis eines zellulären epidermotropen Infiltrates zu sehen.

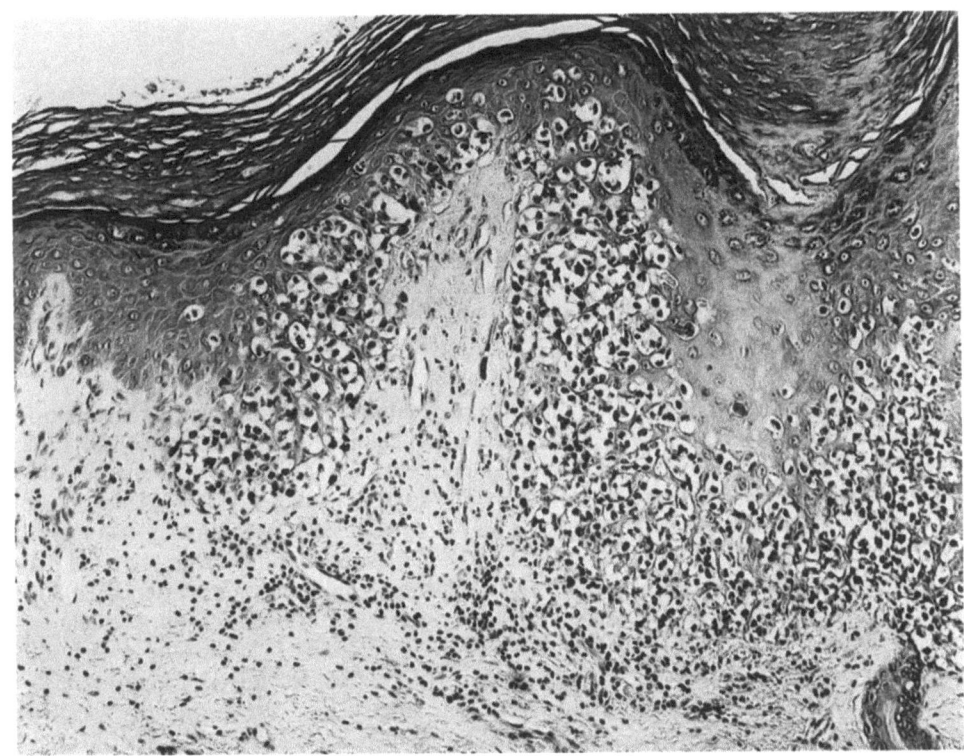

Abb. 1. Pagetoide Retikulose, Fall 1, Randbereich. Infiltration von Paget-artigen Zellen vorwiegend in den unteren Schichten der Epidermis, die größer als die Rundzellen im oberen Korium erscheinen. HE, x 170

* Unterstützt mit Mitteln der Deutschen Forschungsgemeinschaft

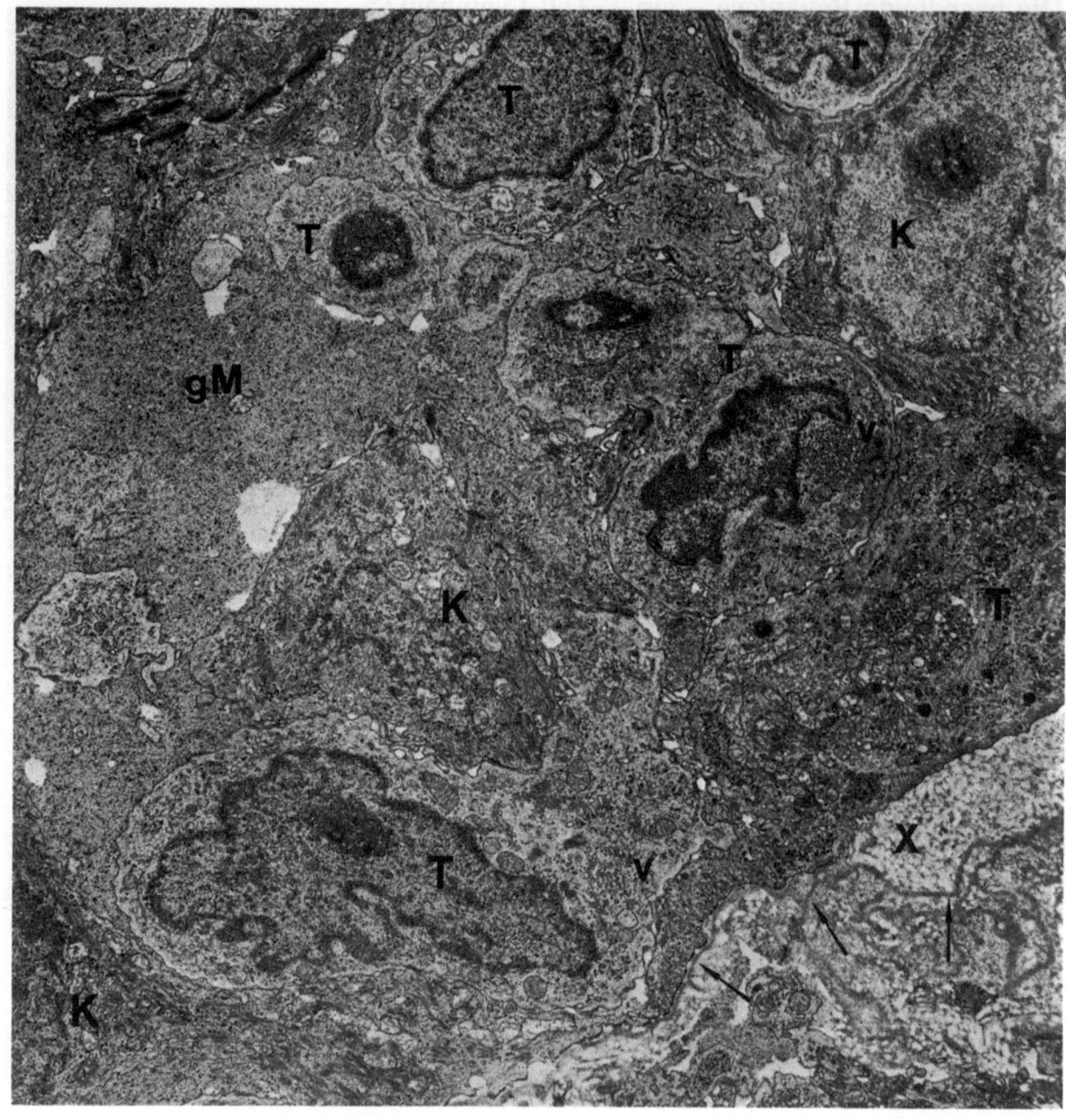

Abb. 2. Pagetoide Retikulose, Fall 2. In der unteren Epidermis zwischen den Keratinozyten (K) zahlreiche Tumorzellen (T) unterschiedlicher Größe mit ausgeprägtem Zytoplasma, das neben Mitochondrien und freien Ribosomen viele Vesikeln(v) aufweist, Interzellulär auffallend granuläres Material (gM), möglicherweise zytoplasmatische Bestandteile nekrotischer Tumorzellen. Bemerkenswert ist die sich im Bereich der Tumorzellen (X) abhebende Basallamina (→). x 8800

Als Kuriosum sei erwähnt, daß diese Erkrankung, vom Typ Ketron-Goodmann, kürzlich auch in einer kanadischen veterinär-medizinischen Klink bei einem Hund beobachtet wurde [4]. Die histologischen Präparate, die uns freundlicherweise zur Verfügung gestellt wurden, sind charakteristisch: Zwei Punkte sind hier bemerkenswert, die auch bei den meisten humanen Fällen beobachtet wurden und für ein normales epidermotropes T-Zell-Lymphom wie die Mycosis fungoides ungewöhnlich sind: erstens, daß trotz eines starken Infiltrates in der Epidermis ein entsprechend starkes Infiltrat im oberen Korium fehlt. Zweitens, daß Mitosen der Infiltratzellen in der Epidermis manchmal häufig sind. Diese Befunde sprechen dafür, daß die Infiltratzellen sich an Ort und Stelle in der Epidermis zu vermehren scheinen, daß es sich also um eine primär epidermale Neoplasie handeln könnte. Aber mehr läßt sich nicht sagen, da weitere und vor allem elektronenmikroskopische Untersuchungen nicht vorliegen. Dies trifft auch für mehrere Veröffentlichungen von pagetoider Retikulose zu, so daß in diesen Fällen keine sichere Aussage zur Ätiologie gemacht werden kann.

Als Beispiel für dieses Krankheitsbild seien die beiden in der Münchner Klinik diagnostizierten Fälle dargestellt, beide vom Typ Woringer-Kolopp. Bei dem ersten, bereits 1973 publiziert [1], handelte es sich um einen Herd am Fuß eines 58jährigen Mannes. Die Läsion wuchs sehr langsam, und alle therapeutischen Versuche führten letztlich zu keinem Erfolg. Der histologische Befund ist typisch, und auch das entzündliche Infiltrat im oberen Korium war zunächst nur gering ausgeprägt. Bemerkenswert ist vor allem die Randpartie einer Läsion (Abb. 1) mit relativ großen, z.T. einzeln stehenden, Paget-artigen Zellen vorwiegend in den un-

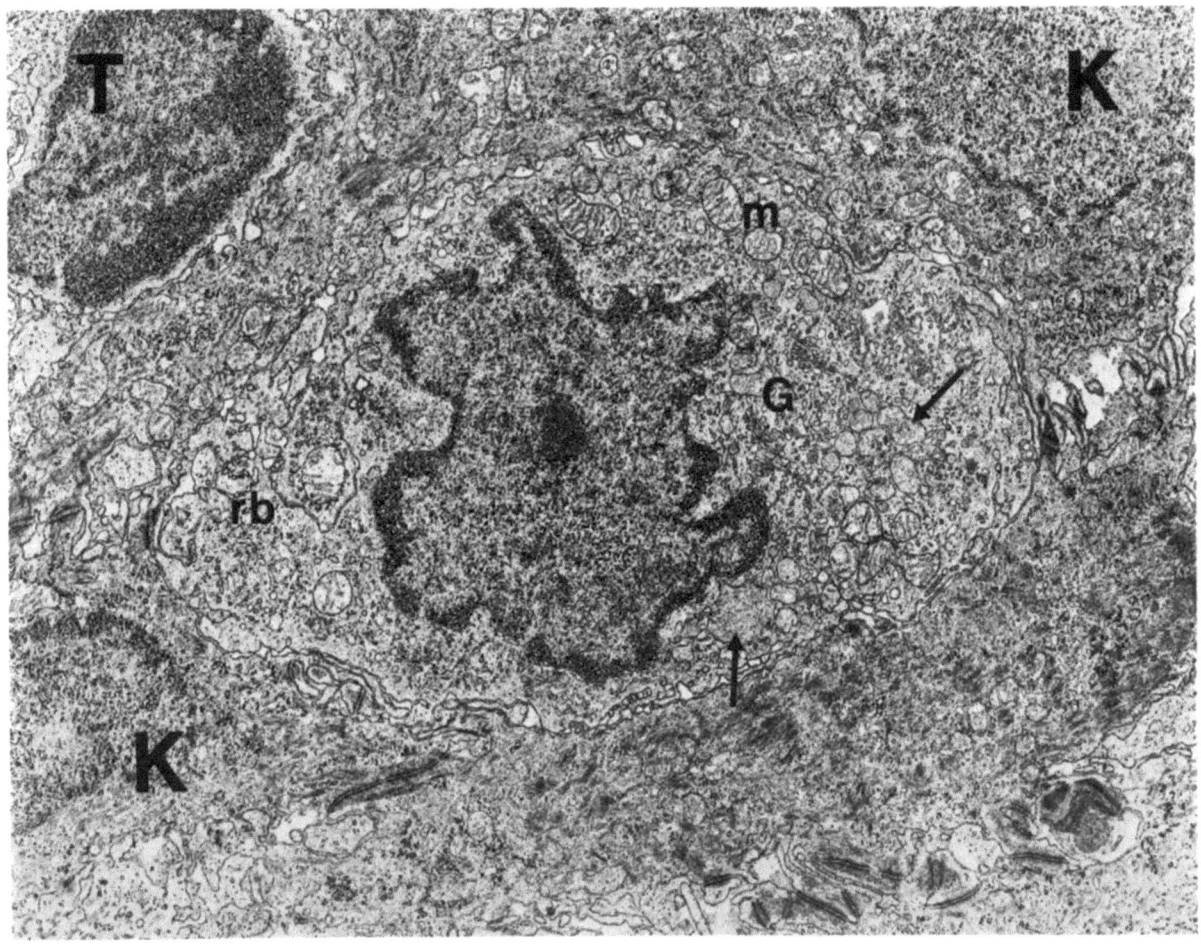

Abb. 3. Pagetoide Retikulose, Fall 2. Charakteristische Tumorzelle mit ausgeprägtem Zytoplasma ohne definierte Differenzierungsmerkmale: Es finden sich neben Mitochondrien (m) und meist freien Ribosomen (rb) Golgi-Komplexe (G), Vesikeln (v) und einzelne Vakuolen (→) mit fein-granulärem Inhalt. In der Umgebung Keratinozyten (K) und eine weitere Tumorzelle (T), bei der es sich wegen des schmalen Zytoplasmasaumes jedoch auch um einen Lymphozyten handeln könnte. x 12000

teren Schichten der Epidermis. Das zelluläre Infiltrat im oberen Korium ist gering und besteht vermutlich überwiegend aus Lymphozyten, die deutlich kleiner als die Infiltratzellen in der Epidermis sind. Elektronenmikroskopisch finden sich relativ undifferenzierte größere Zellen in der Epidermis: Die Kerne sind häufig lobuliert, jedoch nicht derart wie bei typischen Lutzner-Zellen, und das Zytoplasma zeigt keine typischen Organellen. Zwar sind auch Zellen mit zerebriformen Kernen zu beobachten, oft finden sich hier aber dystrophische Veränderungen.

Die Frage ist nun, ob es sich hier wirklich um ein T-Zell-Lymphom handelt. Zellen mit zerebriformen Kernen, die deswegen nicht unbedingt lymphoider Natur sind, wie sie gelegentlich gern als Beweis angeführt werden, beweisen streng genommen nicht viel, da Lutzner-Zellen keineswegs nur bei T-Zell-Lymphomen auftreten. Zwar konnten mittels Immunfluoreszenz und Rosettentests im Homogenat von Infiltratzellen auch T-Zellen nachgewiesen werden. Ob jedoch die wirklichen Tumorzellen in der Epidermis T-Zell-Membraneigenschaften besitzen, wäre nur immunelektronenmikroskopisch zu klären – eine relativ aufwendige Methode, die damals nicht durchgeführt werden konnte.

Bei dem zweiten Fall [2] handelt es sich um eine Läsion am rechten Unterarm einer 41jährigen Frau. Histologisch auffällig war ein zelluläres Infiltrat nicht nur in der Epidermis, sondern auch im oberen Korium, ein Befund der für ein T-Zell-Lymphom zu sprechen scheint. Elektronenmikroskopisch fanden sich in der Epidermis kleinere undifferenzierte lymphozytoide Zellen, daneben aber, und zahlreicher noch, größere Zellen (Abb. 2 und 3) mit sehr vielen Organellen im Zytoplasma. Häufig überwiegen hier freie Ribosomen in einem Maße, daß es sich nur um plasmozytoide Zellen handeln könnte, falls sie wirklich lymphoider Natur sind, was zweifelhaft ist. Im Zytoplasma fanden sich gelegentlich auch zusätzlich kleine dunkle Granula von ca. 200 nm Durchmesser, so daß sich die Frage stellt, ob es sich hier um Makrophagen mit Lysosomen handelt. Diese Granula entsprechen morphologisch aber auch ungefähr denen, wie sie von den französischen Autoren beobachtet wurden [4], so daß mit Einschränkung auch ein Merkel-Zell-Tumor diskutiert werden könnte. Mit einem echten T-Zell-Lymphom lassen sich diese morphologischen Befunde jedoch nur schwer vereinbaren.

Zusammenfassend läßt sich feststellen, daß die Ätiologie der pagetoiden Retikulose heute weiterhin ungeklärt ist. Als ein typisches T-Zell-Lymphom kann sie zumindest nicht angesehen werden. Es wäre erforderlich und nützlich, wenn weitere Fälle zur Beobachtung kämen und mit weiterführenden Methoden untersucht würden.

Zusammenfassung

Aufgrund von 17 beobachteten Fällen von pagetoider Retikulose lassen sich zwei Varianten unterscheiden: Der Typ Woringer-Kolopp mit einer umschriebenen Läsion und längerem Verlauf und der Typ Ketron-Goodman mit disseminierten Hauterscheinungen und meist kürzerem Verlauf. Charakteristisch ist ein starkes epidermotropes zelluläres Infiltrat bei nur mäßiger Zellvermehrung im oberen Korium. Ätiologie und Pathogenese sind ungeklärt. Meist wurden relativ große und undifferenzierte Zellen in der Epidermis beobachtet; einige Befunde sind mit einem typischen T-Zell-Lyphom nicht vereinbar.

Summary

17 cases of pagetoid reticulosis have been studied so far. Two variants can be differentiated: The Woringer-Kolopp type with a localized lesion of long duration and the Ketron-Goodman type with disseminated lesions of short duration. A common feature is the strong epidermotropic cellular infiltrate whereas cells in the upper dermis are only moderately increased. Etiology and pathogenesis remain unknown. In most cases relatively large and undifferentiated cells were seen in the epidermis; some findings are not congruent with a typical T-cell lymphoma.

Für ausgezeichnete selbsttätige Assistenz sei Frl. V. Kügler gedankt.

Literatur

1. Braun-Falco, O., Marghescu, S., Wolff, H. H.: Pagetoide Retikulose (M. Woringer-Kolopp). Hautarzt 24, 11-21 (1973)
2. Braun-Falco, O., Schmoeckel, C., Ryckmann, F., Burg, G.: Pagetoid reticulosis: a further case report with a review of the literature. In preparation
3. Deereef, H., Holvoet, C., van Vloten, W. A., et al.: Woringer-Kolopp disease (an epidermotropic variant of mycosis fungoides). Cancer 38, 2154-2165 (1976)
4. Johnson, J. A.: Persönliche Mitteilung
5. Ketron, L. W., Goodman, M. H.: Multiple lesions of the skin apparently of epithelial origin resembling clinically mycosis fungoides. Arch. Dermatol. Syph. 24, 758-777 (1931)
6. Medenica, M., Lorincz, A. L.: Pagetoid reticulosis (Woringer-Kolopp disease). Arch. Dermatol. 114, 262-268 (1978)
7. Revuz, J., Pouget, F., Allegret, A., et al.: La „réticulose pagétoide" de Woringer et Kolopp (une maladie de la cellule de Merkel). Ann. Dermatol. Vénéréol. (Paris) 104, 312-320 (1977)
8. Toribio, J., Quindonds, P. A., Vigil, T. R.: Woringer-Kolopp disease (pagetoid reticulosis). Dermatologica 156, 283-291 (1978)
9. Woringer, F., Kolopp, P.: Lésion érythémateuse polycyclique de l'avant-bras évoluant depuis 6 ans chez un garconnet de 13 ans. Histologiquement, infiltrat intraépidermique d'apparence tumorale. Ann. Dermatol. Vénéréol. (Paris) 10, 945-958 (1939)

Dr. Chr. Schmoeckel
Dermatologische Klinik
und Poliklinik der Univ. München
Frauenlobstr. 9
D-8000 München 2

Burkitt-Lymphom

Th. Nasemann, Hamburg

Das Burkitt-Lymphom kommt bevorzugt bei farbigen Kindern in Zentralafrika vor und kann als eine besondere klinische Verlaufsform eines **Lymphosarkoms** mit multifokalem Befall vor allem der Gesichtsknochen, in erster Linie der Mandibula, des Abdomens, der Ovarien und des Zentralnervensystems aufgefaßt werden. Außerdem kommt es zu unterschiedlich starkem Mitbefall der Lymphknoten. In den letzten Jahren konnte gesichert werden, daß der von Burkitt beschriebene Tumor virusinduziert ist, und zwar durch das Epstein-Barr-Virus, das mikrobiologisch und virusmorphologisch in die Herpes-Gruppe und somit zu den DNS-haltigen Virusarten gehört. Das Burkitt-Lymphom wird nicht nur im zentralen Hochland Äquatorialafrikas, sondern ebenfalls in Neu-Guinea und in Südamerika, selten auch hier in Europa und in den USA beobachtet. Durch das gleiche Virus entsteht das im Süden Chinas endemische, in unseren Breiten nur ganz sporadisch auftretende anaplastische Nasopharynxkarzinom, das auch als „Schmincke'sches Lymphoepitheliom" bezeichnet wird. Die merkwürdige geographische Verbreitung dürfte eine Erklärung in der Existenz besonderer Kofaktoren finden. Häufung der Tumoren wird dort registriert, wo auch die Malaria holoendemisch auftritt. Auch Tierversuche weisen auf einen möglichen Zusammenhang mit der Malaria hin. Andererseits ist das Epstein-Barr-Virus (EBV) weltweit verbreitet und wird heute allgemein als Erreger einer im allgemeinen nicht maligne verlaufenden Krankheit, der Mononucleosis infectiosa, angesehen. Nach einer Hypothese von G. de Thé aus Lyon soll eine Mononucleosis-Infektion kurz nach der Geburt das Risiko des Auftretens einer späteren Lymphomerkrankung erhöhen. Mit anderen Worten: Eine ungewöhnlich lange andauernde neonatale EBV-Infektion wird als Kofaktor des späteren Lymphoms aufgefaßt. Bei der Mononucleose bzw. dem lymphämoiden Drüsenfieber von Pfeiffer kommt es fast immer zu einer Leberbeteiligung mit lymphomononukleären Infiltraten im periportalen Raum, öfter zum Ikterus und immer zu Lymphknotenschwellungen. Heterophile Antikörper in der Paul-Bunnell-Reaktion müssen mindestens einen Titer von 1:128 aufweisen. Die Wassermann'sche Reaktion kann unspezifisch positiv sein. Vor allem bei älteren Patienten kann die Differentialdiagnose gegenüber der lymphatischen Leukämie und dem Morbus Hodgkin durchaus schwierig sein. Die Inkubationszeit der Mononucleose beträgt 7 bis 8 Tage. Die Latenzzeit bis zum eventuellen Auftreten eines Lymphoms ist nicht streng normiert.

Die Virologie des EBV, bearbeitet von Epstein, Barr, Schmincke, Regaud, de Thé und Zur Hausen (1973-1978), wird immer aufschlußreicher. Die EBV – genomtragenden Zellen sind transformiert. Sie verhalten sich nicht mehr wie „normale", gesunde Zellen. In der Gewebekultur proliferieren sie ständig. Sie sind „immortalisiert" und können sich zu Tumoren auswachsen, wenn sie auf thymuslose Nacktmäuse transplantiert werden. In dieser Weise transformierte Zellen produzieren in der Regel keine Viruselemtarkörper. Die viralen Genome sind in ihrer Funktion stark reprimiert und persistieren in der Zelle, ohne wesentliche Schritte zur Virusvermehrung einzuleiten. Andererseits führen sie jedoch grundsätzlich zur Expression eines nukleären Antigens, heute als EBNA (= *E*pstein – *B*arr – Virus – spezifisches *n*ukleäres *A*ntigen) bezeichnet, das mit der antikomplementären Immunfluoreszenztechnik dargestellt werden kann.

Soweit die theoretischen Grundlagen, die bis dato bekannt sind. Im folgenden soll **zwei Fragen** Aufmerksamkeit geschenkt werden:
1. Gibt es echte Fälle von Burkitt-Lymphom bei Nichtfarbigen in USA und Europa? – und
2. sind solche im Hinblick auf die bisher kaum beachteten und daher auch kaum beschriebenen **Hautinfiltrate** für den Dermatologen von Interesse?

Anhand einer Patientin aus der Frankfurter Klinik ging mein früherer Mitarbeiter Th. Rogge diesem Problem nach. In Kürze sollen die wichtigsten Daten besprochen werden.

Es handelte sich um ein 19 Jahre altes Mädchen, das 1974 stationär behandelt wurde. Es hatte an Gewicht verloren, schien deutlich vorgealtert zu sein und wies einen pflaumengroßen indolenten, nicht verschieblichen Lymphknoten unter der Mandibula rechts auf, dazu eine nodöse Struma, einen beiderseitigen Exophthalmus, eine Abduzensparese links sowie ebenfalls schmerzlose Schwellungen der inguinalen und axillären Lymphknoten. Bald nach der Aufnahme entwickelte sich ein Querschnittssyndrom in Höhe von Th 5 – 6. Wegen der Grunderkrankung mußte eine Schwangerschaft in der 11. Woche abgebrochen werden.

Im Bereich der **Haut** wies die Patientin disseminierte linsen- bis münzengroße, unregelmäßig und unscharf begrenzte, leicht infiltrierte, teils zart rötlich tingierte, teils kupferrote Läsionen auf, die zum Teil mit braunpigmentierten Randsäumen und einer feinen krausenartigen Hautschuppung versehen waren. Einige Plaques waren zentral exkoriiert.

Von den Laborwerten sind nur die Lymphozytenzahlen erwähnenswert, die zwischen 12000 und 14000 schwankten. Der Knochenmarksbefund wies lediglich Zeichen eines Eisenmangels auf. Leider ging das Blutserum zum Nachweis der Epstein-Barr-Antikörper verloren. Unter Endoxanbehandlung kam es anfangs zu einer eindrucksvollen Besserung. Der große Lymphknotentumor unter der rechten Mandibula schmolz fast völlig ein und der Exophthalmus bildete sich zurück, nicht jedoch die Hautinfiltration. Bald darauf wurde die Patientin zunehmend kachektisch, somnolent und verstarb unter dem Bild einer zentralen Hirnsymptomatik.

Die Sektion zeigte außer den vergrößerten Lymphknoten nur lymphoide Infiltrate der Meningen. Histologisch wiesen die **Lymphknoten** Infiltrate aus lymphoiden Tumorzellen und Makrophagen auf. Erstere besaßen runde bis ovale, chromatindichte, relativ strukturarme Kerne mit einem oder mehreren Kernkörperchen. Die Zytoplasmasäume waren schmal, Mitosen vorhanden. Makrophagen waren in das lymphoide Infiltrat eingestreut, so daß ein Sternenhimmel – ähnliches Bild imponierte. Aus diesem Befund diagnostizierte Prof. Lapp vom Pathologischen Institut der Universität Frankfurt ein **Burkitt-Lymphom**.

Weniger spezifisch war das Bild der **Hautinfiltrate** – ähnlich wie dies bei den meisten Patienten mit Morbus Hodgkin der Fall ist. Unsere Diagnose lautete daher auch zunächst so. Vorwiegend im oberen und mittleren Korium sah man perivaskulär orientierte Infiltrate, die an einigen Stellen granulomatösen Charakter besaßen. Sie waren aufgebaut aus Lymphozyten, unterschiedlich reifen Histiozyten und zahlreichen Retikulumzellen. Zum Teil waren die auch bandförmig imponierenden Infiltrate bunt zusammengesetzt, und zwar durch Beteiligung von neutro- und eosinophilen Granulozyten, Plasma- und Mastzellen. Deutlich war eine Zellpolymorphie ausgeprägt. Vereinzelt fanden sich Mitosen. Nur mäßig stark waren Gitterfasern vorhanden. Das Gesamtbild entsprach einer retikulären Reaktion bzw. einer reaktiven Retikulose.

Fassen wir zusammen: Klinisch könnten folgende Daten für ein Burkitt-Lymphom sprechen:
a) das Alter der Patientin (19 Jahre),
b) die Lymphome submandibulär, axillär und im Inguinum,
c) die ZNS-Beteiligung,
d) der aleukämische Verlauf und das unauffällige Knochenmark,
e) das Einschmelzen der Lymphome unter Endoxan-Gabe und
f) die charakteristische Lymphknotenhistologie.

O'Conor und Mitarbeiter haben 1965 bei Weißen in den USA Burkitt-Lymphome beschrieben, die unserer Beobachtung gut entsprechen. Das Burkitt-Lymphom und das Chorionepitheliom dürften bisher wohl die einzigen in Einzelfällen durch Zytostatika heilbaren Malignome des Menschen sein. Leider ist unser Casus durch den nicht erbrachten serologischen Antikörpernachweis nicht absolut sicher bewiesen. Er soll aber dazu anregen, daß nach analogen Vorkommnissen gefahndet und auf die **mögliche Hautbeteiligung** mehr als bisher geachtet werden möge.

Zusammenfassung

Nach einleitender Darstellung der Klinik, Verbreitung und Virologie des Burkitt-Lymphoms wird eine eigene mögliche Beobachtung an einem 19-jährigen Mädchen mitgeteilt. Die Histologie der spezifisch veränderten Lymphknoten und der weniger charakteristischen Hautinfiltrate wird dargestellt und die Frage diskutiert, wie das Vorkommen sporadischer Fälle von Burkitt-Lymphom bei Weißen in den USA und in Europa erklärbar ist.

Summary

After an introductory description of the clinical treatment, the dissemination, and virology of the Burkitt lymphoma a report about a 19-year-old girl follows. The histology of the specifically altered lymph nodes and the less characteristic skin infiltrates is described and the question is discussed as to how the sporadic cases of Burkitt lymphoma in white people in the USA and Europe may be explained.

Literatur

O.Conor, G. T., Rappaport, H., Smith, B. E.: Burkitt-lymphoma. Cancer (Philadelphia) *18*, 411-417 (1965)
Rogge, Th.: Ein Burkitt-Lymphom mit Hautinfiltraten. Hautarzt *26*, 379–382 (1975)
Zur Hausen, H.: Persönliche Mitteilungen 1977/1978

Prof. Dr. Th. Nasemann
Univ. Hautklinik Hamburg
Martinistr. 52
D-2000 Hamburg 20

Morbus-Hodgkin (Lymphogranulomatose Paltauf-Sternberg) der Haut

K. Mach, Wien

Unter den Lymphomen ist das Lymphogranulom geschichtlich am längsten bekannt. Bereits 1832 wurden von **Hodgkin** Fälle beschrieben, die eine mehr oder weniger ausgedehnte Lymphknotenschwellung zeigten bei gleichzeitig bestehendem Milztumor. In der Folgezeit entstand der Begriff **Pseudoleukämie**, der etwa die heutigen Retikulosen und aleukämischen Leukosen umfaßte. Erst durch den Wiener Pathologen Sternberg wurde Ende des 19. Jahrhunderts das Krankheitsbild pathologisch-anatomisch genau definiert und als eine Krankheitseinheit herausgestellt.

Die charakteristischen Veränderungen finden sich – abgesehen von den Lymphknoten – in der Milz, deren Schnittfläche makroskopisch das eindrucksvolle Bild einer Bauernwurst bzw. eines Porphyrschliffes aufweist. Neben diesen Veränderungen können auch andere Organe wie Leber, Knochenmark und Lunge betroffen sein.

Die nosologische Einordnung des Lymphogranuloms hat sich im Laufe der Zeit geändert. Die Häufigkeit des Zusammentreffens mit der Tuberkulose sowie die Entdeckung der **Much'schen Granula**, die sich von jenen der granulären Stäbchen des tuberkulösen Gewebes nicht trennen lassen, erweckten den Verdacht eines tuberkulösen Geschehens im lymphatischen Gewebe. Unterstützt wurde die Theorie einer infektiösen Genese durch die Tatsache, daß die Erkrankung meist im Bereich der Lymphknoten des Halses bzw. der Luftwege beginnt. Aus denselben Gründen wurde kausal auch eine Virusinfektion angenommen.

In der letzten Zeit wird das Lymphogranulom den Lymphomen zugeordnet, wo es – gemeinsam mit der Mycosis fungoides – die sogenannte **polymorphe Gruppe** bildet und relativ leicht histologisch von der monomorphen Gruppe abgegrenzt werden kann. Man neigt heute zu der Ansicht, daß es sich um ein T-Zellen-abhängiges Lymphom handelt (Tabelle 1).

Im Gegensatz zur Mycosis fungoides, bei der sich der Krankheitsprozeß im wesentlichen in der Haut abspielt und innere Organe erst zu einem viel späteren Zeitpunkt betroffen werden, liegen die Verhältnisse beim Lymphogranulom genau umgekehrt.

Die Haut ist nur bei einem Teil der Fälle betroffen.

Die Beteiligung der Haut kann entweder in **spezifischer Art** unter Ausbildung eines charakteristischen histologischen Substrates erfolgen, oder es treten nur **unspezifische Begleiterscheinungen** im Rahmen der Allgemeinerkrankung auf.

Die **unspezifischen Begleiterscheinungen** der Haut können folgende Symptomatik aufweisen:
1. Pruritus
   a) Exkoriationen infolge von Kratzeffekten
   b) Sekundärinfektionen
   c) Lichenifikation
   d) Pigmentverschiebungen
   e) Lipomelanotische Retikulozytose
2. Erythematös-urtikarielle Exantheme
3. Pruriginöse und Lichen-Urtikatus-artige Hautveränderungen
4. Ekzematöse und Prämykosis-artige Effloreszenzen
5. Erythrodermien, Pityriasis rubra
6. Herpetiforme Eruptionen, Herpes zoster
7. Bullöse Erscheinungsformen
8. Erythema exsudativum multiforme
9. Hämorrhagische Exantheme
10. Poikilodermie
11. Psoriasiforme Exantheme
12. Elephantiastische Lymphstauungen und Ödeme
13. Allgemeine Blässe (Anämie)
14. Ikterus
15. Melanodermie
16. Atrophische Hautveränderungen, Trockenheit
17. Ichthyosis-artige Hautveränderungen
18. Haarwachstumsstörungen
19. Gestörtes Nagelwachstum

Das häufigste Symptom bildet der Pruritus mit seinen konsekutiven Hautveränderungen (Abb. 1.). Ebenso ist ein schwer verlaufender Herpes zoster generalisatus mit hämorrhagischen Bläschen oft zu beobachten. Die unspezifischen Begleiterscheinungen an der Haut zeigen histologisch jenes Bild, das der jeweiligen Dermatose zukommt.

Klinisch spezifischen Hautmanifestationen entsprechende Veränderungen, die noch keine Hodgkin'schen oder Paltauf-Sternberg'schen Riesenzellen erkennen lassen, werden als unausgereifte Übergangsformen (Tappeiner) bezeichnet.

Tabelle 1. Vergleich der morphologischen und immunologischen Klassifikationen der Lymphome

Morphologic *Rappaport* *(Gall and Mallory)*	Immunologic *(Lukes and Collins)*

I. Monomorphous
  a. Undifferentiated
    (stem cell)
  b. Lymphocytic, well-
    differentiated
    (lymphocytic)
  c. Lymphocytic, poorly-
    differentiated
    (lymphoblastic)
  d. Mixed lymphocytic-
    histiocytic
  e. Histiocytic
    (Reticulum cell
    sarcoma)
 	
II. Polymorphous
  a. Hodgkin's disease
    (uncertain cell type)
  b. Mycosis fungoides-
    Sezary syndrome
    (T cell)
	I. Undefined cell type (Ia)
	II. Lymphocytic – T cell
	   Convoluted lymphocyte
	   (acute lymphocytic
	   lymphoma) (Ia, Ic)
	   Immunoblastic sarcoma
	   (T cell) (Ie)
	   Mycosis fungoides (IIb)
	   Hodgkin's disease (IIa)
	III. Lymphocytic – B cell
	   Small lymphocyte
	   (chronic lymphocytic
	   lymphoma) (Ib, Id)
	   Follicular center cell (FCC)
	   small cleaved (Ib, Ic, Id)
	   large cleaved (Ic, Id, Ie)
	   small noncleaved (Ia, Ic)
	   large noncleaved (Ia, Ie)
	   Immunoblastic sarcoma
	   (B cell) (Ie)
	   Plasmacytoid lymphocyte
	IV. Histiocytic (Ie)
	V. Unclassifiable

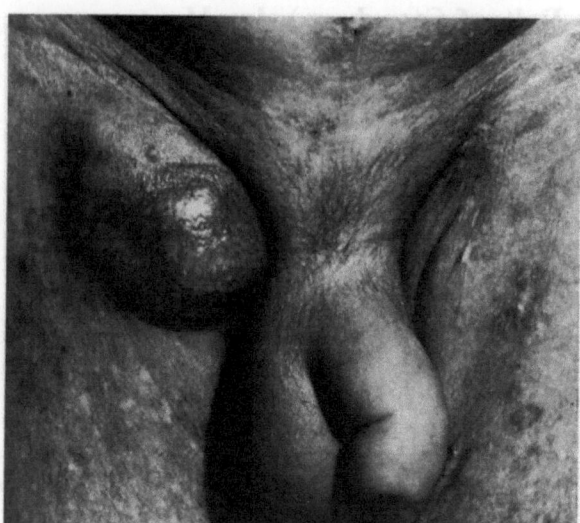

Abb. 1. Lymphogranulom bei einem 69jähr. Mann. Exkoriationen mit Sekundärinfektion, Lichenifikation der Haut mit Pigmentverschiebungen an beiden Beinen. Elephantiastisches Ödem im Genitalbereich infolge Befall der regionären Lymphknoten

Bei den **spezifischen Hautmanifestationen** lassen sich autochthone oder allochthone Herde unterscheiden, je nachdem ob die Infiltrate primär in der Haut auftreten oder erst sekundär, etwa von einem benachbarten Lymphknoten, in die Haut einwachsen (Tappeiner). Klinisch treten die Veränderungen als Knötchen bzw. Knoten, plattenartige Infiltrate oder als Geschwürsbildungen (Ulcus lymphogranulomatosum) in Erscheinung (Abb. 2). Die frühe Ulkusbildung ist eine charakteristische Erscheinung des Lymphogranuloms.

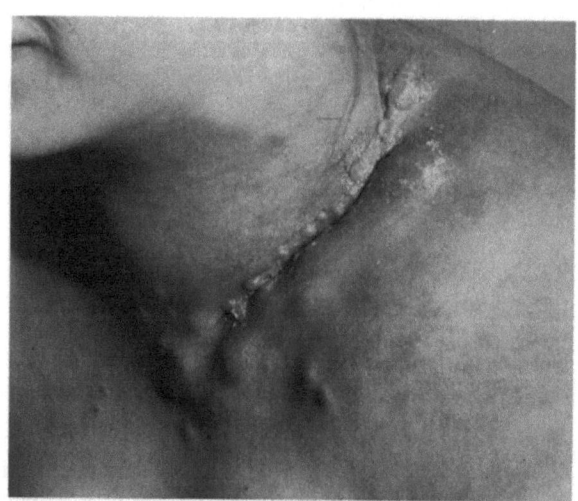

Abb. 2. Lymphogranulom bei einem 16jähr. Mädchen. Allochthone und autochthone Knoten in der linken Schlüsselbeinregion

Spezifische Infiltrate zeigen histologisch das bunte Bild eines Granuloms unter Beteiligung pathognomonischer Zellen, die eine Diagnose ermöglichen. Folgende Zellarten sind am Aufbau des Parenchyms beteiligt:

Histologischer Aufbau der Lymphogranulomatose (zu Abb. 3)

1. Lymphozyten	
2. Histiozyten	unspezifische
3. Granulozyten	Bestandteile des
a) neutrophile	Infiltrates
b) eosinophile	
4. Fibrozyten	
5. Epitheloidzellen	
6. Hodgkin'sche Riesenzellen	pathognomoni-
7. Paltauf-Sternberg'sche Riesenzellen	sche Riesenzellen

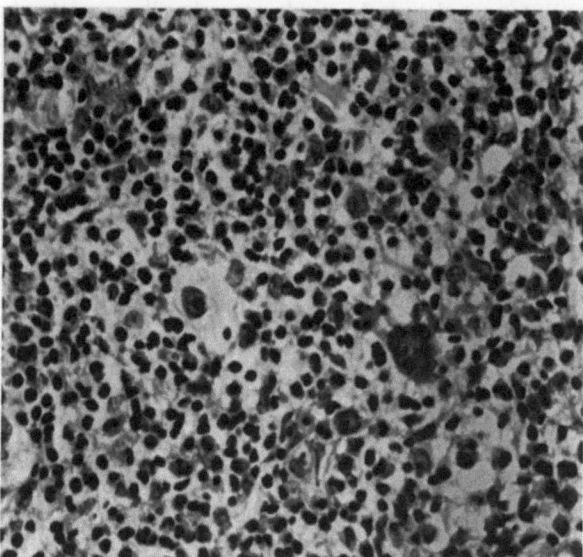

Abb. 3. Parenchym des Lymphogranuloms mit Hodgkin'schen und Paltauf-Sternberg'schen Riesenzellen. HE, x 100

Die pathognomonischen Riesenzellen wurden früher als Differenzierungsprodukte der Retikulumzellen angesehen. Heute neigt man dazu, dieselben dem **lymphatischen System** zuzuordnen, nachdem sie deutliche Merkmale von transformierten Lymphozyten aufweisen (Okun, Edelstein) [8] und sich auch histochemisch von den Retikulumzellen unterscheiden.

Die Hodgkin'sche Zelle ist die mononukleäre Variante der Paltauf-Sternberg'schen Riesenzelle (Mori und Lennert) [7]. Die Paltauf-Sternberg'sche Riesenzelle zeigt mehrere große getrennte Kernteile mit deutlichen eosinophilen Nukleolen sowie reichlichem Zytoplasma. Die Kerne, offensichtlich handelt es sich um Anschnitte von bizarr gewundenen Kernformationen, zeigen häufig eine spiegelbildliche Anordnung. Die Kernmembran ist dicht und steht häufig durch Chromatinbrücken mit den Nukleolen in Verbindung (Abb. 4 und 5).

Entsprechend dem unterschiedlichen Beteiligungsverhältnis der einzelnen Zellarten und unter Berücksichtigung des Malignitätsgrades haben Jackson und Parker (1947) das Lymphogranulom in 3 Typen unterteilt:
1. Paragranulom
2. Lymphogranulom
3. Hodgkin-Sarkom

Das **Paragranulom** ist relativ gutartig und zeichnet sich durch seinen besonderen Lymphozytenreichtum aus. Ebenso sind Paltauf-Sternberg'sche Riesenzellen und Hodgkin'sche Zellen kaum nachweisbar. Das *Hodgkin-Sarkom* zeigt hingegen zahlreiche pathognomo-

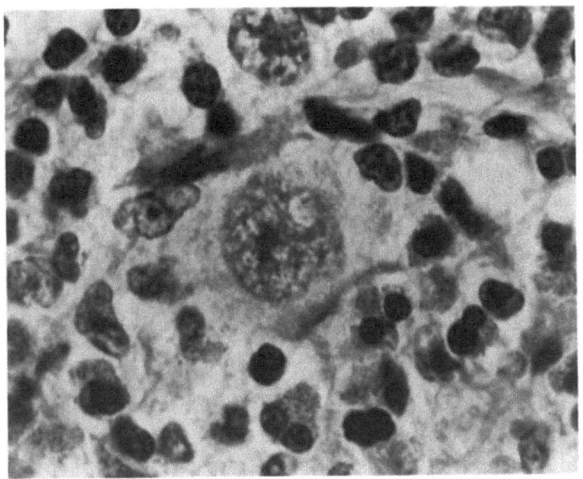

Abb. 4. Hodgkin'sche Riesenzelle in der Bildmitte sowie am oberen Bildrand. Eosinophiler Granulocyt in der Mitte des unteren Bildrandes. HE, x 360

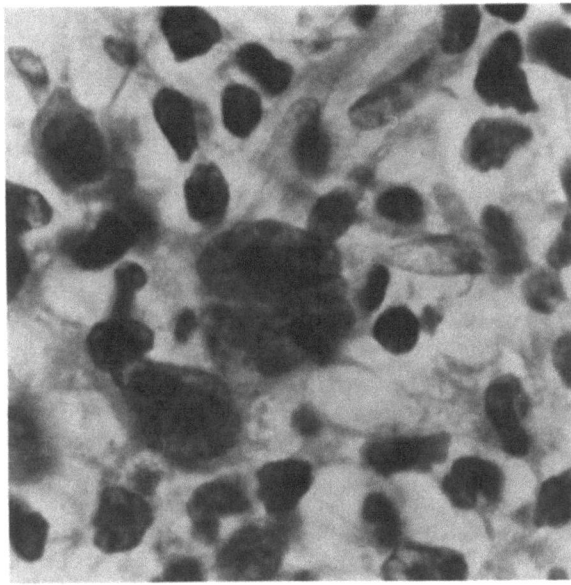

Abb. 5. Paltauf-Sternberg'sche Riesenzelle, deren spiegelbildlich angeordnete Kernsegmente mehrere Kerne vortäuschen. HE, x 400

nische Riesenzellen, die auch beim Lymphogranulom für die Diagnose erforderlich sind. Es überwiegen jedoch unreife Retikulumzellen. Diese Erscheinungsform hat die schlechteste Prognose.

Die Vielfalt der histologischen Varianten des Parenchyms machte jedoch eine erweiterte histologische Einteilung notwendig. So haben Lukes et al. (1966) [4] aus einem großen Material eine genauere histologische Klassifizierung vorgenommen und 6 verschiedene Typen isoliert:
1. Lymphozytäre und/oder histiozytäre Proliferation (L + H Typ)
   a) nodulär
   b) diffus
2. Fortgeschrittene Fibrose
   a) nodulär
   b) diffus
3. Mischtyp
4. Retikulärer Typ

Im L + H-Typ überwiegt die lymphozytäre und histiozytäre Komponente. Hier sind Hodgkin'sche und Sternberg'sche Riesenzellen nur selten anzutreffen. Diese Form entspricht auch dem Paragranulom von Jackson und Parker. Die Lebenserwartung fällt in der weiteren Reihenfolge vom ersten bis zum vierten Typ ab.

Bereits 1952 hat Lennert die Prognose in folgender Gleichung ausgedrückt:

$$\text{Prognose} \approx \frac{\text{Lymphozyten} \cdot \text{Epitheloidzellen}}{\text{Retikulumzellen} \cdot \text{Hodgkinzellen}}$$

Die **noduläre Sklerose** ist durch unterschiedlich breite Kollagenfaserzüge charakterisiert, welche kleine Knoten umschließen, die aus Lymphozyten, eosinophilen Granulozyten, Hodgkinzellen und Sternberg'schen Riesenzellen bestehen.

Die **diffuse Fibrose** hat eine schlechte Prognose und zeigt auch eine Vermehrung von unreifen Retikulumzellen.

Der **Mischtyp** zeigt ein polymorphes histologisches Bild mit verschiedener Menge von eosinophilen Granulozyten, Plasmazellen, Histiozyten sowie Hodgkin'schen und Sternberg'schen Riesenzellen. Auch können Nekrosen und Hyalinisierung beobachtet werden.

Der **retikuläre Typ** von Lukes entspricht dem Hodgkin-Sarkom von Jackson und Parker.

Die Internationale Konferenz in *Rye* (New York) über den Morbus Hodgkin hat 1965 für den praktischen Gebrauch eine Klassifizierung erarbeitet, die auch die bisherigen Einteilungen berücksichtigt und noch bis heute volle Gültigkeit hat:
1. Vorherrschen von Lymphozyten
2. noduläre Sklerose
3. bunte Zytologie
4. Lymphozytenarmut

Eine Variante, die jedoch keinen charakteristischen Verlauf, jedoch ein auffälliges histomorphologisches Substrat aufweist, ist die von Lennert beschriebene **epitheloidzellige Lymphogranulomatose**. Diese Form ist durch eine enorme Epitheloidzellvermehrung gekennzeichnet, die vorwiegend in Form von kleinen Knötchen erfolgt.

Nekrotisierende Veränderungen können frühzeitig im Korium nachgewiesen werden und bilden ein wichtiges diagnostisches Merkmal.

Die primär isolierte Lymphogranulomatose der Haut, ohne Beteiligung innerer Organe, ist äußerst selten und hat eine relativ gute Prognose. Streng davon sind jene Fälle zu trennen, bei denen eine **lymphogranulomatöse Reaktion** der Haut – etwa nach einem Insektenstich – auftritt und histologisch eine große Ähnlichkeit mit einem spezifischen Granulom besteht. Diese Fälle können durch genaue histologische Untersuchung besonders hinsichtlich der Riesenzellen vom Lymphogranulom abgegrenzt werden.

Bei topographisch lokalisiertem Befall einer Lymphknotengruppe oder zweier benachbarter Lymphknotenpakete besteht ein geringerer Malignitätsgrad als bei entfernten Lymphknotengruppen. In der Konferenz in Rye (New York) wurde hinsichtlich klinischer Gesichtspunkte folgende Einteilung getroffen:

Lymphogranulomatose — klinische Einteilung
(Rye, New York, 1965)

Ausbreitungs-stadium	Ausdehnung des Befalls	Klinische Form
I	Eine Lymphknotenregion oder zwei benachbarte Regionen auf einer Seite des Zwerfells	A B
II	Mehr als zwei Lymphknotenregionen oder zwei nicht benachbarte Regionen auf gleicher Seite des Zwerchfells	A B
III	Lymphknotenregionen ober- und unterhalb des Zwerchfells, einschließlich Milz	A B
IV	Organbefall: Knochen, Lunge, Magen, Darm, Nieren oder irgendein anderes Organ, ausschließlich Milz	A B

Bei jedem Ausbreitungsstadium wird zwischen den klinischen Formen, A, d.h. ohne Symptomatik einer Allgemeinerkrankung, und Form B mit Symptomatik einer Allgemeinerkrankung unterschieden.

Das Stadium IV beinhaltet den Befall von Knochenmark, Lungenparenchym, Pleura, Leber, Knochen, Haut, Nieren, Magen-Darmtrakt oder irgendeines Gewebes von Organen zusätzlich zur Erkrankung der Lymphknoten und Milz und besitzt die schlechteste Prognose.

Die prognostischen Unterschiede zwischen den Stadien III und IV sind gering, wie auch die Unterschiede der Stadien I und II nicht signifikant sind.

Dieses Einteilungsschema ist in therapeutischer Hinsicht besonders wichtig. Bis zu den Ausbreitungsstadien III a ist eine radiologische Behandlung das Mittel der Wahl. Ab dem Stadium III b ist jedoch eine Polychemotherapie erforderlich.

Zusammenfassung

Nach einer Übersicht hinsichtlich der nosologischen Stellung des Krankheitsbildes im Laufe der Zeit wird die Zuordnung zur Lymphom-Gruppe nach morphologischen Gesichtspunkten im Sinne von Rappaport vorgenommen und dem immunologischen Klassifikationsschema gegenübergestellt. Sowohl die unspezifischen Begleiterscheinungen der Haut als auch die spezifischen Manifestationen werden aufgezeigt, einschließlich der histologischen Charakteristika. Auf die Abstammung der pathognomonischen Riesenzellen vom lymphatischen System wird hingewiesen, ebenso auf deren bizarr gewundene Kernformationen, deren angeschnittene Kernsegmente mehrere Kerne vortäuschen. Ebenso wird die alte Dreiteilung von Jackson und Parker: Paragranulom – Lymphogranulom – Hodgkin-Sarkom, der heute allgemein gültigen histologischen Klassifikation: a) Lymphozytenreichtum, b) noduläre Sklerose, c) bunte Zytologie, d) Lymphozytenarmut, gegenübergestellt. Es wird die Stadieneinteilung hinsichtlich der Ausdehnung der Manifestation mit den klinischen Formen besprochen und auf die Bedeutung derselben für die therapeutische Konsequenz hingewiesen.

Summary

After a review about the nosology of the casetaking in the course of the time, classification to the lymphoma group is made according to morphological view points (cf. Rappaport) and compared to the immunological classification scheme. Both the unspecific implications of the skin and the specific manifestations are presented out to the origin of the pathognomonic giant cells of the lymphatic system and to their oddly wound of the lymphatics system and to their oddly wound nucleus formations whose cut segments pretend to show several nuclei. Also, the former division by Jackson and Parker: paragranuloma – lymphogranuloma – Hodgkin's sarcoma is compared to the nowadays generally accepted histological classification: a) lymphocyte richness, b) nodular sclerosis, c) colored cytology, d) lymphocyte shortage. The stage division in regard of the extent of the manifestation with the clinical forms is discussed and its significance for the therapeutic consequence is pointed out.

Literatur

1. Gall, E.A., Mallory, T.B.: Malignant lymphoma: A clinico-pathologic survey of 618 cases. Am J. Pathol. *18*, 381 (1942)
2. Jackson, H., Jr., Parker, F. Jr.: Hodgkin's disease. II. Pathology. N. Engl. J. Med. *231*, 35 (1944)
3. Lennert, K.: Pathologisch-anatomische Klassifikation der malignen Lymphome. In: Interdisziplinäre Diskussionen. Deutscher Röntgenkongreß 1968. J. Bekker und F. Gauwerky, bearb. v. H. Kuttig. (Hrsg.), München/Berlin/Wien: Urban & Schwarzenberg 1969
4. Lukes, R. J., Butler, J. J., Hicks, E. B.: Natural history of Hodgkin's disease as related to its pathologic picture. Cancer *19*, 317 (1966)
5. Lukes, R. J., Collins, R. D.: Immunologic characterization of human malignant lymphoma. Cancer *34*, 1488 (1974)
6. Mach, K.: Retikulosen und Granulomatosen. In: Spezielle pathologische Anatomie. Doerr, W., Seifert, G., Uehlinger, H., (Hrsg.) Bd. 7: Haut und Anhangsgebilde. Spezielle Histopathologie, redig. v. U.W. Schnyder. Berlin, Heidelberg, New York: Springer 1973
7. Mori, Y., Lennert, K.: Electron Microscopie Atlas of Lymph Node Cytology and Pathology. Berlin-Heidelberg-New York: Springer 1969
8. Okun, M.R., Edelstein, L.M.: Gross and Microscopic Pathology of the Skin. Vol. II. Dermatopathology. Boston: Foundation Press 1976
9. Rappaport, H.: Atlas of Tumor Pathology: Tumors of the Hematopoietic System. Sect. 3, Fasc. 8. Washington D.C.: Armed. Forces Inst. Pathol.
10. Tappeiner, S.: Zur Lymphogranulomatose (Paltauf-Sternberg) der Haut. Arch. Derm. Syph. *181*, 720 (1941)

Doz. Dr. Kurt Mach
I. Univ.-Hautklinik
Alser Straße 4
A-1090 Wien

Chemotherapie maligner Lymphome

A. Luger, Wien

Die zytostatische Behandlung von Hautmanifestationen maligner Lymphome soll nach histologisch-zytologischer Sicherung der Diagnose, nach immunologischer Klassifizierung sowie nach Vorliegen aller Hilfsbefunde stets im Rahmen eines Konsiliums vom Dermatologen gemeinsam mit einem Internisten, einem Radiologen, einem Chemotherapeuten und einem Chirurgen geplant werden. Die spätere Anpassung der Therapie an den Verlauf und die individuell unterschiedliche Reaktionsform des Patienten soll gleichfalls im Rahmen der interdisziplinären Zusammenarbeit geschehen.

In den seltenen Fällen, wo ein Stadium I vorliegt, sollte immer die Exzision bevorzugt werden, im Stadium II und III sind die besten Erfolge gewöhnlich mit der Strahlentherapie zu erzielen. Bei Hautmanifestationen der Mycosis fungoides (ohne Organbeteiligung) ist die Fotochemotherapie oder die Behandlung mit ionisierenden Strahlen (Dermopan, Betatron) allen anderen Methoden überlegen.

Die Chemotherapie allein führt nur selten zur Heilung und sollte deshalb erst dann angewendet werden, wenn der Einsatz anderer Mittel nicht mehr erfolgversprechend erscheint; sie ist deshalb grundsätzlich erst ab dem Stadium III-IV vertretbar. Vor Behandlungsbeginn sind nicht nur kritische klinische Erwägungen notwendig, sondern es müssen auch die Kontraindikationen einer zystostatischen Therapie ausgeschlossen werden, vor allem Störungen der Funktion von Leber, Niere und Knochenmark, aber auch chronische Gastroenteritiden bzw. Ulzera im Magen-Darm-Bereich, akute und chronische Infekte, eine Schwangerschaft sowie Alkoholismus. Während der Therapie müssen die vielfältigen akuten toxischen oder allergischen Reaktionen, die subakuten und chronischen Komplikationen, die Spätschäden sowie die indirekten Nebenwirkungen nach Anwendung der einzelnen Präparate berücksichtigt werden. Solche Gefahren können nur durch regelmäßige Kontrollen des klinischen Bildes, des Blutbildes, der Nierenfunktion, der Leberfunktion sowie anderer Hilfsbefunde rechtzeitig erkannt und vermieden werden.

Nicht selten sind für eine erfolgreiche Behandlung hohe Dosen erforderlich. Die Verabfolgung einer solchen massiven Therapie ist jedoch wegen der drohenden Möglichkeit des Auftretens schwerwiegender Komplikationen (Infektionen mit nachfolgender Sepsis durch Immunsuppression, Agranulozytose, Blutungen durch Thrombozytopenie und andere) nur an Stationen möglich, welche über ein besonders geschultes Personal, Intensivpflege mit Überwachungseinrichtungen, ein Akut-Laboratorium sowie einen Vorrat an Leukozyten- und Thrombozyten-Konzentraten verfügen. Eine weniger eingreifende Behandlung ist oft unwirksam oder führt nur zu kurzdauernden Remissionen.

Die **hochdosierte Einleitung** („Induktionstherapie") und die **intermittierende Fortsetzung** („Erhaltungstherapie") der zytostatischen Behandlung kann jedoch bei einigen malignen Lymphomen die klinischen Symptome manchmal für lange Zeit zum Verschwinden bringen oder sogar Heilungen bewirken. Gute bzw. dauerhafte Erfolge gelingen am ehesten durch eine sinnvolle Kombination mehrerer Zytostatika, welche in verschiedenen Phasen des Zellteilungszyklus wirksam sind, deren Effekt sich gegenseitig ergänzt oder steigert (Synergie), deren Nebenwirkungen jedoch unterschiedlich sind und sich daher nicht summieren. Die Ergebnisse einer solchen *Polychemotherapie* übertreffen bei weitem die Erfolge, welche durch die Gabe eines einzelnen Präparates (Monotherapie) erzielt werden können.

Ein charakteristisches Beispiel dafür ist die **zytostatische Behandlung des Morbus Hodgkin**. Grundsätzlich ist bei dieser Erkrankung die Strahlentherapie des „Mantelfeldes", der oberen und des „umgekehrten Y-Feldes" der unteren Körperregion (Abb. 1) in den Stadien I, II und III A (Ann Arbor-Klassifikation 1971) die Methode der Wahl. Im Stadium III B (sehr ausgedehnter Befall mit Gewichtsabnahme von mehr als 10% in 6 Monaten, Fieber, Nachtschweiße) und IV (Organbeteiligung), IV A ohne, IV B mit Allgemeinerscheinungen wie bei III B ist meistens die Anwendung von Zytostatika angezeigt. Die Monotherapie (Abb. 2) bewirkt zwar bei 59% (Cyclophosphamid) bis 75% (Procarbacin) der Patienten Remissionen, welche aber selbst bei Durchführung einer fortlaufenden „Erhaltungsbehandlung" nur 4 (Procarbacin) – 6,5 (Vinblastin) oder 7 (Cyclophosphamid) Monate lang anhalten.

Die Polychemotherapie in Form des MOPP-Schemas

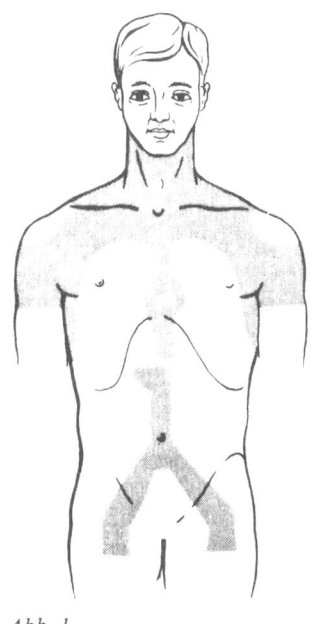

Abb. 1

PRÄPARAT	ZAHL D BEHANDELTEN PAT	ERFOLG (REMISSION) ZAHL D PAT	% DER BEHANDELTEN PAT	DURCHSCHNITTL DAUER D REMISSION OHNE ERHALTUNGSTHERAP	DURCHSCHNITTL DAUER D REMISSION MIT ERHALTUNGSTHERAP
STICKSTOFFLOST	215	131	61%	2,5 Mo	
CYCLOPHOSPHAMID	441	260	59%	3,0 Mo	7,0 Mo
VINBLASTIN	551	353	64%	2,0 Mo	6,5 Mo
PROCARBAZIN	573	430	75%		4,0 Mo

Abb. 2. Ergebnisse der Monotherapie bei Morbus Hodgkin

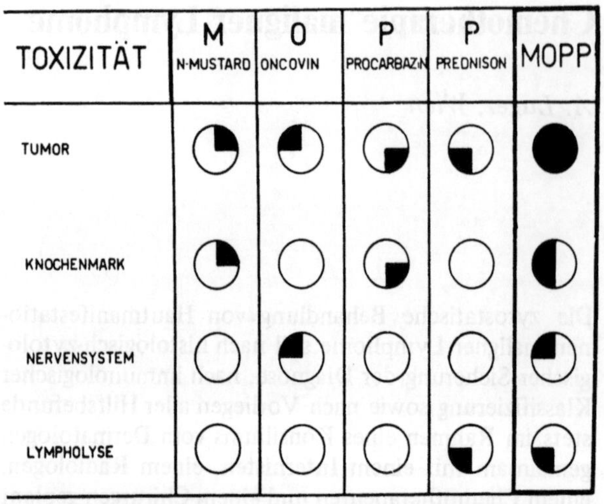

(Abb. 3) gewährleistet nicht nur beim Morbus Hodgkin, sondern auch bei malignen Non-Hodgkin-Lymphomen bedeutend bessere Erfolge. Die Bezeichnung MOPP leitet sich aus den Anfangsbuchstaben der verwendeten Präparate ab:
Mustargen (= Stickstofflost) 6 mg/m² i.v. am 1. und 8. Tag, Onkovin (= Vincristin) 1,4 mg/m² am 1. und 8. Tag, Procarbacin (= Natulan) 100 mg/m²/die (in einer Portion) per os vom 1.–14. Tag, Prednison (z.B. Decortin, Hostacortin u.a.) 40 mg/m²/die (in einer Portion) per os vom 1.–14. Tag.
Vom 15.–29. Tag bleibt der Patient ohne Therapie, dann beginnt der neue Zyklus. Insgesamt werden 6 Zyklen verabreicht. Stickstofflost wurde inzwischen durch das besser verträgliche Cyclophosphamid (Endoxan) 650 mg/m²/i.v. ersetzt. Prednisolon wird nur im 1. und 4. Zyklus gegeben.

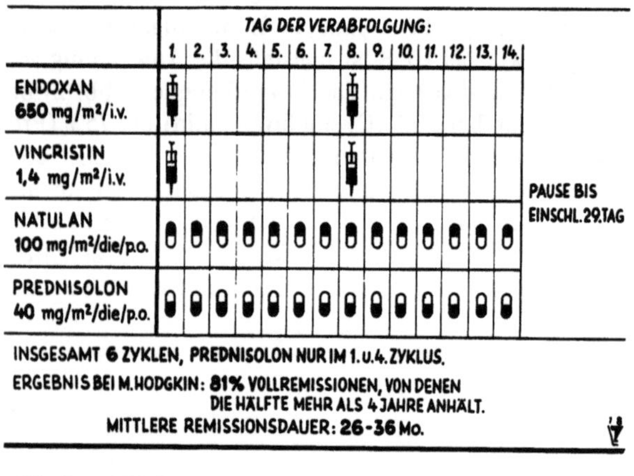

Abb. 3. MOPP-Schema (nach [2, 5, 6])

Die Nebenwirkungen bleiben meistens in erträglichen Grenzen, weil jedes der verwendeten Präparate zwar voll tumorwirksam ist, die Komplikationen sich aber infolge des unterschiedlichen Wirkungsmechanismus auf mehrere Organe oder Organsysteme verteilen (Abb. 4). Dadurch kann ein maximaler Tumoreffekt bei verhältnismäßig geringen Nebenwirkungen erzielt werden.
Eine Knochenmarksdepression bis zu 4.000 Leukozyten und 100.000 Thrombozyten/mm³ erfordert keine Änderung der Dosierung. Selbst nach Verringerung der Leukozyten auf 3.000/mm³ kann Vincristin noch in gleicher Menge weitergegeben werden, die Cyclophosphamid- und Procarbacin-Dosis muß jedoch auf die Hälfte reduziert werden. Bei einer Leukozytenzahl von 2.000/mm³ und bei Thrombozytenwerten von 50.000/mm³ muß die Dosis von Cyclophosphamid und Procar-

Abb. 4. Summation von Wirkung und Toxizität im MOPP-Schema (Stacker, 1978)

bacin auf ein Viertel des ursprünglich Vorgesehenen herabgesetzt werden, während die Vincristin-Dosis noch immer unverändert beibehalten werden kann. Sinken die Leukozyten bis auf 1000/mm³ und die Thrombozyten auf 50.000/mm³ ab, dann kann bei entsprechender Vorsicht und Überwachungsmöglichkeit die Vierteldosis von Cyclophosphamid und Procarbacin noch weiter verabreicht werden, Vincristin jedoch nur mehr in halber Dosis. Ab Werten von weniger als 1000 Leukozyten/mm³ und 50.000 Thrombozyten/mm³ ist eine Chemotherapie nicht mehr möglich [2].

Eine Dosisverringerung wegen Knochenmarksdepression war allerdings in einer größeren Beobachtungsreihe [2, 5] während der MOPP-Behandlung nur bei etwa 20% der Patienten notwendig. Schwere Schädigungen des hämatopoetischen Systems kamen selten vor, die meisten Kranken konnten ambulant behandelt werden. Gelegentlich traten Übelkeit und Erbrechen auf. Neurotoxische Symptome waren als Vincristin-Nebenwirkung relativ oft zu beobachten, gingen aber nach Herabsetzen der Dosis in allen Fällen vollständig zurück [5].

Bei Auftreten von Rezidiven (meist innerhalb von 6 Monaten nach Ende der Therapie) kann das MOPP-Schema in gleicher Form wieder angewendet werden [2].

In Fällen von Therapieresistenz können zur Behandlung des Morbus Hodgkin auch andere Zytostatika (evtl. in Kombinationen) gegeben werden. Als wirksam erwiesen sich:
1. Chlorambucil (Leukeran), 0,09-0,25 mg/kg/die/per os,
2. Tetramin (Tem, Triamelin, u.a.) 0,015-0,35 mg/kg/die/per os,
3. Tetramesylmannit (Zitostop) – noch in Erprobung,
4. Nitrosoharnstoffderivate
   BCNU 2-5 mg/kg/im Abstand von 6 Wochen/i.v.,
   CCNU 2-3 mg/kg/im Abstand von 6-8 Wochen/ per os,
   Methyl-CCNU 40-200 mg/m²/im Abstand von 6 Wochen/per os,
5. Cytosin-Arabinosid (Alexan, Cytosar, u.a.) 4-40 mg/kg/die/per os,
6. L-Azaserin – noch in Erprobung,

7. SP-I (Proresipar) 1,5-4 mg/kg/die/per os,
8. SP-G (Proresidor) 20-50 mg/die/per os oder kurzfristig 200 mg/die/per os,
9. Vinblastin (Velbe) 0,1-0,3 mg/kg/Woche/i.v.,
10. Actinomycin D (Lyovac-Cosmegen, Dactinomycin) 0,01 mg/kg/die/i.v.
11. Actinomycin C (Sanamycin) 0,003-0,006 mg/kg/die/i.v.,
12. Bleomycin (Bleomycin) 0,2-0,5 mg/kg/ein-zweimal pro Woche/i.v., und vor allem
13. das Adriamycin (Adriablastin) 0,3-0,6 mg/kg/die/i.v. 3 Tage lang oder 1,5 mg/kg/ im Abstand von 3 Wochen/i.v. bis maximal 15 mg/kg.

Details und Literatur finden sich bei [2] und [6].

Die malignen Non-Hodgkin-Lymphome

sollen, soferne sie in die Gruppe der früher als „Leukämien" bezeichneten Erkrankungen gehören, an hämatologischen Stationen oder Kliniken bzw. an Leukämie-Zentren behandelt werden, weil die Therapie durch besondere Geräte (z.B. Zellseparator, Impulszytophotometer, etc.) überwacht werden muß. Außerdem bewegt sich die Behandlung nahe an der Toleranz, weshalb die eingangs erwähnten Sonderbedingungen notwendig sind. Unter Einsatz aller dieser Mittel können in manchen Fällen (z.B. bei 5-15% der Patienten mit akuter Lymphoblastenleukämie = lymphoblastisches Lymphom, selten bei chronisch-myeloischer Leukämie und bei etwa 6% der Erkrankten mit chronisch-lymphatischer Leukämie = lymphozytisches Lymphom) Dauerheilungen (10 Jahre Nachbeobachtung) erzielt werden. Eine unzureichende „verzettelte" Chemotherapie schafft durch Resistenzentwicklung und durch Schwächung des Patienten unnötige Probleme, welche spätere Versuche mit einer wirksamen Behandlung behindern oder ausschließen.

I. Non-Hodgkin-Lymphome mit geringgradiger Malignität

A. Lymphozytische Lymphome.

1. Die Haarzellenleukämie (=Lymphoide Retikulose = Leukämische Reticuloendotheliose = Histiolymphocytose de l'adulte = Myelofibrose lymphoide = Tricholeucocyte Leukemia) kann durch ionisierende Strahlen und durch die Verabreichung von 6-Merkaptopurin (Puri-Nethol) 100 mg/die per os am besten gemeinsam mit Prednisolon (Prednisolon, etc.) 50-100 mg/die/per os oder wie eine akute myeloische Leukämie durch Kombination von 2 oder 4 Zytostatika, z.B. von Cytosin-Arabinosid mit 6-Thioguanin, oder von Daunomycin mit Cytosin-Arabinosid oder von 6-Thioguanin mit Amethopterin oder von Vincristin mit Cyclophosphamid, Cytosin-Arabinosid und Prednisolon [5] unter ständiger Kontrolle des Blutbildes behandelt werden.

2. Die Mycosis fungoides spricht auch noch im Tumorstadium auf eine Therapie mit ionisierenden Strahlen (Dermopan, Betatron), vor allem aber auf die Fotochemotherapie gut an. Nur in Fällen, wo eine solche Behandlung nicht durchgeführt werden kann, ist die Verabreichung von zytotoxischen Substanzen gerechtfertigt. Die wirksamen Präparate sind in den Tabellen 1-3 angegeben.

Tabelle 1. Chemotherapie der Mycosis fungoides

I. Mittel d. ersten Wahl (Gut wirksam, Gefahr durch Komplikationen b. einiger Vorsicht gering)
1. Amethopterin (Methotrexat)
   Dauertherapie: 15-50 mg/Wo./i.v.
   Hochdosierte Stoßtherapie: 4x30 mg/m²/p.o. im Abstand von 6 St., 6 St. nach d. letzten Dosis: Leukovorin 4x12 mg/m²/i.m. im Abstand von 6 St.
   Intraarterielle regionale Perfusion: 120 mg/m²/i.a. als Dauerinstillation während 24 St.,
   6 St. nach Beendigung Leukovorin 4x12 mg/m²/i.m. im Abstand von 6 St.
2. Ev. Triacetyl-6-Azauridin (Azaribine) 200 mg/kg/die/i.v. Kombination mit Prednisolon empfehlenswert.
   Dosis: Anfangs 50-100 mg/die/p.o. später 25-50 mg/die/p.o.

Tabelle 2. Chemotherapie der Mycosis fungoides

II. Mittel zweiter Wahl (Gut wirksam, aber wegen Komplikationen u. Spätschäden nur indiziert, wenn Mittel der ersten Wahl nicht vertragen werden od. unwirksam sind).
1. Chlorambucil (Leukeran)
   Anfangs 0,09-0,25 mg/kg/die/p.o.
   Dauerbehandlung 0,03-0,1 mg/kg/die/p.o.
2. Cyclophosphamid (Endoxan, Cytoxan)
   1-3 mg/kg/die/p.os bis insgesamt 8-10 g
   Intraarterielle regionale Perfusion: 2-8 mg/kg/die.
   ev. kombiniert mit Chlorpromazin (Largactil) 25-150 mg/die/p.os.
3. Procarbacin (Natulan) 2-3 mg/kg/die/p.os od. i.v. Kombination mit Prednisolon empfohlen, Dosierung wie bei Mitteln 1. Wahl.

Tabelle 3. Chemotherapie der Mycosis fungoides

III. Mittel dritter Wahl (Weniger gut wirksam, zur Anwendung als Adjuvantien im Rahmen der Polychemotherapie geeignet)
1. 6-Thioguanin (Lanvis, Thioguanin-Wellcome) 2-3 mg/kg/die/p.o.
2. Vinblastin (Velbe) 0,1-0,3 mg/kg/Wo./i.v.
3. Vincristin (Onkovin) 0,025-0,05-0,15 mg/kg/Wo./i.v. insges. maximal 15-20 mg
4. Streptonigrin (Nigrin) 0,005-0,007 mg/kg/die/p.o. an 6 aufeinanderfolgenden Tagen.
5. Bleomycin (Bleomycin) 0,2-0,5 mg/kg/1-2x pro Woche maximal 370 mg/Jahr

Die regelmäßig durchgeführte Lokalbehandlung mit Stickstofflost konnte 14 von 220 Patienten (6,36%) 3-7 Jahre lang in einem symptomfreien Zustand erhalten. Die Prognose war um so besser, je geringer die Erscheinungen zu Beginn der Behandlung waren [9]. Zur unspezifischen Immunstimulation wurde lokal DNCB (Dinitrochlorbenzol) anscheinend mit Erfolg verwendet [10]. Die Allgemeinbehandlung mit Zytostatika ist jedoch in den eingangs erwähnten Indikationen vorzuziehen.

Die Mycosis fungoides spricht ebenso wie die anderen malignen Lymphome auf eine Polychemotherapie besser an als auf eine Monotherapie. Die einfachste der gut bewährten Behandlungsformen ist die Kombination eines Mittels der ersten Wahl mit Prednisolon oder Prednison (z.B. Ultracorten, Deltacortril, Hostacortin u.a.) 50-100 mg/die/per os zur Einleitung und 25-50 mg/die/per os als Erhaltungsbehandlung.

In fortgeschrittenen Stadien kann die MOPP-Therapie verabfolgt werden. Auch das Bakemeyer-Schema (das der MOPP-Kombination ähnlich ist) hat sich anscheinend bewährt (Abb. 5). Eine Wiederholung ist in Abständen von 3 Wochen möglich.

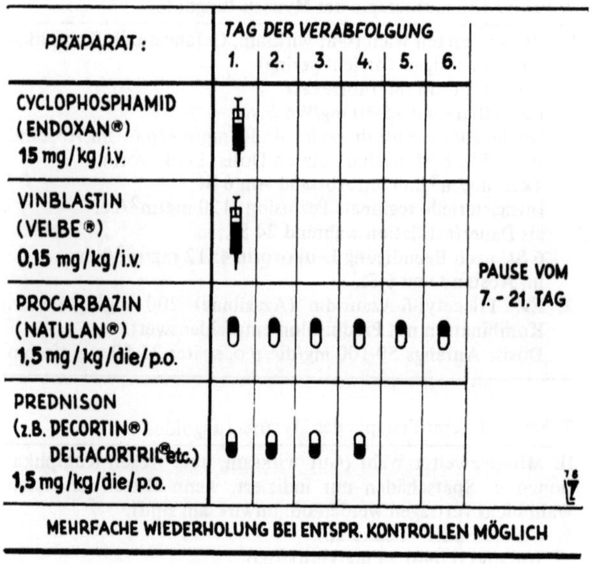

PRÄPARAT:	TAG DER VERABFOLGUNG					
	1.	2.	3.	4.	5.	6.
CYCLOPHOSPHAMID (ENDOXAN®) 15 mg/kg/i.v.	💉					
VINBLASTIN (VELBE®) 0,15 mg/kg/i.v.	💉					
PROCARBAZIN (NATULAN®) 1,5 mg/kg/die/p.o.	●	●	●	●	●	●
PREDNISON (z.B. DECORTIN® DELTACORTRIL etc.) 1,5 mg/kg/die/p.o.	●	●	●	●		

MEHRFACHE WIEDERHOLUNG BEI ENTSPR. KONTROLLEN MÖGLICH
PAUSE VOM 7. - 21. TAG

Abb. 5. Bakemeyer-Schema

3. **Das Sézary-Syndrom** gilt nach der neuen Klassifizierung [7] als T-Zell-Lymphom mit geringgradiger Malignität und ist ebenso wie die Mycosis fungoides anscheinend eine Variante derselben oder einer ähnlichen Krankheit. Für die Therapie sind daher auch grundsätzlich dieselben Präparate wirksam wie für die Mycosis fungoides. Gute Erfolge durch Chlorambucil (Leukeran) wurden in der Literatur besonders erwähnt [6].

B. Lymphome der Zellen, welche sekretorisches Ig bilden.

Das Plasmozytom
soll in den seltenen Fällen, wo es solitär auftritt, durch Exzision entfernt und – oder – mit ionisierenden Strahlen behandelt werden. Generalisierte Formen der Krankheit mit zunehmender Anämie, Paraproteinbildung, Blutungstendenz sowie Vergrößerung von Lymphknoten, Milz und Leber sind eine Indikation für die Verabreichung von Zytostatika (Tabelle 4).

In der Polychemotherapie hat sich vor allem das Cyclophosphamid (Endoxan) und das Melphalan (Alkeran) bewährt:
1. Cyclophoshamid – 100-200 mg/die/i.v./14 Tage hindurch, dann 50-100 mg/die/per os als Erhaltungsdosis, zugleich mit Prednisolon 60–80 mg/die/per os 2 Wochen hindurch, dann allmählich Übergang auf 10-15 mg/die/per os als Dauerbehandlung. Procarbacin (Natulan) 3 mg/kg/die/per os alle 6 Wochen 9 Tage hindurch Primobolan 15 mg/die/per os oder 100 mg/Woche/i.m. (Abb. 6)

Tabelle 4. Chemotherapie des Plasmocytoms

Wirksam sind:
1. Melphalan (Alkeran, Sarcoclorin, Sarkolysin)
   Initialdosis: 25 mg/die/i.v./4 Tage hindurch
   Erhaltungsdosis: 2-4 mg/die/p.o.
2. Cyclophosphamid (Endoxan)
   Initialdosis: 100-200 mg/die/i.v./2 Wo. lang
   Dauerbehandlung: 50-100 mg/die/p.o.
3. IMET 3393 (Cytostasan)
   Initialdosis: 25-50 mg/die
   Dauerbehandlung: 25 mg/Woche
4. BCNU 100 mg/m²/i.v./alle 6 Wo. 1x
5. Mitomycin C (Mitomycin) 0,125 mg/kg/i.v./2x wöchentl. 3-6 Wochen hindurch oder 0,03-0,07 mg/kg/die/i.v.

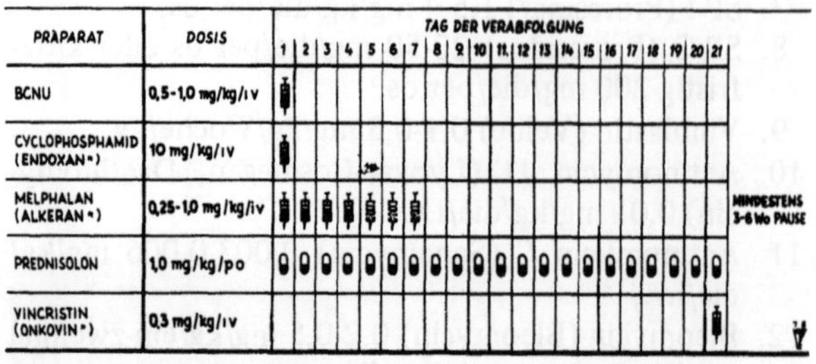

Abb. 6. Polychemotherapie des Plasmocytoms (nach [6])

2. Melphalan 4 mg/die/per os bis zum Leukozytenabfall auf 2000/mm³, dann Fortsetzung mit reduzierter Erhaltungsdosis
Prednisolon
Primobolan wie bei 1.
3. Melphalan 0,25 mg/kg/4 Tage lang, nach einer Pause von 6-8 Wochen evt. Wiederholung.
Prednisolon 2 mg/kg/die/per os 4 Tage lang, dann allmählich Reduktion auf Erhaltungsdosis wie bei 1.
4. Procarbacin (Natulan) 100-150 mg/die/per os/ längere Zeit hindurch (entsprechend der Toleranz) kann mit 1., 2. u. 3. kombiniert werden.
5. Am 1. Tag BCNU 0,5-1,0 mg/kg/i.v.,
   Cyclophosphamid 10 mg/kg/i.v.,
   Melphalan 0,25-1,0 mg/kg/die/i.v. je nach Verträglichkeit 4-7 Tage hindurch
   am 21.Tag Vincristin 0,3 mg/kg/i.v.
Eine Wiederholung ist nach einer Pause von 3-6 Wochen möglich (Abb. 7).

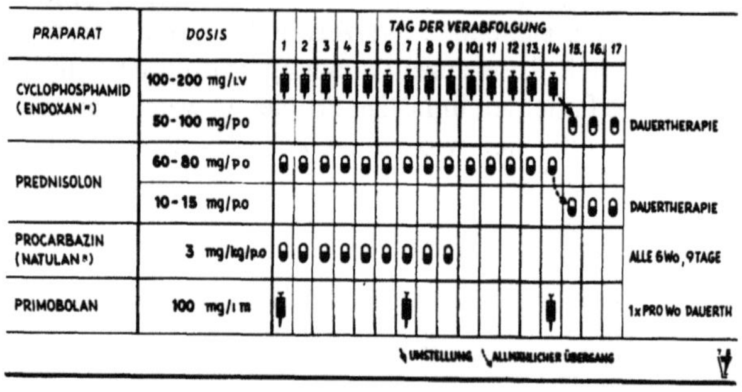

Abb. 7. Polychemotherapie des Plasmocytoms (nach [2, 4])

C. Lymphome der Keimzentrumszellen.

1. **Das zentroblastisch-zentrozytische Lymphom** (= großfolliculäres Lymphom = Morbus Brill-Symmers = folliculäres Lymphom = Germinoblastom = noduläre Form des Lympho- bzw. Retikulo-Sarkoms) ist bei umschriebener Lokalisation eine Indikation für die Strahlentherapie. Zytostatika sollten nur bei Symptomen der Generalisation gegeben werden.

Gute Erfolge wurden erzielt durch Cyclophosphamid (Endoxan) 100-200 mg/die/per os oder i.v. kombiniert mit Prednison 50-100 mg/die/per os. Bei fortgeschrittener Erkrankung kann auch das MOPP-Schema oder eine andere Behandlungsform wie bei Morbus Hodgkin verabfolgt werden.

2. **Das zentrozytische Lymphom** (= lymphozytisches Lymphosarkom = Lymphosarkomatose = Germinozytom = malignes Lymphom)
und

3. **das zentroblastische Lymphom** (= germinoblastisches Sarkom) können in gleicher Weise behandelt werden wie das zentroblastisch-zentrozytische Lymphom. Die zentrozytischen Lymphome sprechen auf die Therapie besser an und haben daher auch eine bessere Prognose, 10-60% der Patienten überleben mehr als 10 Jahre.

4. **das Burkitt-Lymphom** verursacht ebenso wie die anderen Lymphome der Keimzentrumszellen nur sehr selten Hautmanifestationen. Die Erkrankung führt bei der überwiegenden Mehrzahl der kleinen Patienten rasch zum Tode, manchmal heilt dieses Lymphom jedoch nach Behandlung mit geringen Dosen von alkylierenden Substanzen (N-Oxid-Lost = Mitomen, Nitromin, 0,4 mg/kg/die/i.v., oder Cyclophosphamid = Endoxan 1 mg/kg/die/per os oder i.v.) ab, wobei wahrscheinlich die Entwicklung einer Immunität für den günstigen Verlauf von entscheidender Bedeutung ist.

II. Non-Hodgkin-Lymphome mit hochgradiger Malignität.

A. Die lymphoblastischen Lymphome

wurden früher als Leukämien bezeichnet (akute lymphatische Leukämie = Stammzellenleukämie = Blastenleukämie = Paraleukoblastisches Lymphom) und sollen an speziell für die Leukämiebehandlung geeigneten Stationen behandelt werden.

B. Die immunoblastischen Lymphome (Sarkome)

das Retothelsarkom, das Retikulosarkom, das „malignant lymphoma histiocytic type", das Ewing-Sarkom sollen wie der Morbus Hodgkin primär bestrahlt werden.

Die Chemotherapie ist für alle Formen und klinisch-histologisch definierten Varianten in dieser Gruppe gleich. Die zytostatische Behandlung führt meistens rasch zur Rückbildung der Tumoren, die Remissionen sind aber gewöhnlich nur von kurzer Dauer. Später tritt häufig eine Resistenz gegen die wirksamen Präparate ein. Die Frage, ob die frühzeitig begonnene Chemotherapie bessere Erfolge bzw. anhaltendere Remissionen bewirken kann, ist noch nicht geklärt. Auch in dieser Indikation sollten deshalb zytostatische Präparate erst dann eingesetzt werden, wenn Symptome einer Generalisierung vorliegen.

Zur Behandlung wurden 19 Zytostatika empfohlen (Tabellen 5-9). Wie bei allen Lymphomen bewährt sich die Kombination mit Prednison.

Tabelle 5. Chemotherapie d. immunoblastischen Lymphome (Sarkome)

I. Alkylierende Substanzen.
1. N.Oxid-Lost (Mitomen, Nitromin) 0,4-0,5 mg/kg/die/i.v.
2. Cyclophosphamid (Endoxan) 1-3 mg/kg/die/p.o. bis maximal 8,0-10,0 g
3. Tetramin (Tem, Triamelin) anfangs 0,015-0,035 mg/kg/die/p.o., Zur Dauerbehandlung: 0,02-0,04 mg/kg/Wo./p.o.
4. Tetramesylmannit (Zitostop) noch in Erprobung
5. BCNU 2-5 mg/kg/i.v./alle 4-8 Wochen einmal.

Tabelle 6. Chemotherapie d. immunoblastischen Lymphome (Sarkome)

II. Antimetaboliten.
1. Amethopterin (Methotrexat) Dosierung wie bei Mycosis Fungoides.
2. 5-Fluoruracil (Fluoro-Uracil) 15 mg/kg/Wo./i.v.
3. Cytosin-Arabinosid (Alexan, Cytarabin, Cytosar) 4-40 mg/kg/die/p.o. oder 0,5-1 mg/kg/die als langsame Infusion
4. Cyclocytidin (Cyclo C, HJ 161, NSC 145668) noch in klinischer Erprobung

Tabelle 7. Chemotherapie d. immunoblastischen Lymphome (Sarkome)

III. Pflanzenalkaloide.
1. SP-I (Proresipar) 1,5-4 mg/kg/die/p.o. oder 6-15 mg/kg/i.v. in toleranzabhängigen Intervallen.
2. SP-G (Proresidor) anfangs 200 mg/die/p.o. später 25-50 mg/die/p.o.
3. Vinblastin (Velbe) 0,1-0,3 mg/kg/Wo./i.v.
4. Vincristin (Onkovin) 0,01-0,15 mg/kg/Wo./i.v. insgesamt maximal 15-20 mg.

Tabelle 8. Chemotherapie d. immunoblastischen Lymphome (Sarkome)

IV. Antibiotica.
1. Actinomycin D (Lyovac-Cosmegen, Dactinomycin) 0,01-0,05 mg/kg/die/i.v.
2. Bleomycin (Bleomycin) 0,2-0,5 mg/kg/i.v. 1-2x pro Wo. maximal 300-400 mg/Jahr
3. Adriamycin (Adriablastin) 0,3-0,6 mg/kg/i.v. 3 Tage oder 1,5 mg/kg/i.v. alle 3 Wo. 1x bis maximal 15 mg/kg
4. Daunomycin (Daunoblastin, Ondena, Cerubidine) 30-60 mg/m^2/die/i.v. bis maximal 15 mg/kg

Tabelle 9. Chemotherapie d. immunoblastischen Lymphome (Sarkome)

V. Andere Substanzen.
1. Procarbacin (Natulan) 2-3 mg/kg/die/p.o od. i.v.
2. Dacarbacine (DTIC) 10 mg/kg/die für die Dauer von 9 Tg.

Zur Polychemotherapie werden in dieser Indikation mehrere Schemata angegeben:
1. Vincristin und Prednison (Abb. 8)
2. Cyclophosphamid (Endoxan), Vincristin (Onkovin), Amethopterin (Methotrexat) und Prednison (Abb. 9). Dieses Behandlungsschema kann zur Erhaltung der Remission anfangs in kürzeren, später in längeren Intervallen dem Befund entsprechend einmal pro Monat bis einmal pro Vierteljahr wiederholt werden. Bei Anzeichen einer Resistenz müssen die betreffenden Präparate gegen andere Medikamente mit vergleichbarem Wirkungsmechanismus ausgetauscht werden (siehe Tab. 6-9).
3. Die im folgenden erwähnte, besonders intensive Therapie (Abb. 10) erzielte eine hohe Remissionsrate und anhaltende Tumorwirksamkeit.
Cyclophosphamid (Endoxan) 1,5 mg/m^2/i.v. am 1. Tag,
Vincristin (Onkovin), 1,4 mg/m^2/i.v. am 2., 9. u. 16. Tag,
Amethopterin (Methotrexat) 30 mg/m^2/4-mal im Abstand von 6 Std./per os am 23., 30., 37., 44., 51., 58., 65. u. 72. Tag,
Leukovorin 12 mg/m^2/i.v.: 4-mal im Abstand von 6 Std. beginnend jeweils 6 Std. nach der letzten Amethopterin-Einnahme, das ist am 24., 31., 38., 45., 52., 59., 66. und 73. Tag,
Cytosin-Arabinosid (Alexan, Cytarabin, Cytosar) 300

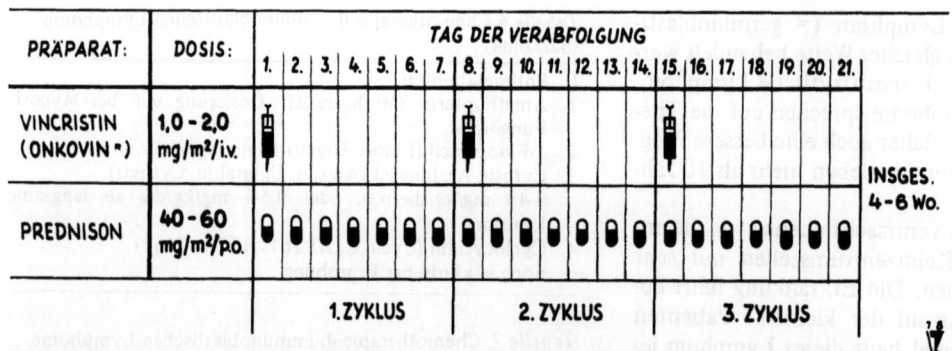

Abb. 8. Polychemotherapie der immunoblastischen Lymphome

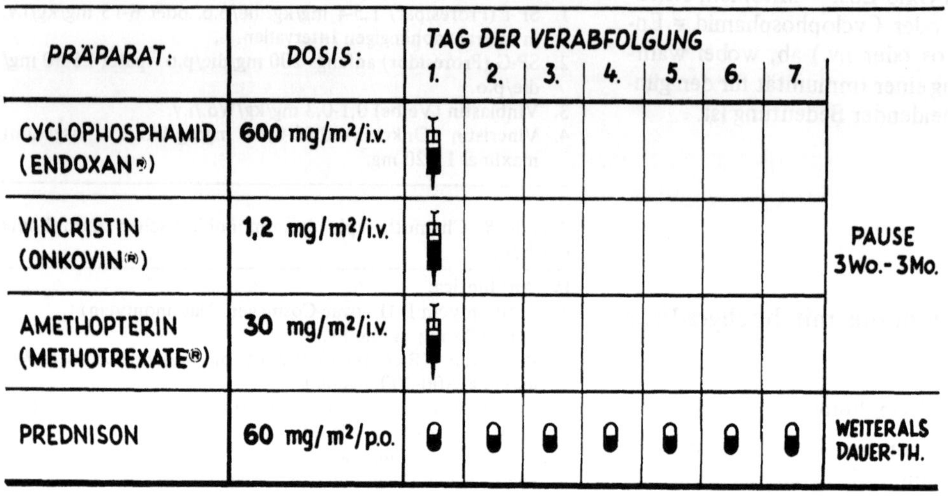

Abb. 9. Polychemotherapie immunoblastischer Lymphome

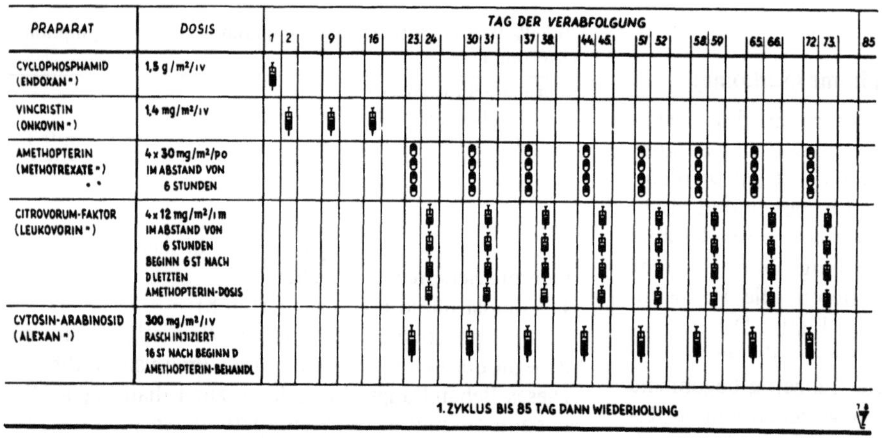

Abb. 10. Polychemotherapie der immunoblastischen Lymphome

mg/m²/i.v. rasch injiziert) 16 Std. nach Beginn der Amethopterinbehandlung, das ist am 23., 30., 37., 44., 51., 58., 65. u. 72. Tag. Bei Leukozytenwerten unterhalb von 2.000/m³ und Thrombozytenzahlen von weniger als 100.000/m³ muß die Dosis von Cytosin-Arabinosid auf 150 mg/m²/i.v. gesenkt werden.
4. Das MOPP-Schema bringt gleichfalls gute Erfolge.
5. Eine Variation des MOPP-Schemas hat sich auch bewährt:
Stickstofflost (Mustargen) 6 mg/m²/i.v. oder besser Cyclophosphamid (Endoxan) 600 mg/m²/i.v. am 1. u. 8. Tag,
Vincristin (Onkovin) 1,4 mg/m²/i.v. am 1. u. 8. Tag,
Procarbacin (Natulan) 100 mg/m²/per os am 1. u. 8. Tag,
Prednisolon 40 mg/m²/per os während des 1. u. 4. Zyklus.

Die Länge der Pausen zwischen den 2-Wochen-Zyklen richtet sich nach dem Ausmaß der Nebenwirkungen und der erforderlichen Erholungsphase. Der Unterschied zum MOPP-Schema besteht in einer Einsparung der Procarbacin-Dosis.

Die Chemotherapie der malignen Lymphome ist noch keineswegs ausgereift. Nur wenige Kombinationen sind genügend lange erprobt. Wie meistens, wenn besonders viele Möglichkeiten zur Auswahl stehen, gibt es kaum eine absolut verläßliche. Die zahlreichen Variationen sind allerdings auch auf die erheblichen individuellen Unterschiede im Krankheitsbild, im Verlauf und in der Verträglichkeit der einzelnen Präparate zurückzuführen.

Genaue Kenntnisse der Nebenwirkungen, der Komplikationen und der Spätfolgen sind die wesentlichste Voraussetzung für die Durchführung einer zytostatischen Therapie. Die Behandlung wird am besten stationär begonnen und kann dann, nach Einstellung auf eine Dauermedikation, ambulant fortgesetzt werden. Unter diesen Voraussetzungen sind jedoch selbst bei hochgradig malignen Lymphomen oft erstaunlich gute Erfolge zu erzielen.

Zusammenfassung

Die Methode der Wahl zur Behandlung maligner Lymphome ist die Strahlentherapie. Die Anwendung von Zytostatika allein führt selten zur Heilung und sollte deshalb erst dann angewendet werden, wenn der Einsatz anderer Mittel nicht mehr erfolgversprechend erscheint, sie ist grundsätzlich erst ab dem Stadium III-IV vertretbar. Die Verwendung solcher Präparate setzt eine genaue Kenntnis deren Wirkungsmechanismus und der zu erwartenden Komplikationen voraus. Die Chemotherapie sollte immer im Rahmen eines Konsiliums vom Dermatologen gemeinsam mit einem Internisten, einem Radiologen, einem Chemotherapeuten und einem Chirurgen geplant werden. Die Polychemotherapie, in vielen Fällen die erfolgversprechendste Maßnahme, ist gewöhnlich nur an Stationen möglich, welche über ein geschultes Personal, Intensivpflege mit Überwachungseinrichtungen, ein Akutlaboratorium sowie einen Vorrat an Leukozyten- und Thrombozytenkonzentraten verfügen. Eine weniger eingreifendere Behandlung ist oft unwirksam, führt nicht selten zur Resistenzentwicklung und schließt damit ein späteres, wirksames Vorgehen aus. Bei einzelnen Erkrankungen (z.B. Morbus Hodgkin, Mycosis fungoides) können ausgezeichnete Erfolge und langdauernde Remissionen erzielt werden, bei anderen, z.B. beim Burkitt-Lymphom und einigen immunoblastischen Lymphomen sind die Erfolge gewöhnlich weniger lange anhaltend. Einzelne Therapieschemen werden angeführt. Unter den erwähnten Voraussetzungen können allerdings selbst bei hochgradig malignen Lymphomen oft erstaunlich gute Erfolge erzielt werden.

Summary

The best method for treatment of malignant lymphomas is the application of ionizing-rays. Cytostatic drugs are usually not very effective and should therefore be reserved for cases only were other methods have been tried in vain or are inapplicable for individual reasons. Precaution for the therapeutic use of cytotoxic compounds is a thorough knowledge of possible side-reactions and toxic effects of such remedies. Treatment schedules should always be worked out at interdisciplinary cooperation between specialists for dermatology, internal medicine, radiology, chemotherapy and surgery. The most effective measure is the combination of different substances in the form of polychemotherapy. However, this can be mostly not be performed except in units which dispose of specially trained personnel and are furnished with possibilities for intensive care, surveillance, an acute laboratory and a supply on concentrates of leucocytes and thrombocytes. The application of less effective monotherapy should be avoided because it frequently induces drug resistance and therefore impediates later effective measures. Excellent results and long lasting remissions can be obtained at some diseases (e.g. Morbus Hodgkin, Mycosis fungoides), while treatment success is poor and of short duration in other disorders like Burkitt-lymphoma and a number of immunblastic lymphomas. Therapeutic schedules for chemotherapy in the different forms of lymphoma are suggested and discussed. Remarkable good results may however be obtained even in high degree malignant lymphomas provided the above outlines are strictly observed.

Literatur

1. Burkhardt, R.: Behandlung bei myeloproliferativen Krankheiten. In: 3., S. 171-212.
2. Dold, U.W., Sack, H.: Praktische Tumortherapie. Stuttgart: Thieme, 1976
3. Ehrhardt, H.: Internistische Tumortherapie. München: J. F. Lehmanns, 1975
4. Fateh-Moghadam, A.: Therapie des Plasmozytoms. In: 3., S. 213-225.
5. Huhn, D., Heinze, H.G., Steidle, Ch.: Diagnose und Therapie bei Morbus Hodgkin, In: 3., S. 106-144.
6. Luger, A.: Cytostatica in der Dermatologie. Berlin, Heidelberg, New York: Springer, 1977
7. Stein, H.: Klassifikation der malignen Non-Hodgkin-Lymphome aufgrund gemeinsamer morphologischer und immunologischer Merkmale zwischen normalen und neoplastischen lymphatischen Zellen. Immunität und Infektion *4*, 52-69, 95-109 (1976)
8. Theml, H., Kaboth, W.: Die Behandlung von chronischen Leukämien. In: 3., S. 145–170
9. Vonderheid, E.C., van Scott, E.J., Johnson, W.C., Grekin, D.A., Asbell, S.O.: Topical chemotherapy and immunotherapy of mycosis fungoides. Intermediate-term results. Arch. Dermatol. (Chicago) *113*, 454-462, (1977)
10. Wätzig, V.: Immuntherapie mit DNCB. Dermat. Monatsschr. *163*, 56-57 (1977)
11. Wilmanns, W.: Therapie acuter Leukämien. In: 3., S. 226-250.

Prof. Dr. A. Luger
Städt. Krankenhaus
der Stadt Wien-Lainz
Wolkersbergenstr. 1
A-1130 Wien

Photochemotherapie kutaner Lymphome

K. Wolff, Innsbruck

Die Anwendung oraler Photochemotherapie (PUVA) in der Behandlung kutaner Lymphome geht einerseits auf das bekannt gute Ansprechen früher Stadien der Mycosis fungoides auf ultraviolettes Licht und andererseits auf die bald nach der Entwicklung der Photochemotherapie aufgetretenen Zweifel an der These zurück, daß der günstige Effekt dieser Therapieform bei Psoriasis ausschließlich einem epidermalen Phänomen zuzuschreiben sei [15]. Da mehr als 50% der in die Haut eingestrahlten Quanten langwelligen ultravioletten Lichtes (UVA) den Papillarkörper des Koriums erreichen und durchdringen, war anzunehmen, daß Photochemotherapie zumindest bei T-Zell-Lymphomen mit ausgeprägtem Epidermotropismus auch in den Infiltratzellen 8-MOP - DNS - Photoadditionsprodukte sowie DNS - Zwischenstrangvernetzungen induzieren und damit zu einer Proliferationshemmung dieser Zellen führen könnte [10]. Besonders die frühen Stadien der Mycosis fungoides boten sich für einen derartigen therapeutischen Versuch an. Im folgenden soll über unsere nun fast 4 Jahre umfassende Erfahrung mit PUVA bei der Behandlung der Mycosis fungoides und über vorläufige Ergebnisse bei anderen Lymphomen und bei Mastozytose berichtet werden.

1. Mycosis fungoides

Wir überblicken derzeit ein Krankengut von 29 Patienten der Stadien I, II und III (Klassifizierung nach van Scott und Kalmonson [13]), die mit PUVA behandelt und bis zu 42 Monate nachkontrolliert wurden. Photochemotherapie mit 8-Methoxypsoralen (Oxoralen, Gerot, Wien) und UVA-Hochleistungsstrahlern (Waldmann, Schwenningen) wurde nach einem Behandlungsprotokoll durchgeführt, das detailliert in einer früheren Publikation beschrieben wurde [11]. Hier sei kurz erwähnt, daß Behandlungen 4mal pro Woche bis zur völligen Remission der Hautveränderungen durchgeführt und darüber hinaus einen weiteren Monat fortgesetzt wurden, um dann abgebrochen zu werden. Bei Auftreten von Rezidiven wurde nach dem gleichen Therapieschema verfahren.

Bei allen Patienten konnten durch diese Behandlung komplette Remissionen (klinische Erscheinungsfreiheit) erzielt werden, wobei jedoch die Anzahl der benötigten Behandlungssitzungen in weiten Grenzen schwankte. Erwartungsgemäß sprachen die Patienten des Stadiums I am schnellsten an, es kam zur Abnahme des Erythems, zum Sistieren der Schuppung und zu einer intensiven Bräunung der läsionalen Hautareale, die zunächst wesentlich stärker pigmentierten als die Umgebung. Im Stadium II sahen wir eine komplette Abflachung der infiltrierten Herde und ebenfalls eine zunächst intensive Pigmentation, die sich jedoch bei Fortsetzung der Behandlung der uniformen Bräunung der umgebenden Haut anglich. Überraschenderweise kam es auch im Stadium III, allerdings erst nach längerer Behandlungszeit, zu einer Rückbildung der Tumoren und zum völligen Verschwinden der spezifischen Infiltrate. Wenn man das Ansprechen psoriatischer Plaques auf Photochemotherapie als Vergleichsbasis heranzieht, ergeben sich bei der Photochemotherapie der Mycosis fungoides etliche Besonderheiten, die betont werden sollten:
1. Der Mycosis-fungoides-Plaque pigmentiert stärker als die Umgebung;
2. massive Infiltrate und Tumoren neigen zur Ulzeration. Bei Fortsetzung der Behandlung heilen die Ulzera jedoch schnell, meist mit depigmentierten, flachen Narben ab;
3. oberflächliche Erosionen und Ulzerationen treten unter Umständen auch bei klinisch eher flachen Infiltraten und manchmal in klinisch scheinbar nur geringfügig befallenen Hautarealen auf; es werden also durch diese Therapie auch klinisch wenig manifeste spezifische Infiltrate erfaßt.

Die Ergebnisse der Initialbehandlung bei insgesamt 19 Patienten sind in Tabelle 1, die einer früheren Publikation [11] entnommen ist, zusammengefaßt. Die Behandlungszeit von Tumoren im Stadium III, die sich nur schwer mit den erythematösen oder infiltrierten Plaques der Stadien I und II vergleichen läßt und daher in Tabelle 1 nicht berücksichtigt ist, betrug bis zu 4 Monate.

Die Ergebnisse des Verlaufes und der Nachbeobachtung bei einem größeren Patientengut von insgesamt 29 Patienten sind in Tabelle 2 dargestellt. Folgende Schlußfolgerungen lassen sich aus diesen Ergebnissen ableiten:
1. Photochemotherapie scheint zur Behandlung des Stadiums I der Mycosis fungoides ideal geeignet zu sein. Von 14 Patienten waren 10 in einem Zeitraum bis zu 42 Monaten rezidivfrei; 4 dieser Patienten konnten am Stichtag der Erstellung dieser Statistik nicht nachkontrolliert werden, alle waren jedoch zum Zeitpunkt der letzten Kontrolle (d.h. 4, 6, 16 und 21 Monate nach Behandlung) in Remission.
2. Auch das Stadium II der Mycosis fungoides spricht auf Photochemotherapie ausgezeichnet an. Hier ist allerdings die Rezidiv-Quote wesentlich höher, die Rezidive lassen sich durch eine neuerliche Behandlung jedoch gleich gut beherrschen wie die ursprünglichen Infiltrate; Resistenzentwicklung wurde bisher nicht beobachtet. Bei einem Patienten kam es allerdings trotz völliger Erscheinungsfreiheit der Haut zur Progredienz des Leidens ins Stadium IV (Befall der peripheren Lymphknoten und der Tonsillen, ohne Befall der inneren Organe).
3. Ähnlich verhalten sich die spezifischen Infiltrate und Tumoren im Stadium III, die Rezidivquote in diesem Stadium liegt jedoch bei 83%. Bei 3 Patienten kam es auch unter Behandlung immer wieder zum Aufschießen neuer Infiltrate, vor allem in Regionen, die der Bestrahlung nicht so ohne weiteres zugänglich waren

Tabelle 1. Ergebnisse der Anfangsbehandlung [a]

Stadium der M.f.	I	II	III
Zahl der Expositionen bis zur Erscheinungsfreiheit ($x \pm S$)	15,8 ± 7,5	19.9 ± 16,0	18.8 ± 8.7[b]
Zahl der Tage bis zur Erscheinungsfreiheit	31.2 ± 14,7	40,0 ± 33,9	34,0 ± 17,0[b]
UVA-Dosis (J/cm^2) bis zur Erscheinungsfreiheit	78,7 ± 72,8	69,5 ± 44,0	171,8 ± 198,1[b]

[a] Aus Konrad et al. [11]
[b] Erscheinungsfreiheit bei Patienten im Stadium III betrifft nur plaqueförmige, nicht aber tumoröse Infiltrate. Bei einem Patienten waren infolge starker Pigmentierung ungewöhnlich hohe Jouledosen notwendig

Tabelle 2. Mycosis fungoides – Photochemotherapie

	Nachbeobachtung						Derzeitiger Zustand		
Stadium	Patientenzahl	Patienten in Remission nach Initialbehandlung	Zeitraum der Nachbeobachtung (Monate)	Rezidivfreie Patienten	Patienten mit Rezidiven	Rezidive (pro Patient)	erscheinungsfrei	M.f. nachweisbar	ausgeschieden
I	14	14	3–42	10[a]	4	1 (3) 2 (1)	9	1	4[a]
II	9[b]	9	8–42	2[c]	7[d]	1 (4)[d] 2 (1) 3 (2)[e]	3	2[e]	4[d]
III	6	6	10–28	1	5	1 (1) > 1 (4)	4[f]	2[g]	0

[a] 4 Patienten aus der Studie ausgeschieden. Bei der letzten Kontrolle waren alle nach 4, 6, 16, 21 Monaten erscheinungsfrei.
[b] 2 Patienten erythrodermisch (aber kein Sézary-Sydrom).
[c] 1 Patient ausgeschieden. Bei letzter Kontrolle erscheinungsfrei.
[d] 2 Patienten hatten je 1 Rezidiv innerhalb von 12 Monaten, dann bei klinischer Erscheinungsfreiheit Exitus aus anderen Ursachen (Ovarialkarzinom, Silikotuberkulose); 2 Patienten ausgeschieden. Bei letzter Kontrolle (35, 24 Monate) erscheinungsfrei.
[e] 1 Patient trotz Dauertherapie Übergang ins Stadium IV.
[f] 1 Patient hautmäßig erscheinungsfrei, aber Übergang ins Stadium IV.
  1 Patient mit multiplen Tumoren nach Initialbehandlung über 1 Jahr ohne Therapie erscheinungsfrei.
[g] Bei 1 Patienten wurden mehrere Tumoren röntgenbestrahlt

(Axillen, Leistenbeuge, interglutäal etc.), so daß diese Patienten einer Dauertherapie (2 Behandlungssitzungen pro Woche) unterzogen werden mußten. Bei einem Patienten wurden einige Hauttumoren zusätzlich mit Röntgen bestrahlt; andererseits war ein weiterer Patient, bei dem multiple Tumoren durch die Initialbehandlung zur Rückbildung gebracht worden waren, ein ganzes Jahr ohne Therapie erscheinungsfrei.

Am interessantesten ist das Verhalten der Patienten im Stadium III. Ursprünglich hatten wir nicht erwartet, daß Tumoren durch Photochemotherapie überhaupt beeinflußt werden könnten; das günstige Ansprechen tumoröser Infiltrate läßt sich unseres Erachtens derzeit nur dadurch erklären, daß zunächst oberflächliche, später aber sukzessiv aus der Tiefe nachrückende Infiltrate zerstört werden, wofür die geringe Geschwindigkeit der Rückbildung von Knoten sprechen würde. Bei Ulzeration hingegen werden tiefere Areale des tumorösen Infiltrates nach Zerstörung oberflächlicher Tumoranteile für UVA erreichbar. Die Tatsache, daß bei manchen Patienten im Stadium III Erscheinungsfreiheit über relativ lange Zeiträume aufrechterhalten werden kann, ließe sich – allerdings spekulativ – dahingehend interpretieren, daß die Besiedlung der Haut durch Infiltratzellen bei fortgesetzter Behandlung verhindert wird. Dafür würde auch der Umstand sprechen, daß bei diesen Patienten Rezidive nur an jenen Körperstellen auftraten, die von UVA nicht ohne weiteres erreicht wurden, z.B. in den intertriginösen Regionen.

Die völlige Erscheinungsfreiheit des einen Patienten, der nach Rückbildung multipler Tumoren über ein Jahr auch ohne Therapie erscheinungsfrei blieb, wirft die Frage nach einer Systemwirkung dieser Behandlung auf, die allerdings derzeit noch nicht beantwortet werden kann. Unter der Annahme, daß bei den kutanen T-Zell-Lymphomen zwischen T-Zellen der Haut, des Blutes und der lymphatischen Organe ein Gleichgewicht besteht, könnte die Wirkung der Photochemotherapie bei Mycosis fungoides auf einen der Leukopherese beim Sézary-Syndrom [3] analogen Effekt zurückgeführt werden. Durch eine kontinuierliche Zerstörung und damit zahlenmäßige Verringerung abnormer T-Zellen im Bereiche der von PUVA erreichten Hautschichten würden dem Organismus ständig T-Zellen entzogen, wobei man sich von einem derartigen Mechanismus, den wir mit Dermatopherese bezeichnet haben [11], einen günstigen Effekt auch auf die Gesamtsituation des Kranken im Sinne einer Verzögerung des Fortschreitens des Krankheitsprozesses erwarten könnte. Die Progression der Mycosis fungoides bei zwei unserer Patienten (Stadium II bzw. III) in ein Stadium IV spricht jedoch gegen dieses Gedankenmodell. Ich möchte in diesem Zusammenhang betonen, daß über den Wirkungsmechanismus der Photochemotherapie auf das spezifische Infiltrat der Mycosis fungoides auch heute noch lediglich Spekulationen angestellt werden können und daß daher auch der Begriff der „Zerstörung" spezifischer Infiltrate in der Haut mit Sicherheit nur für jene Läsionen angenommen werden kann, bei denen klinisch tatsächlich eine Ulzeration beobachtet wird. Es wäre denkbar, daß bei weniger heftigen Reaktionen Photochemotherapie lediglich modulierende oder funktionsveränderte Einflüsse auf das T-Zell-Infiltrat ausübt.

Immerhin kann man unserer Erfahrung nach Photochemotherapie als die Therapie der Wahl für die Stadien I und II der Mycosis fungoides ansehen. Die Behandlungsergebnisse im Stadium III sind ebenfalls ausgezeichnet, wenngleich konzediert werden soll, daß bei großen Tumoren durch eine zusätzliche Röntgenbestrahlung eine raschere Involution erreicht werden mag. Ein entscheidender Vorteil der PUVA-Behandlung ist das unverändert rasche Ansprechen der Rezidive auf eine erneute Behandlung, so daß diese Therapie praktisch unbegrenzt oft wiederholt werden kann. Sicherlich ist Photochemotherapie in den frühen Stadien der Mycosis fungoides weniger problematisch als lokale oder systemische Therapie mit Zytostatika, wenngleich unsere heutigen Erfahrungen noch zu begrenzt sind, um Aussagen über Langzeitergebnisse oder einen Vergleich mit Ganzkörperbestrahlung durch schnelle Elektronen [5] zuzulassen. Entscheidend wäre die Beantwortung der Frage, ob durch PUVA der Krankheitsprozeß als Ganzes verzögert oder zumindest vorübergehend aufgehalten werden kann, und ob es dadurch gelingt, das Leben der Patienten zu verlängern. Im Hinblick auf den äußerst variablen Verlauf der Mycosis fungoides und die in manchen Fällen auch ohne Behandlung exzessiv lange Krankheitsdauer [4] wird eine derartige Aussage wahrscheinlich erst in weiteren 5 oder 10 Jahren an Hand eines wesentlich größeren Krankengutes zu machen sein.

2. Andere Lymphome

Um festzustellen, ob der bei Mycosis fungoides beobachtete günstige PUVA-Effekt einer selektiven Wirkung auf das T-Zell-Infiltrat entspricht, wurden vier Patienten mit chronisch-lymphatischer Leukämie, die papulöse und tumoröse Hautinfiltrate entwickelt hatten, der Photochemotherapie zugeführt. Auch hier kam es zu einer völligen Rückbildung der Infiltrate, ebenso der nach Beendigung der Therapie aufgetretenen Rezidive. PUVA führt also auch zur Rückbildung von B-Zell-Infiltraten, der „Mycosis-fungoides-Effekt" ist also nicht spezifisch.

3. Mastozytose

Derzeit existiert keine zufriedenstellende Behandlungsmöglichkeit für die Mastozytose. Wir haben daher in Zusammenarbeit mit den Universitätskliniken Kiel und Warschau im letzten Jahr insgesamt 10 Patienten mit generalisierter papulöser Urticaria pigmentosa, mit und ohne Systembeteiligung, empirisch mit PUVA behandelt [1]. Die Ergebnisse können als ausgezeichnet bezeichnet werden; bei allen Patienten wurden mit 9-24 Bestrahlungssitzungen klinisch komplette Remissionen erreicht. Die PUVA-Behandlung führte zu einer Rückbildung der Infiltration der Effloreszenzen, Urtikation oder Dermographismus waren durch physikalische Reize nicht mehr auslösbar. Vor allem verschwanden die subjektiven Symptome, wie Jucken und der bei einigen Patienten vorhandene Histamin-Kopfschmerz. Ein Einfluß von PUVA auf Systembefall bei Mastozytose (Knochen) wurde bisher nicht beobachtet. Rezidive sind bei diesen Patienten ebenfalls aufgetreten, sie sprachen jedoch auf eine neuerliche Behandlung ebenso prompt an wie auf die Initialbehandlung.

Photochemotherapie ist heute eine etablierte Behandlungsform der schweren Psoriasis [14]. Das Ansprechen anderer Dermatosen, wie Neurodermitis [7] oder Lichen ruber [2], die hervorragende Wirkung bei Mycosis fungoides [10, 11], aber auch bei Pseudo-Lymphomen, wie z.B. bei der lymphomatoiden Papulose [2], und schließlich, wie ich eben zeigen konnte, bei Urticaria pigmentosa [1] lassen erkennen, daß dieser Therapie ein außerordentlich breites Wirkungsspektrum zukommt. Sicherlich ist PUVA nicht geeignet, als therapeutische Modalität in der Behandlung von spezifischen Infiltraten bei chronisch-lymphatischer Leukämie routinemäßig eingesetzt zu werden, die demonstrierten Ergebnisse haben aber akademisches Interesse. Sicherlich sind hingegen die therapeutischen Erfahrungen bei Mycosis fungoides, die bisher nicht nur von uns [10, 11], sondern auch von anderen [6, 8, 9] gemacht werden konnten, als derart günstig zu bezeichnen, daß PUVA bei diesem Lymphom einen fixen Platz in dem heute zur Verfügung stehenden therapeutischen Armamentarium einnimmt. Als einzige derzeit zur Verfügung stehende effektive Therapie bei Urticaria pigmentosa wird PUVA schließlich bei jenen Patienten, deren Wohlbefinden durch das Leiden beeinträchtigt wird, so lange eingesetzt werden können, bis bessere und einfachere Therapie-Maßnahmen zur Verfügung stehen.

Zusammenfassung

Eine nahezu vierjährige Erfahrung mit Photochemotherapie bei Mycosis fungoides wird anhand eines Krankengutes von 29 Patienten analysiert. Nach unseren Ergebnissen kann PUVA als Therapie der Wahl in den Stadien I und II der Mykosis fungoides bezeichnet werden. Auch die Ergebnisse im Stadium III sind ausgezeichnet, wenngleich in manchen Fällen die relative hohe Rezidivquote eine von unterschiedlichen Intervallen unterbrochene Dauertherapie erforderlich macht. Überraschenderweise lassen sich im III. Stadium auch Tumoren mit PUVA völlig zur Rückbildung bringen. PUVA hat auch eine günstige Wirkung auf kutane Infiltrate bei chronischer lymphatischer Leukämie. Auch die Ergebnisse bei 10 Fällen mit Mastozytose waren ausgezeichnet. In allen Fällen konnten komplette Remissionen erzielt werden, wobei auch systemische Erscheinungen (Histamin-Kopfschmerz) beeinflußt werden konnten.

Summary

A 42 months follow-up of PUVA on 29 patients with mycosis fungoides (stages 1, 2 and 3) treated with PUVA is presented. According to our results, PUVA appears to be the treatment of choice in stage 1 and 2 of mycosis fungoides, but has also proven extremely useful in the treatment of stage 3 patients. In the latter group, the incidence of recurrences was relatively high, necessitating almost continuous treatment in some patients;

it is surprising that in this group of patients a complete involution of tumours was induced by PUVA.

PUVA has also shown good results in the treatment of cutaneous infiltrates of chronic lymphatic leukaemia and has proven an excellent therapy in 10 patients with generalized mastocytosis (urticaria pigmentosa). Complete clearing, suppression of Darier's sign, disappearance of pruritus and also systemic symptoms such as histamine headache was achieved.

Literatur

1. Christophers, E., Hönigsmann, H., Wolff, K., Langner, A.: PUVA-treatment of urticaria pigmentosa. Br. J. Dermatol. 98, 701-702 (1978)
2. Brenner, W., Gschnait, F., Hönigsmann, H., Fritsch, P.: Erprobung von PUVA bei verschiedenen Dermatosen. Hautarzt, im Druck
3. Edelson, R., Facktor, M., Andrews, H., Lutzner, M.A., Schein, P.: Successful management of the Sézary syndrome. Mobilization and removal of extravascular neoplasts with T-cells by leukophoresis. N.Engl.J.Med. 291, 293-294 (1974)
4. Epstein, E.H., Levin, D.L., Croft, J.D., Lutzner, M.A.: Mycosis fungoides. Survival, prognostic features, response to therapy, and autopsy finding. Medicine 15, 61-72 (1972)
5. Fuks, Z.Y., Bagshaw, M.A., Farber, E.M.: Prognostic signs and the management of the mycosis fungoides. Cancer 32, 1385-1395 (1973)
6. Gilchrest, B.A., Parrish, J.A., Tanenbaum, L., Haynes, H.A., Fitzpatrick, T.B.: Oral Methoxsalen photochemotherapy of mycosis fungoides. Cancer 38, 683-689 (1976)
7. Gschnait, F., Hönigsmann, H., Konrad, K., Fritsch, P., Wolff, K.: Photochemotherapie (PUVA) bei Neurodermitis. Z.Hautkr. 52, 1219-1224 (1977)
8. Hofmann, C., Burg, G., Plewig, G., Braun-Falco, O.: Photochemotherapie cutaner Lymphome. Orale und lokale 8-MOP-UVA Therapie. Dtsch.Med.Wochenschr. 102, 675-679 (1977)
9. Hodge, L., Vella Briffa, D., Warin, A.P., Gange, R.W., Bleeken, S.: Photochemotherapy in mycosis fungoides. Br. Med. J. 2, 1257-1259 (1977)
10. Hönigsmann, H., Konrad, K., Gschnait, F., Wolff, K.: Photochemotherapy of mycosis fungoides. VIIth International Congress of Photobiology, Rome, Italy, 29. Aug.- 3. Sept. 1976. Book of Abstracts, p. 222
11. Konrad, K., Gschnait, F., Hönigsmann, H., Fritsch, P., Wolff, K.: Photochemotherapie bei Mycosis fungoides. Hautarzt 29, 191-197 (1978)
12. Roenick, H.H.: Photochemotherapy of mycosis fungoides. Arch. Dermatol. 113, 1047 (1977)
13. van Scott, E.J. Kalmanson, J.D.: Complete remissions of mycosis fungoides lymphoma induced by topical nitrogen mustard (HN_2). Cancer 32, 18-30 (1973)
14. Wolff, K., Hönigsmann, H., Gschnait, F., Konrad, K.: Photochemotherapie bei Psoriasis. Dtsch. Med. Wochenschr. 100, 2471-2477 (1975)
15. Wolff, K., Gschnait, F., Hönigsmann, H., Konrad, K., Stingl, G., Wolff-Schreiner, E., Fritsch, P.: Oral photochemotherapy-results, follow-up and pathology. In: Proceedings of the International Psoriasis Symposium New York: Yorke Medical Books, p. 300-309, 1977

Prof. Dr. K. Wolff
Univ.-Hautklinik
Anichstr. 35
A-6020 Innsbruck

Pseudolymphome der Haut

H. Kresbach, H. Kerl, Graz

Der Begriff „Pseudolymphom" ist nicht leicht und eindeutig zu definieren. Man versteht darunter lymphoretikuläre Proliferationen hyperplastischen Charakters. Grundsätzlich ist damit ausgedrückt, daß es sich um nicht systemische, reaktive und rückbildungsfähige Affektionen handelt. Die Grenzen zu bestimmten chronisch-entzündlichen Prozessen und Immunreaktionen sind mitunter unscharf, so daß auch klinische Aspekte in den Begriff eingehen müssen. Im Mittelpunkt steht natürlich stets die Herausarbeitung der Distanz zu lymphoretikulären Neoplasien.

Als **Pseudolymphome in einem engeren Sinn** möchten wir zunächst die Erscheinungsformen der **benignen kutanen Lymphoplasie** auffassen. Dazu zählen die Lymphozytome (Lymphadenosis benigna cutis Bäfverstedt), lymphozytäre Infiltrationen bestimmter Art, besondere Arzneireaktionen und persistierende knotige Arthropoden-Reaktionen [3]. Der generelle Zellbestand dieser Pseudolymphome entspricht reifen Differenzierungsprodukten und setzt sich hauptsächlich aus kleinen Lymphozyten, Zentrozyten, Blasten, Plasmazellen, Retikulumzellen, Histiozyten bzw. Makrophagen und wechselnd zahlreichen Eosinophilen zusammen. Das Spektrum der feingeweblichen Erscheinungsformen läßt sich auf 3 – sich oft überschneidende – Muster reduzieren, nämlich auf einen lymphoretikulären, einen granulomatösen und einen follikulären Typ. Bei letzterem sind Keimzentren das dominierende Merkmal.

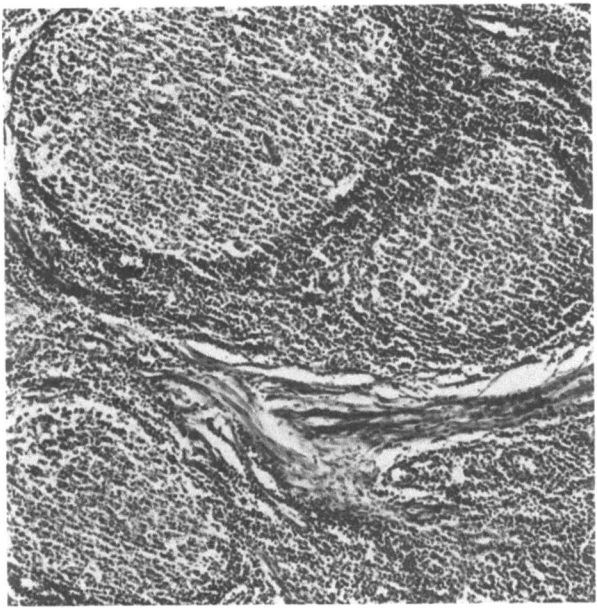

Abb. 1. Lymphozytom. Follikulärer Typ mit Keimzentren. Giemsa, x90

Den bekannten **Lymphozytomen** entsprechen histologisch vor allem der lymphoretikuläre und follikuläre Typ (Abb. 1). Bei den Infiltratlymphozyten handelt es sich um B- und T-Lymphozyten in einem Verhältnis von etwa 2:1 [1]. Dies entspricht dem Zellbestand des normalen Lymphknotens.

Bei den **lymphozytären Infiltrationen bestimmter Art** unterscheiden wir die lymphocytic infiltration of the skin im Sinne von Jessner u. Kanof, das palpable wandernde arciforme Erythem im Sinne von Clark sowie eruptiv-disseminierte lymphozytäre Infiltrationen [3]. Bei allen diesen Fällen fehlen histologisch stets Keimzentren. Sie entsprechen hauptsächlich einer nichtfollikulären lymphoidzelligen oder lymphoretikulären Lymphoplasie. Die eruptiv-disseminierten Formen scheinen häufig durch Medikamente ausgelöst zu sein. Vorwiegend aus Lymphozyten aufgebaute Lymphoplasien ohne Keimzentren müssen stets sehr sorgfältig von gutdifferenzierten lymphozytischen Lymphomen abgegrenzt werden.

Besondere Arzneireaktionen, immer wieder einmal durch Hydantoinpräparate, Menthol-Derivate bzw. ätherische Pflanzenöle und durch Antigen-Injektionen ausgelöst, sind vor allem dem lymphoretikulären, teils dem granulomatösen und nur selten dem follikulären Typ zuzuordnen.

Persistierende knotige Arthropoden-Reaktionen (Skabies!) zeigen meist ein sehr polymorphes histologisches Bild. Überwiegend liegt eine granulomatöse Lymphoplasie mit fallweise betonten epidermalen, vaskulären und stromalen Proliferationen vor. Gewebseosinophilie ist häufig. Keimzentren kommen aber ebenso vor wie auch mehr lymphozytär-monomorphe Muster und „atypische" Zellen. Die Abgrenzung von malignen Lymphomen (Morbus Hodgkin, Mycosis fungoides) ist mitunter schwierig (Abb. 2).

Zusammenfassend ergeben sich folgende fakultative histopathologische Kriterien zur Unterscheidung von Pseudolymphomen im engeren Sinn und authentischen malignen Lymphomen [2, 3] (Tabelle 1).

Als **2. Gruppe der Pseudolymphome** möchten wir hier die **lymphomatoide Papulose** und das **aktinische Retikuloid** erwähnen. Nicht zuletzt das klinische Erscheinungs- und Verlaufsbild dieser Affektionen rechtfertigt ihre Abtrennung von den Manifestationsformen der benignen kutanen Lymphoplasie und ihre Herausstellung als Sonderformen innerhalb des Komplexes „Pseudolymphome". Häufiger als bei der benignen kutanen Lymphoplasie bestehen konkrete Affinitäten zu nosologisch andersartigen Prozessen.

Die **lymphomatoide Papulose** stellt u.E. nach wie vor ein inhomogenes Syndrom dar, hinter dem sich einerseits eine benigne lymphomatoide Pityriasis lichenoides acuta bzw. chronica, andererseits möglicherweise eine „gebremst maligne" Variante eines kutanen T-Zell-Lymphoms verbergen. Die Entscheidung, ob ein Pseudolym-

Tabelle 1. Einige fakultative histopathologische Kriterien zur Unterscheidung von Pseudolymphomen und malignen Lymphomen

Pseudolymphome	*Maligne Lymphome* [a]
Infiltratdichte meist in der oberen Dermis am größten.	Infiltratdichte in der oberen und unteren Dermis etwa gleich. Nicht selten massivere Infiltrate in der Tiefe.
Follikuläres Muster mit Keimzentren häufig.	Follikuläres Muster mit Keimzentren fehlt (Ausnahme: Zentroblastisch-zentrozytisches Lymphom).
Grundsätzlich eher polymorpher Charakter der wechselnd dichten nodulären und diffusen Infiltrate. Eosinophile oft sehr zahlreich.	Eher dichtes monomorphes Bild der nodulären und/oder diffusen Infiltrate. Mitunter „indian file sign". Eosinophile fehlen meist.
Sehr oft betonte Gefäßproliferation.	Gewöhnlich keine Gefäßproliferation.
Nicht selten reichlich Sternhimmelzellen, Kernstaub und große Zentroblasten.	Sternhimmelzellen selten (Ausnahme: z.B. Burkitt-Lymphom oder Retikulosarkom).

[a] Ausgenommen Morbus Hodgkin und Mycosis fungoides

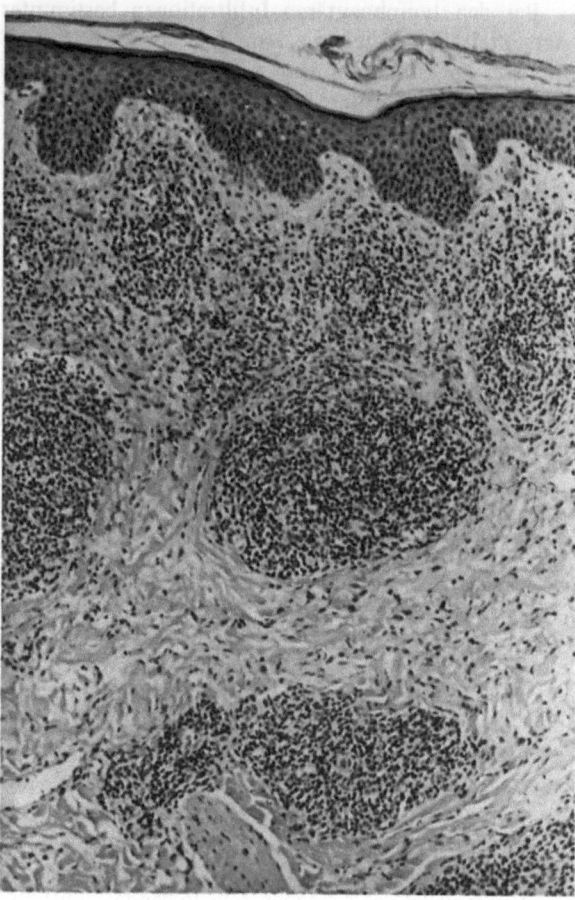

Abb. 2. Persistierende noduläre Skabies. HE, x 80

Abb. 3. (a) Lymphomatoide Papulose

(b) Lymphomatoide Papulose (vom histologischen Typ der Parapsoriasis lichenoides varioliformis acuta). HE, x 110

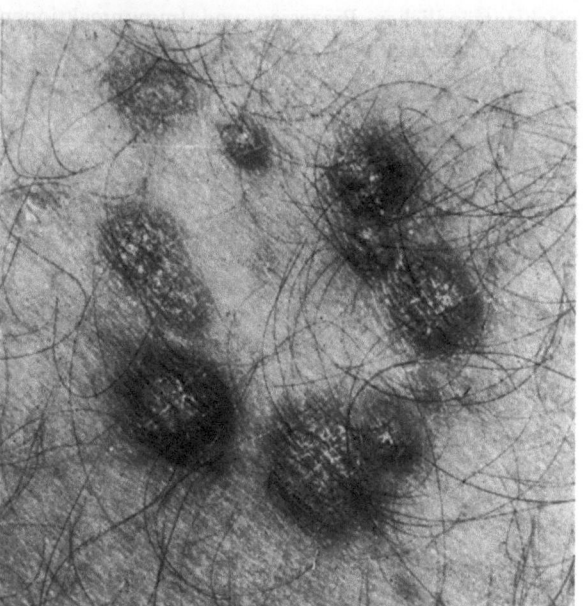

Abb. 3 a

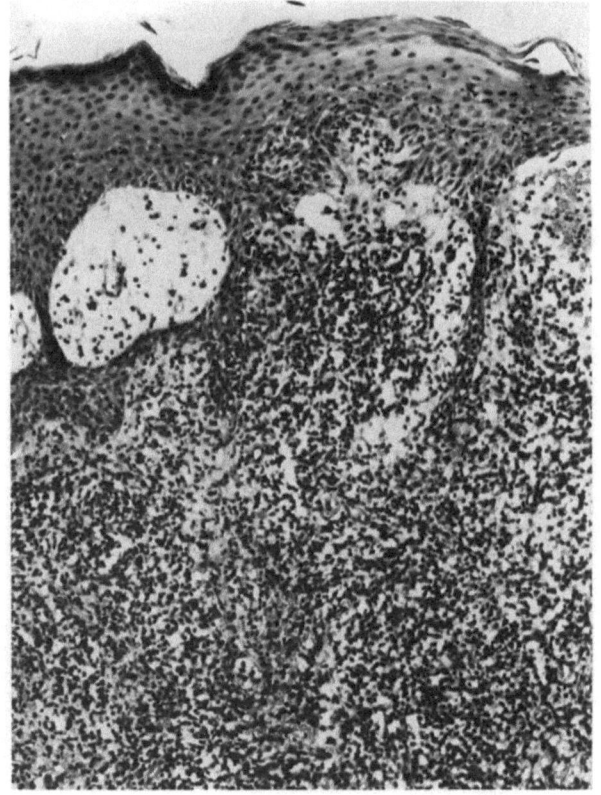

Abb. 3 b

phom, ein Prälymphom oder ein „wirkliches" Lymphom vorliegt, ist auf jeden Fall schwierig (Abb. 3a und b).

Auch das **aktinische Retikuloid** erinnert in vielen Zügen an ein frühes T-Zell-Lymphom. Ähnlichkeiten mit Morbus Hodgkin und Mycosis fungoides sind histologisch fallweise durchaus gegeben. Das klinische und histologische Profil bleibt aber letztlich unscharf, und wir möchten hier am ehesten von einer idiopathischen Lichtdermatose heteroreaktiver Art nach Art des Ekze-

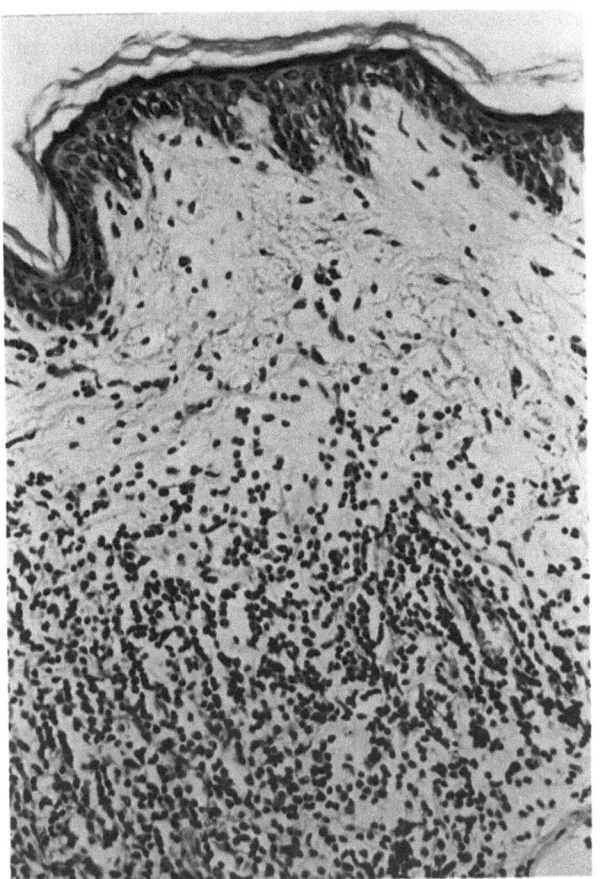

Abb. 4. REM-Syndrom. HE, x 200

ma solare sprechen. Hervorzuheben sind allerdings einerseits die Beziehungen zur lymphomatoiden Kontaktdermatitis [5] und andererseits gewisse Ähnlichkeiten mit dem Sézary-Syndrom.

In einer **3. Gruppe von Pseudolymphomen** möchten wir zwei Affektionen zusammenfassen, deren Zugehörigkeit zu den Pseudolymphomen nur mehr am Rande teils durch klinische, teils durch histopathologische Detailaspekte gegeben ist. Es handelt sich dabei um die **Rundzellerythematose** [6] und um die **angiolymphoide Hyperplasie mit Eosinophilie**.

Für die **Rundzellerythematose** (REM-Syndrom) sind perivaskuläre Rundzellinfiltrate und eine Ansammlung schleimartigen Materials (nach eigenen Untersuchungen Hyaluronsäure) im oberen und mittleren Korium charakteristisch (Abb. 4). Beziehungen dieser offensichtlichen Entität bestehen einerseits zur lymphocytic infiltration of the skin im Sinne von Jessner u. Kanof und andererseits zur plaqueförmigen kutanen Muzinose.

Noch weiter entfernt von den Pseudolymphomen präsentiert sich die **angiolymphoide Hyperplasie mit Eosinophilie**. Hier handelt es sich ganz eindeutig um eine primäre knotige Hämangioendotheliose bzw. um eine atypische vaskuläre Proliferation mit einer fakultativen entzündlich-lymphomatoiden Begleitreaktion mit zahlreichen Eosinophilen. Klinisch-differentialdiagnostisch kommen vor allem maligne Gefäßtumoren in Betracht (Abb. 5a und b).

Abschließend ist hier noch auf eine erst seit kurzem bekannte klinisch-pathologische Entität, nämlich die **angioimmunoblastische Lymphadenopathie** (AIBL), zu verweisen. Es handelt sich um eine sehr oft durch verschiedene Medikamente induzierte fieberhafte Systemkrankheit mit primärem Lymphknotenbefall, Hepato-Splenomegalie und polyklonaler Dysglobulinämie. Polymorphe Hautbeteiligung wird bei etwa 40% der Fälle beobachtet [4]. Neben juckenden makulopapulösen Exanthemen kommen auch plaque- und knotenförmige Infiltrate vor, deren klinisches Bild an kutane Lymphome oder Pseudolymphome erinnert. Die kennzeichnenden histopathologischen Veränderungen (Abb. 6) finden sich vor allem in den vergrößerten Lymphknoten und sind in den Hautläsionen mitunter weniger deutlich ausgeprägt. Es handelt sich dabei im wesentlichen um folgende Trias: 1. Polymorphe Zellinfiltrate aus Immunoblasten, Lymphozyten, lymphoplasmazytoiden Elementen, Retikulumzellen und Eosinophilen, 2. Venolenproliferation mit Endothelzell-Hyperplasie, 3. Interstitielle Ablagerung eines amorphen azidophilen Materials. Vom Gesamtaspekt her ist zunächst wohl immer ein Morbus Hodgkin differentialdiagnostisch auszuschließen („Lymphogranulomatosis X").

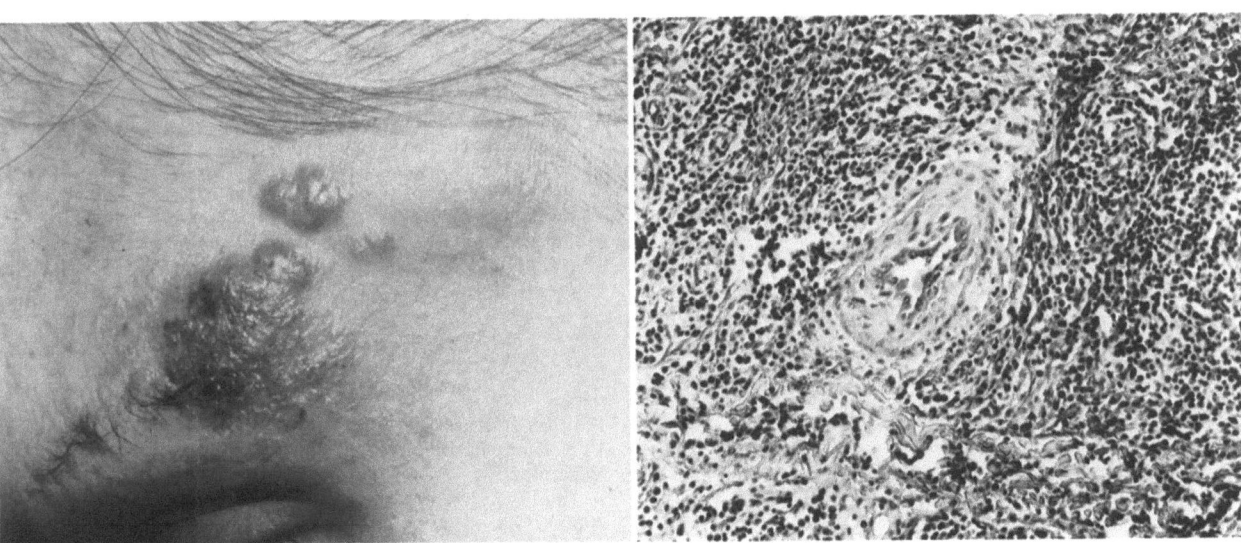

Abb. 5. (a) Angiolymphoide Hyperplasie mit Eosinophilie. 23jährige Patientin
(b). Angiolymphoide Hyperplasie mit Eosinophilie. HE, x 115

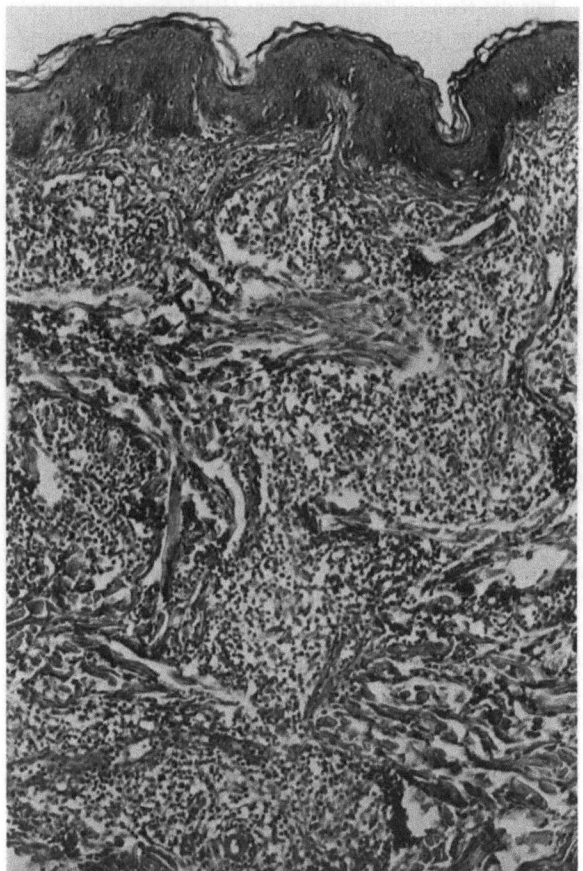

Abb. 6. Angio-immunoblastische Lymphadenopathie (Lymphogranulomatosis X). 43jährige Patientin. Giemsa, x 200 [1]

Tödliche Ausgänge dieses an sich benignen und reversiblen hyperimmunreaktiven Prozesses bzw. Übergänge in ein malignes Lymphom kommen relativ häufig vor.

Damit schließt sich der Kreis der eigentlichen kutanen Pseudolymphome, zu welchen wir die Manifestationsformen der benignen kutanen Lymphoplasie, die lymphomatoide Papulose, das aktinische Retikuloid und die angioimmunoblastische Lymphadenopathie mit Hauterscheinungen rechnen, um folgende Merkmale: Nicht selten medikamentöse oder infektiöse Induktion, erhebliche Stimulation des Immunsystems, klinische und histologische Ähnlichkeit mit einem malignen Lymphom und immer wieder einmal – wenngleich insgesamt sicher auch sehr selten – Vorstufe oder Übergangsstadium eines solchen.

Zusammenfassung

Zu den kutanen Pseudolymphomen gehören die Manifestationsformen der benignen kutanen Lymphoplasie (Lymphozytome, lymphozytäre Infiltrationen, besondere Arzneireaktionen, persistierende Arthropoden-Reaktionen), die lymphomatoide Papulose, das aktinische Retikuloid und die angioimmunoblastische Lymphadenopathie mit Hauterscheinungen. Letztere geht nicht selten in ein malignes Lymphom über. Lymphomatoide Papulose und aktinisches Retikuloid sind nosologisch noch nicht endgültig zu klassifizieren. Das REM-Syndrom und die angiolymphoide Hyperplasie mit Eosinophilie sind von den Pseudolymphomen abzutrennen. Auf einige wichtige histopathologische Kriterien zur Unterscheidung von Pseudolymphomen und malignen Lymphomen wird hingewiesen.

Summary

Under the category of cutaneous pseudolymphomas the benign cutaneous lymphoplasia (lymphocytoma, lymphocytic infiltration, peculiar drug eruptions, persistant arthropod reactions), lymphomatoid papulosis, actinic reticuloid and angioimmunblastic lymphadenopathy with skin manifestations are reviewed. The latter can develop into malignant lymphoma. A precise nosological interpretation of lymphomatoid papulosis and actinic reticuloid is not yet possible. REM-syndrome and angiolymphoid hyperplasia with eosinophils must be differentiated from pseudolymphomas. The salient histopathological features in the differential diagnosis of pseudolymphoma vs. malignant lymphoma are discussed.

---

[1] Wir danken Herrn Prim.Dr.G. Breitfellner (Institut für Pathologie in Feldkirch) für die freundliche Überlassung des Präparates

Literatur

1. Braun-Falco, O., Burg, G.: Lymphoretikuläre Proliferationen in der Haut. Hautarzt *26*, 124-132 (1975)
2. Burg, G., Kerl, H., Braun-Falco, O., Schmoeckel, Chr., Wolff, H.H., Kresbach, H.: Morphological and functional typing of lymphoma cutis. International Dermatopathology Symposium Munich, June 16-18, 1978
3. Kerl, H., Kresbach, H.: Lymphoretikuläre Hyperplasien und Neoplasien. In: Spezielle Pathologische Anatomie, hrsg. von W. Doerr, G. Seifert, U. Uehlinger; Haut und Anhangsgebilde, redigiert von U.W. Schnyder; Berlin, Heidelberg, New York: Springer, (im Druck)
4. Matloff, R.B., Neiman, R.S.: Angioimmunoblastic lymphadenopathy. A generalized lymphoproliferative disorder with cutaneous manifestations. Arch. Dermatol. *114*, 92-94 (1978)
5. Orbaneja, J.G., Diez, L.I., Lozano, J.L., Salazar, L.C.: Lymphomatoid contact dermatitis. A syndrome produced by epicutaneous hypersensitivity with clinical features and an histopathologic picture similar to that of mycosis fungoides Contact Dermatitis *2*, 139-143 (1976)
6. Steigleder, G.K.: Plaque-artige Form der cutanen Mucinose (PCM) und retikuläre erythematöse Mucinosis (REM-Syndrom). Z. Hautkr. *50*, 25-32 (1975)

Prof. Dr. H. Kresbach
Univ.-Klinik für Dermatologie und
Venerologie
Auenbruggerplatz 8
A-8036 Graz

Andere Erkrankungen

Histiocytosis X

G. Niebauer, W. Gebhart, W. Jurecka, Wien

Unter „Histiocytosis X" versteht man Erkrankungen ungeklärter Ätiologie mit definiertem klinischen und histologischen Bild, die durch Proliferation von Histiozyten charakterisiert sind. Es scheint sich dabei nicht um hereditäre Erkrankungen zu handeln, obgleich Letterer-Siwe-Fälle bei Geschwistern beobachtet wurden. Der Ausdruck „Histiocytosis X" wurde von Lichtenstein 1953 [12] eingeführt, der der Meinung war, daß das verbindende Element die zum Histiozyten differenzierte Retikulumzelle ist, und der diese Erkrankungen von den „eigentlichen Retikulosen" abtrennte. Nach seinen Vorstellungen sind die Hand-Schüller-Christian'sche Erkrankung, die Letterer-Siwe'sche Erkrankung und das eosinophile Granulom nur verschiedene Ausdrucksformen eines gleichen pathogenetischen Prinzips, die sich durch Manifestationsalter, Schwere, Lokalisation und Entwicklungstendenzen der Einzelherde unterscheiden (s. Tabelle 1). Auch Übergangsformen zwischen den einzelnen Varianten sind dabei möglich. Die Zusammengehörigkeit dieser 3 Erkrankungen wurde allerdings bereits vorher von anderen Autoren, wie z.B. von Feyrter und Gottron, erkannt.

Die Histiocytosis X in die Gruppe der Stoffwechsel- oder Ablagerungsdermatosen einzuordnen, erfaßt nicht das Wesentliche der Erkrankung. Es bestehen aber gewisse historische Beziehungen zum Morbus Gaucher und Morbus Niemann-Pick. Bei der Histiocytosis X kommt es in den Histiozyten zur Einlagerung von Cholesterinestern, beim M. Gaucher zur Stapelung des Zerebrosids Kerasin, beim M. Niemann-Pick zur Stapelung von Phosphorlipiden, insbesondere von Sphingomyelin. Bei allen 3 Krankheiten sind sowohl die Fett- als auch die Lipidwerte im Serum normal, d.h. die Stapelung der Lipide erfolgt durch eine intrazelluläre Lipoidstoffwechselstörung. Dabei handelt es sich bei der Histiocytosis X wahrscheinlich um eine Hemmung der enzymatischen Lipidverdauung, was zur Anreicherung von Fett-Tropfen führt [20].

Im allgemeinen verläuft die Histiocytosis X im frühen Lebensalter wesentlich schwerer als bei später Erstmanifestation. Tritt sie im ersten Lebensjahr auf, dann sind die viszeralen Organe sehr häufig befallen. Tritt sie während der Kindheit auf, so stehen die Knochenveränderungen im Vordergrund, kombiniert mit meist nur geringfügigem viszeralen Befall. Tritt sie noch später auf, ist sie meist ein lokalisiertes Krankheitsbild. Dementsprechend wird die Prognose um so besser, in je späterem Lebensalter die Erkrankung auftritt.

Letterer-Siwe'sche Erkrankung

Kutane Veränderungen beobachten wir am häufigsten bei der Letterer-Siwe'schen Erkrankung. Allgemein kann man sagen, daß Hautveränderungen seltener bei Erwachsenen als bei Kindern zu sehen sind; nach Enriquez et al. [8] waren Hautläsionen nur bei 4 von 36 erwachsenen Histiocytosis X-Fällen, jedoch bei 23 von 81 Kindern nachweisbar.

Tabelle 1

	Abt-Letterer-Siwe	Hand-Schüller-Christian	Eosinophiles Granulom (eosinophile Granulomatose)
Verlauf	akut-disseminiert	subakut bis chronisch progressiv	chronisch lokalisiert
Manifestationsalter	erste Lebensjahre (meist erste 9 Lebensmonate)	Kindheit, gelegentlich auch beim Erwachsenen	ältere Kinder u. Erwachsene (70% unter 20 Jahre)
Prognose	akut maligner Verlauf	Mortalität ohne Therapie 30%-50%	gut
Klinik	septisches Fieber, Gewichtsverlust, Splenomegalie, Hepatomegalie Lymphadenopathie, gelegentlich Lungenmitbeteiligung, Anämie, Eosinophilie.	klassische Trias: (Lücken-[Landkarten-]schädel, Exophthalmus, Diabetes insipidus) Infantilismus, chron. Otitis media, häufig Vergrößerung von Leber, Milz, Lymphknoten, 1/3 d. Fälle Lungenmitbeteiligung	Knochentumoren
Kutane Veränderungen	fast immer vorhanden, auch Mundschleimhautbeteiligung, schubweise auftretend (Kapillitium, Rumpf, Gesäß), Blutungsneigung!	1/3 der Fälle, Kapillitium, Gesicht, Nacken Stamm, Axillen, Genito-Analregion, manchmal Xanthome, Nagelveränderungen, Mundschleimhautmitbeteiligung	gelegentlich (auch Mundschleimhaut) = Reticulogranuloma eosinophilicum cutis.
Skelettläsionen	gelegentlich	häufig, multipel	solitär oder in kleiner Anzahl
Histopathologie	besonders proliferative Reaktion, fast rein histiozytäres Infiltrat	besonders xanthomatöse Reaktion	besonders granulomatöse Reaktion

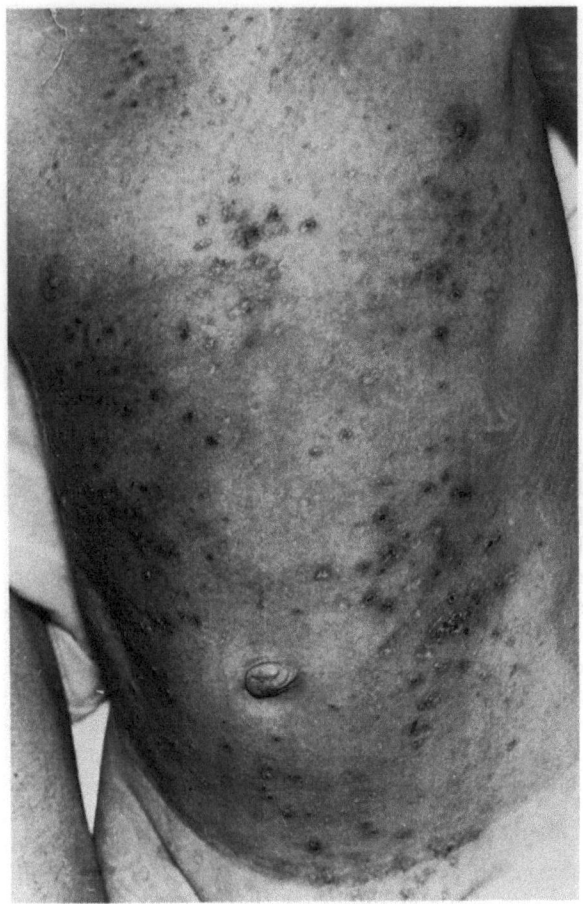

Abb. 1. Letterer-Siwe'sche Erkrankung bei einem 2jährigen Knaben

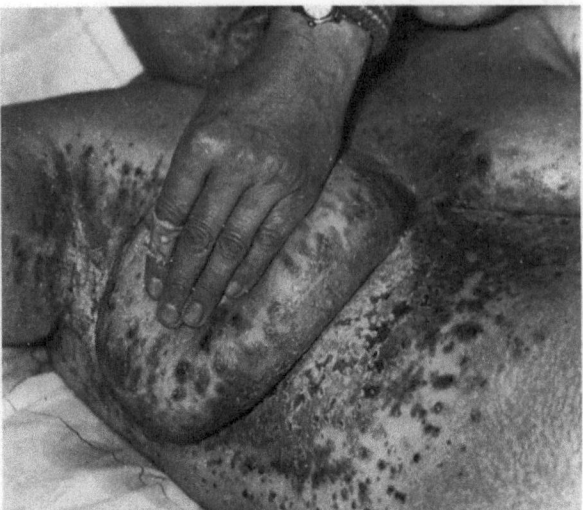

Abb. 2. Hand-Schüller-Christian'sche Erkrankung bei einer 36-jährigen Patienten mit der typischen Trias: Exophthalmus – Diabetes insipidus – Lückenschädel sowie mit ausgedehnten Hautveränderungen

Letterer beschrieb 1924 diese Form der Histiocytosis X als aleukämische Retikulose, von Siwe erfolgte 1933 eine zusammenfassende Darstellung und Abt u. Mitarbeiter (1936) machten dieses Krankheitsbild auch in der „amerikanischen" Literatur bekannt, wobei zum ersten Mal diese Erkrankungen von den Retikulosen im engeren Sinne getrennt wurden.

Die Hautveränderungen bei der Letterer-Siwe'schen Erkrankung sind durchaus polymorph, sie erinnern teils an eine seborrhoische Dermatitis, gelegentlich auch an einen Morbus Darier. Es sind vor allem die Blutungsneigung und die häufige Ulzeration der Hautveränderungen, welche den Verdacht auf die Letterer-Siwe'sche Erkrankung lenken sollten (Abb. 1). Sehr bald lassen sich auch viszerale Mitbeteiligungen nachweisen. Die Prognose ist schlecht, der Tod tritt oft innerhalb eines Jahres ein, jedoch wurden auch spontane Remissionen beobachtet.

Hand-Schüller-Christian'sche Erkrankung

Am längsten bekannt ist die Hand-Schüller-Christian'sche Krankheit. Die Trias: Landkartenschädel, Exophthalmus und Diabetes insipidus wurde schon 1893 durch Hand als zusammengehörig erkannt, jedoch als Tuberkulose gedeutet. Schüller beschrieb 1915 den Landkartenschädel, Christian (1920) brachte schließlich eine ausführliche Darstellung dieses Krankheitsbildes. Insbesondere bei dieser Erkrankung kommt es zu Cholesterineinlagerungen in die Histiozyten. Die Diagnose ist leicht, wenn die klassische Trias nachweisbar ist, jedoch kann jede dieser Veränderungen auch fehlen, und die Histiozytose kann in ganz anderen Organen vorhanden sein, wie z.B. in Leber, Milz oder Lymphknoten. Der Verlauf ist chronisch, über Jahre und Jahrzehnte. Nur bei 1/3 der Fälle sind kutane Veränderungen vorhanden (Abb. 2).

Eosinophiles Granulom

Das eosinophile Granulom repräsentiert die dritte und am wenigsten schwer verlaufende Form der Histiocytosis X. Nur in seltenen Fällen tritt auch ein Diabetes in-

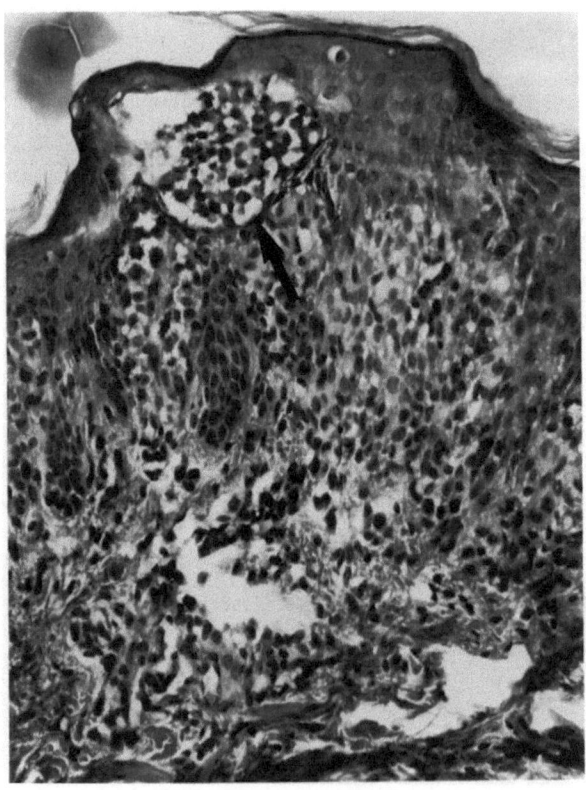

Abb. 3. Histiozytäre Infiltrate bei der Patientin von Abb. 2 mit Pseudo-Mikroabszeßbildung in der Epidermis (→). HE, x 250

sipidus auf. Selten kommt es auch zu einer Mitbeteiligung von Leber, Milz, Lunge oder Gehirn, man spricht dann von „eosinophiler Granulomatose". Ausnahmsweise besteht auch eine Mitbeteiligung der Haut (sogenanntes „Reticulogranuloma eosinophilicum cutis").

Histologisch lassen sich bei der Histiocytosis X ein proliferatives, ein granulomatöses und ein xanthomatöses Stadium unterscheiden. Bei allen 3 histologischen Typen handelt es sich um eine Reaktion der Histiozyten als Basiszellen. Man kann diese 3 Reaktionsformen den 3 Krankheitsbildern zuordnen (s. Tabelle 1). Es muß jedoch ausdrücklich gesagt werden, daß bei allen 3 Histiocytosis X-Formen auch alle 3 histologischen Reaktionsformen vorkommen können. Wenn z.B. für die Hand-Schüller-Christian'sche Erkrankung die xanthomatöse Reaktion charakteristisch ist, dann gibt es doch gerade bei dieser Erkrankung sehr häufig Läsionen, die aus Histiozyten ohne Lipidspeicherung aufgebaut sind.

Im histologischen Bild ist die **proliferative Reaktion** charakterisiert durch ein sehr dichtes bandförmiges Infiltrat von fast ausschließlich Histiozyten. Dieses Infiltrat liegt normalerweise knapp unter der Epidermis und kann auch in das Epithel eindringen. Manchmal finden sich dann intraepidermale Zellnester, die den Pautrier'schen Mikroabszessen der Mycosis fungoides ähnlich sehen (Abb. 3). Speziell in älteren Läsionen finden sich gelegentlich auch multinukleäre Histiozyten, was auf eine stattfindende Umwandlung in eine granulomatöse Reaktion hinweist.

Bei der **granulomatösen Reaktion**, die vor allem in den Intertrigostellen nachweisbar ist, finden sich Verbände von Histiozyten, die oft tief in die Epidermis einwandern. Daneben liegen meist diffus verstreut unregelmäßig begrenzte vielkernige Riesenzellen und Neutrophile sowie lymphoide Zellen und Plasmazellen. Schaumzellen fehlen meist.

Hingegen lassen sich bei der **xanthomatösen Reaktion**, die klinisch durch gelbliche Knötchen charakterisiert ist, zahlreiche Schaumzellen nachweisen; Histiozyten, Eosinophile und vielkernige Riesenzellen sind ebenfalls häufig vorhanden.

Das verbindende histologische Element dieser Veränderungen ist somit die typische Histiocytosis X-Zelle (Abb. 4), die sich von den unspezifischen Elementen des Infiltrates sowohl durch die Größe, als auch durch die Konfiguration leicht unterscheiden läßt. Sie ist 4-5 mal größer als ein kleiner Lymphozyt und besitzt ein scharf begrenztes Zytoplasma, insbesondere dann, wenn die Zellen durch ein Ödem voneinander getrennt sind. Die Zellen sind monomorph, zeigen nur wenige

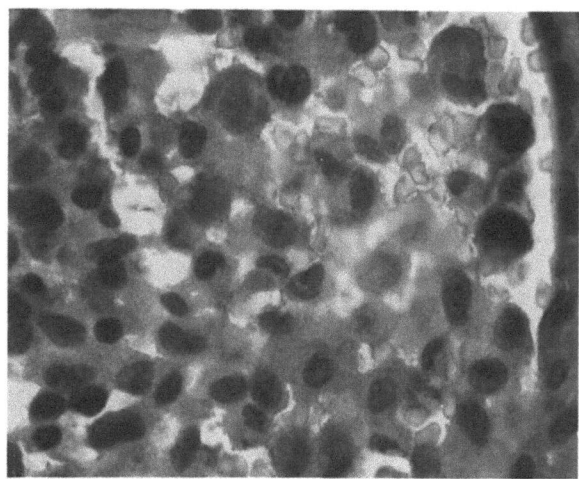

Abb. 4. Histiozytäres Infiltrat bei der Patientin von Abb. 2 HE, × 1000

Kern-Atypien und kaum Größenunterschiede (was ein wesentlicher Unterschied zur Hodgkin-Erkrankung ist). Die vesikulären Kerne sind häufig irregulär geformt, Mitosen sind selten. Die Nukleoli stechen nicht hervor, das Zytoplasma färbt sich eosinophil und enthält manchmal Granula bzw. Lipidvakuolen (bis zur sog. Schaumzelle). Somit entsprechen die Histiocytosis X-Zellen im lichtoptischen Bereich durchaus den Histiozyten.

Diese Zellen wurden in älteren Arbeiten aufgrund ihrer Phagozytosefähigkeit vor allem im funktionellen Sinne verstanden. Heute sind die Histiozyten durch histochemische und elektronenmikroskopische Untersuchungen ein fester morphologischer Begriff (s. Tabelle 2). Nach Carrington et al. [6] lassen sich Histiozyten elektronenmikroskopisch von Fibroblasten, Mastzellen, Endothelzellen, Perithelzellen und anderen Bindegewebszellen unterscheiden. Ihre Herkunft ist allerdings noch nicht eindeutig geklärt (s. Tabelle 3).

Im immunologischen Bereich hat man gerade in den letzten Jahren deutlich erkannt, daß keine wichtige Immunreaktion ohne Mitwirkung der Histiozyten abläuft. Sie sind Angehörige des „monozytären Phagozytosesystems", in dem die Histiozyten (Gewebsmakrophagen) die reifen aktivierten Zellen verkörpern, während die Monozyten des strömenden Blutes die nicht aktivierte Transportform darstellen [13]. Histiozyten sind unentbehrlich für die Induktion jeder Immunantwort (sog. Induktorzellen), denn sie nehmen die An-

Tabelle 2. Eigenschaften der Histiozyten

Lichtmikroskop	durchschnittlich 15-20 μ groß
	Großer eingebuchteter bläschenförmiger Kern mit Nukleolus
	Eosinophiles Zytoplasma mit Granula, Vakuolen, bisweilen Zelleib schaumig
Enzymhistochemie	reich an unspezifischen Esterasen und saurer Phosphatase
Elektronenmikroskopie	*Kernstruktur* stark gelappt oder nierenförmig mit deutlicher Kernmembran und 1-2 Nukleoli
	Irreguläre (aktive!) *Plasmamembran* mit gröberen unregelmäßigen Zellfortsätzen und zahlreichen pseudopodienartigen Ausläufern
	Deutlicher Golgi-Apparat
	Im *Zytoplasma* zahlreiche Vakuolen, verschiedene Typen von Lysosomen, Endozytoseorganellen, Residualkörper, „dense bodies", komma-förmige Figuren, wurmartige Membranstrukturen, Myelinfiguren, evtl. Langerhans-Zell-Granula

Tabelle 3. Herkunft der Histiozyten

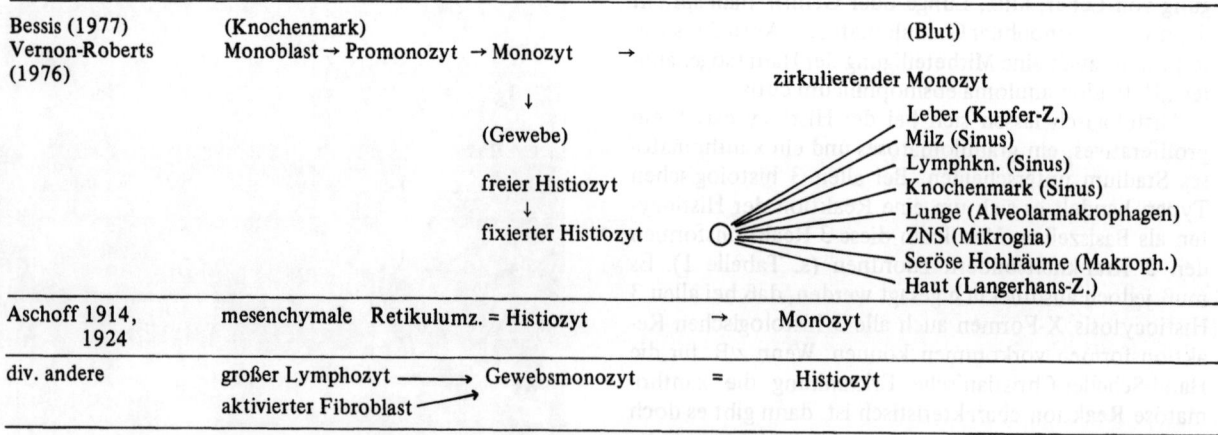

tigene auf, verarbeiten sie und präsentieren sie dann in der Regel erkennungsfähigen T-Zellen. Im weiteren Verlauf der Immunreaktion wird dann der Histiozyt selbst unter Umständen zu einer „Effektorzelle", die z.B. infektiöse Erreger phagozytiert und eliminiert oder Zytotoxität bei der Tumorabwehr oder Autoaggressionskrankheit entfaltet [13].

Wie aus Tabelle 2 hervorgeht, können Histiozyten gelegentlich auch Langerhans-Zell-Granula enthalten. Diese Strukturen sind elektronenmikroskopisch sehr charakteristisch. Ihre morphologischen Eigenschaften wurden an anderer Stelle mehrmals ausführlich beschrieben [14, 15, 24]. Sie wurden erstmals in den epidermalen Langerhans-Zellen nachgewiesen [5]. Gleichartige Strukturen (=Langerhans-Zell-Granula) lassen sich in etwa 50% der Histiozytosis X-Zellen nachweisen (Abb. 5), sie liegen besonders reichlich frei im Zytoplasma (Abb. 6a, 6b), seltener innerhalb von Lysosomen, ja sogar innerhalb der Kerne und nur ausnahmsweise im extrazellulären Raum [10, 11, 19].

Es ist historisch außerordentlich interessant, den Weg zu verfolgen, der zu diesen Erkenntnissen geführt hat. 1965 berichteten Frau Basset et al. [3] erstmals über das Vorkommen eigenartiger Stäbchen oder Tennisschläger-artiger Strukturen in den Histiozyten einer pulmonalen Histiozytosis X. Im folgenden Jahr konnten die Autoren auch in weiteren Fällen von Histiocytosis X diese Strukturen sehen. Sie nahmen an, daß es sich bei den Organellen um virale Zelleinschlüsse handle und diskutierten daher ihre mögliche ätiologische Rolle. Weitere Untersuchungen zeigten jedoch, daß die von Basset et al. [3] beschriebenen intrazytoplasmatischen Einschlüsse proliferativer Histiozyten die gleiche Struktur, Größe und Anordnung aufweisen, wie die erstmals von Birbeck et al. 1961 [5] beschriebenen sog. „Langerhans-Zell-Organellen" [7]. Bis zu diesem Zeitpunkt dachte man, die Langerhans-Zell-Granula seien ein Spezifikum der epidermalen Langerhans-Zelle. Jetzt stellte sich heraus, daß derartige Granula auch in dermalen Zellen vorkommen können. Dieser Befund führte natürlich zu zahlreichen Spekulationen und zu einer sehr engen Kooperation der Langerhans-Zelle-Forschung und der Forschung über die Histiocytosis X. Es soll hier nicht auf die zahlreichen divergierenden Meinungen eingegangen werden, es soll nur darauf hingewiesen werden, daß zwar im morphologischen Bereich eine fast vollständige Identität besteht zwischen den sogenannten Langerhans-Zell-Granula in den Zellen der Histiocytosis X und den Granula der epidermalen Langerhans-Zelle, daß aber doch gewisse histochemische Unterschiede, z.B. im Verhalten der Osmium-Zink-Jodid-Reaktion, vorhanden sind [15].

Die Befunde von Basset [3] haben dazu beigetragen, daß in der Folge von zahlreichen Untersuchern die verschiedenen Formen der Histiocytosis X auch elektronenmikroskopisch genauer analysiert wurden und daß bei allen 3 Formen in großer Zahl (etwa 50% und mehr) Histiozyten gefunden wurden, die diese charakteristischen Langerhans-Zell-Granula enthalten, d.h. daß **auch im elektronenmikroskopischen Bereich** die 3 Formen der Histiocytosis X zu einer **gemeinsamen Gruppe** gehören.

Somit vermittelt die Elektronenmikroskopie eine Erkenntnis, die schon durch die hervorragenden lichtoptischen Arbeiten von Feyrter, Gottron und Lichtenstein vorausgesagt wurde. Heute gehört der **Nachweis der Langerhans-Zell-Granula in Histiocytosis X-Zellen** zur **diagnostischen Routine**. und wir können auf diese Weise nicht nur klassische Histiocytosis X-Fälle diagnostizieren, sondern auch die sonst so schwer einzuordnenden uncharakteristischen oligo-symptomischen Fälle [1, 9, 23].

Es muß allerdings angeführt werden, daß Langerhans-Zell-Granula auch bei anderen histiozytären Erkrankungen nachweisbar sind, wenn auch nicht in dieser großen Quantität wie bei Histiocytosis X (z.B. beim eruptiven Histiozytom, beim Retikulo-Histiozytom, beim aktinischen Retikuloid usw.).

Überhaupt findet man Langerhans-Zell-Granula gelegentlich in Histiozyten des Koriums und der Lymphknoten, insbesondere dann, wenn eine immunologische Reaktion vom verzögerten Typ abläuft. Diese Befunde haben dazu geführt, daß Prunieras [10], Vernon et al. [21] und Silberberg et al. [18] vermuteten, daß Histiozyten mit Langerhans-Zell-Granula ein spezifischer Typ der Makrophagen sind, die in Beziehung zur zellulären Immunantwort stehen. In letzter Zeit erhobene immunologische und immunelektronenmikroskopische Befunde, die F_c und C_3-Rezeptoren sowie EAC-Rosettenbildung an Langerhanszellen nachgewiesen haben, sind geeignet, diese Annahme zu unterstützen [17].

Welche Stellung hat nun die Histiocytosis X im Rahmen der **Retikulosen**? In der älteren Literatur wird sie als „**Retikulose im weiteren Sinne**" definiert. Nachdem

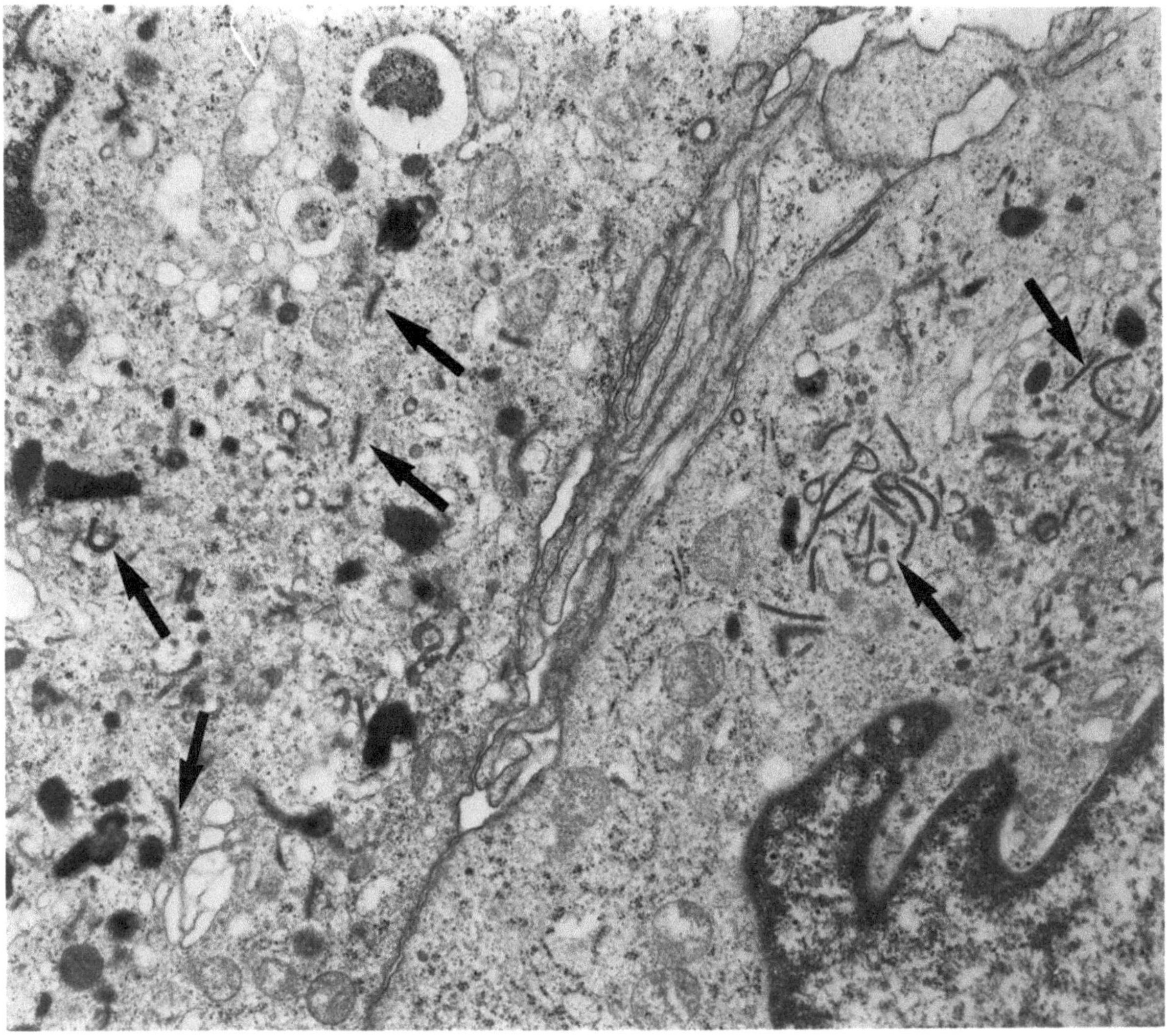

Abb. 5. Elektronenmikroskopie: 2 typische Histiocytosis X-Zellen mit zahlreichen Langerhans-Zell-Organellen (→). x 27.000

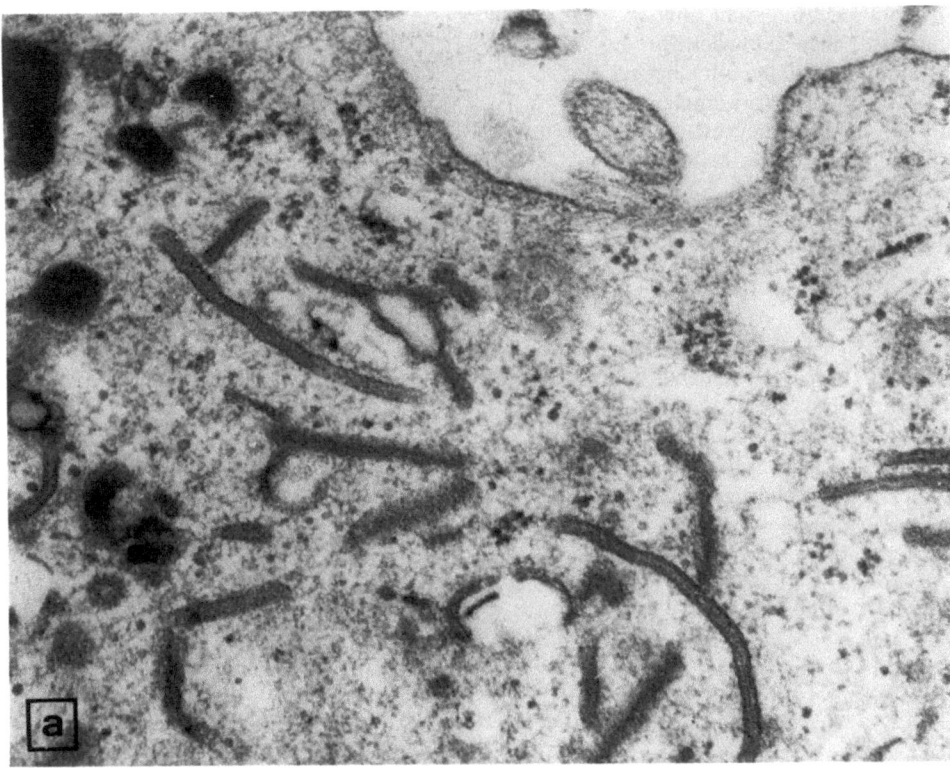

Abb. 6a. Zahlreiche verschiedene Typen von Langerhans-Zell-Organellen in einer Histiocytosis X-Zelle. x 80.000

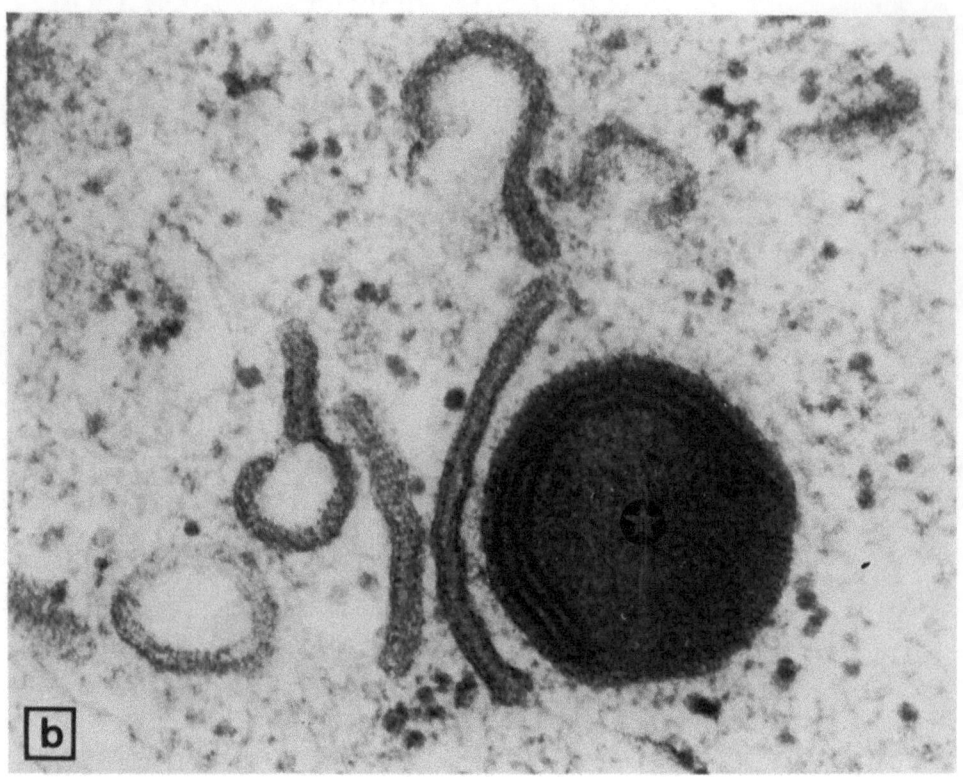

Abb. 6b. Langerhans-Zell-Organellen in einer Histiocytosis X-Zelle neben einem „dense body" mit ähnlichen Membranstrukturen (✩). x 110.000

allerdings erkannt worden war, daß nicht das retikulohistiozytäre, sondern das lymphozytäre System Ausgangspunkt zahlreicher Retikulose-artiger Systemerkrankungen ist, erfolgten neue Klassifikationen der Krankheitsbilder, die neben morphologischen Kriterien auch die funktionellen Merkmale der proliferierenden Zellen berücksichtigen. Bei diesen neuen Klassifikationen scheint die Histiocytosis X nicht mehr auf (siehe KIEL-Klassifikation 1974). Berücksichtigt man allerdings die neuesten Erkenntnisse über die wichtige Rolle der Histiozyten bei Immunreaktionen und berücksichtigt man weiters das besondere Vorkommen der Langerhans-Zell-Granula in den Histiocytosis X-Zellen, dann ergibt sich doch ein sehr enges **Nahverhältnis zu den Lymphomen**, und zwar in dem Sinne, daß bei der Histiocytosis X die Induktorzellen des immunologischen Ablaufes proliferieren.

Zusammenfassung

Es wird eine Definition des Krankheitsbegriffes Histiocytosis X und eine Beschreibung der verschiedenen Verlaufsformen gegeben. Weiters wird versucht, die Stellung der Histiocytosis X zu den Lymphomen abzugrenzen. Dabei erfolgt eine exakte Beschreibung der Histiocytosis X-Zelle mit ihren eigenartigen, für die Diagnose charakteristischen Langerhans-Zell-Organellen und auch ein Versuch, diese proliferierenden Zellen im Immunsystem der Haut einzuordnen.

Summary

Histiocytosis X is defined as disease entity and the various types are described. It is also tried to delineate the position of histiocytosis X in relation to the lymphomas. Thereby an exact description of the histiocytosis X-cell with the peculiar, diagnostically important Langerhans organelles is given, and categorization of these cells within the cutaneous immune system is attempted.

Literatur

1. Amirdjazil, Z., Esca, S.-A., Konrad, K.: Histiocytosis X in an adult with skin and uncommon central nervous system involvement. Dermatologica *155*, 283-291 (1977)
2. Aschoff, L.: Das Reticulo-endotheliale System. Ergeb. inn. Med. Kinderheilkd. *26*, 1-118 (1924)
3. Basset, F., Nezelof, C., Turiaf, J.: Presence en microscopie electronique de structures filamenteuses originales dans les lesions pulmonaires et osseuses de l'histiocytose X. Bull.Soc.Med.Hop. Paris *117*, 413-426 (1966)
4. Bessis, M.: Blood smears reinterpreted. Berlin, Heidelberg, New York: Springer 1977
5. Birbeck, H.S., Breathnach, A.S., Everall, J.D.: An electron microscopic study of basal melanocytes and high level clear cell (Langerhans cells) in vitiligo. J. Invest. Dermatol. *37*, 51 (1961)
6. Carrington, S.G., Winkelmann, R.K.: Electron microscopy of histiocytic diseases of the skin. Acta Derm. Venereol. *52*, 161-178 (1972)
7. Ebner, H., Niebauer, G.: Über den Nachweis von Langerhanszell-Organellen außerhalb der Epidermis. Wien. klin. Wochenschr. *79*, 686-688 (1967)
8. Enriquez, P., Dahlin, D.C., Hayles, A.B., Henderson, H.: Histiocytosis X: a clinical study. Mayo Clinic Proc. *42*, 88 (1967)
9. Feuermann, E.J., Sandbank, M.: Histiocytosis X with skin lesions as the sole clinical expression. Acta Derm. Venereol. *56*, 269-277 (1976)
10. Gianotti, F., Caputo, R., Ranzi, T.: Ultrastructural study of giant cells and „Langerhans cell granules" in cutaneous lesions and lymph node and liver biopsies from four cases of subacute disseminated histiocytosis of Letterer-Siwe. Arch.klin.Exp.Derm. *233*, 238 (1968)

11. Kobayasi, T., Asboe-Hansen, G.: Granules of Langerhans cell in Letterer-Siwe's disease. Acta Derm. Venereol. *52*, 257-262 (1972)
12. Lichtenstein, L.: Histiocytosis X. Integration of eosinophilic granuloma of bones, „Letterer-Siwe-disease" and „Schüller-Christian-disease" as related manifestation of a single nosologic entity. A.M.A. Arch. Path. *56*, 84–102 (1953)
13. Macher, E.: Immunologie. Hautarzt, Suppl. II, 2-5 (1977)
14. Niebauer, G.: Dendritic cells of human skin. Basel, New York: S. Karger 1968
15. Niebauer, G., Krawczyk, W., Wilgram, G.F.: Über die Langerhans-Zell-Organellen bei Morbus Letterer-Siwe. Arch.klin.exp.Derm. *239*, 125-137 (1970)
16. Prunieras, M.: Special review article: Interactions between keratinocytes and dendritic cells. J. Invest.Dermatol. *52*, 1 (1969)
17. Rowden, G.: Immuno-electron microscopic studies of surface receptors and antigens of human Langerhans cells. Br.J. Dermatol. *97*, 593-608 (1977)
18. Silberberg, I., Baer, R.L., Rosenthal, S.A., Thorbecke, G.J., Berezowsky, V.: Dermal and intravascular Langerhans cells at the sites of passively induced allergic contact sensitivity. Cellular Immunology *18*, 435 (1975)
19. Tarnowski, W.M., Hashimoto, K.: Langerhans cell granules of Histiocytosis X. Arch. Dermatol. *96*, 298-304 (1967)
20. Thannhauser, S.J.: Lipoidose, 3rd ed., p. 408. New York: Grune & Stratton 1958
21. Vernon, M., Fountain, L., Krebs, H.M., Horta-Barbosa, R.N.L., Fuccillo, D.A., Sever, J.L.: Birbeck granules (Langerhans cell granules) in human lymphnodes. Am.J.Clin. Pathol. *60*, 771 (1973)
22. Vernon-Robert, B.: The macrophage. In: The cell in medical science. Beck, F., Lloyd, J.B. (eds.), Vol. 4. London, New York: Academic Press 1976
23. Wolff, H.H., Braun-Falco, O.: Zur Diagnostik und Therapie des Morbus Hand-Schüller-Christian. Hautarzt *23*, 163-169 (1972)
24. Wolff, K.: The Langerhans cell. Curr. Probl. Dermatol. *4*, 79-145 (1972)

Prof. Dr. G. Niebauer
II. Univ.-Hautklinik Wien
Alser Straße 4
A-1090 Wien

Maligne Histiozytose

St. Hödl, L. Auböck, H. Kerl, Graz

Definition

Grundsätzlich sind bei der Entstehung kutaner Lymphome verschiedene durch morphologische und funktionelle Charakteristika eng verknüpfte Zellsysteme beteiligt.

Der Hauptsache nach handelt es sich um Zellformen des **lymphatischen Systems** und des **Monozyten-Histiozyten-Makrophagen-Systems** (mononukleäres Phagozyten-System; retikulo-histiozytäres System). Histiozyten (Makrophagen), deren Vorläufer Monozyten des Blutes sind, haben weitgehend den Begriff der Retikulumzelle ersetzt (Einzelheiten siehe bei Kerl und Kresbach [5]). Schwierigkeiten ergeben sich aber vor allem deshalb, weil bis heute eine präzise Definition der „ortsständigen Retikulumzellen" der Haut fehlt (Histiozyten, Makrophagen, phagozytische Retikulumzellen, fibroblastische Retikulumzellen, Fibroblasten).

Betrachtet man das **Spektrum der malignen histiozytären Erkrankungen** unter dem Gesichtspunkt des Monozyten-Makrophagen-Histiozyten-Systems, so können folgende Krankheiten unterschieden werden:
1. Monozytenleukämie
2. Histiocytosis X-Gruppe
3. Maligne Histiozytose

Retikulosarkome stellen wahrscheinlich eine heterogene Krankheitsgruppe dar, die einerseits maligne Tumoren der Retikulumzellen oder Histiozyten repräsentieren, andererseits jedoch zu einem großen Teil malignen Proliferationen lymphatischer Zellen zugeordnet werden können (Immunoblastome u.a.).

Bei der hier zu besprechenden **malignen Histiozytose** (Rappaport) [6] oder histiozytären medullären Retikulose (Scott und Robb-Smith) [7] handelt es sich um eine seltene **systemische progressive Proliferation von morphologisch atypischen Histiozyten mit Erythrophagozytose** [6].

Die maligne Histiozytose (MH) kann in jedem Lebensalter auftreten, meist ist das 4. Lebensdezennium betroffen. Der Verlauf ist meist **foudroyant**, wobei die Überlebenszeit oft weniger als 6 Monate beträgt [1]. Männer erkranken 2 bis 3mal häufiger als Frauen [2].

Das wechselhafte klinische und histologische Bild dieser Krankheit findet in zahlreichen Synonyma seinen Niederschlag (Tabelle 1).

An der Universitätsklinik für Dermatologie und Venerologie in Graz konnten wir in den letzten Jahren 3 Patienten mit MH beobachten.

Tabelle 1. Synonyma der malignen Histiozytose

Maligne Histiozytose (Rappaport)
Sog. histiozytäre medulläre Retikulose (Scott und Robb-Smith)
Histiozytäre Retikulose
Maligne Retikulose
Maligne Retikulohistiozytose

Zum Krankheitsbild der malignen Histiozytose

1. Klinische Symptomatik

Die häufigsten klinischen Befunde sind **Hepatosplenomegalie, Lymphknotenschwellungen, Knochenmarksinfiltration, Panzytopenie, Ikterus und Fieber**. Rappaport [6] unterscheidet zwei klinische Formen der malignen Histiozytose: 1. Eine **viszerale** Form mit früher Beteiligung der hämatopoetischen Organe und 2. eine **kutane** Form, die bei etwa 12 % der Fälle vorkommt [5].

Die **Hautveränderungen** sind sehr unterschiedlich und können zum Teil eine **frühe Manifestation** der Krankheit darstellen. Es werden morbilliforme, makulopapulöse und papulonoduläre Exantheme, polymorphe, teils Erythema exsudativum multiforme-artige Erytheme sowie Pannikulitis- oder Erythema-nodosum-artige Läsionen beobachtet. Bei einem von Freeman et al. beschriebenen Fall von MH kam es zum Auftreten einer Pityriasis lichenoides et varioliformis acuta Mucha-Habermann [3]. Bei einem unserer eigenen Fälle standen tiefkutane und subkutane Knotenbildungen sowie polymorphe Erytheme mit teils deutlichen Anklängen an ein Erythema exsudativum multiforme im Vordergrund (Abb. 1).

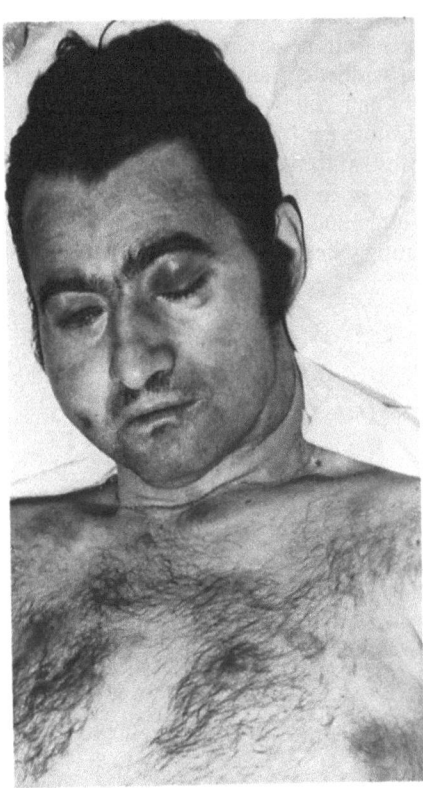

Abb. 1. Kutane Form der malignen Histiozytose mit Knoten und Erythemen im Gesicht und am Stamm (33jähriger Patient, innerhalb von 2 Monaten verstorben)

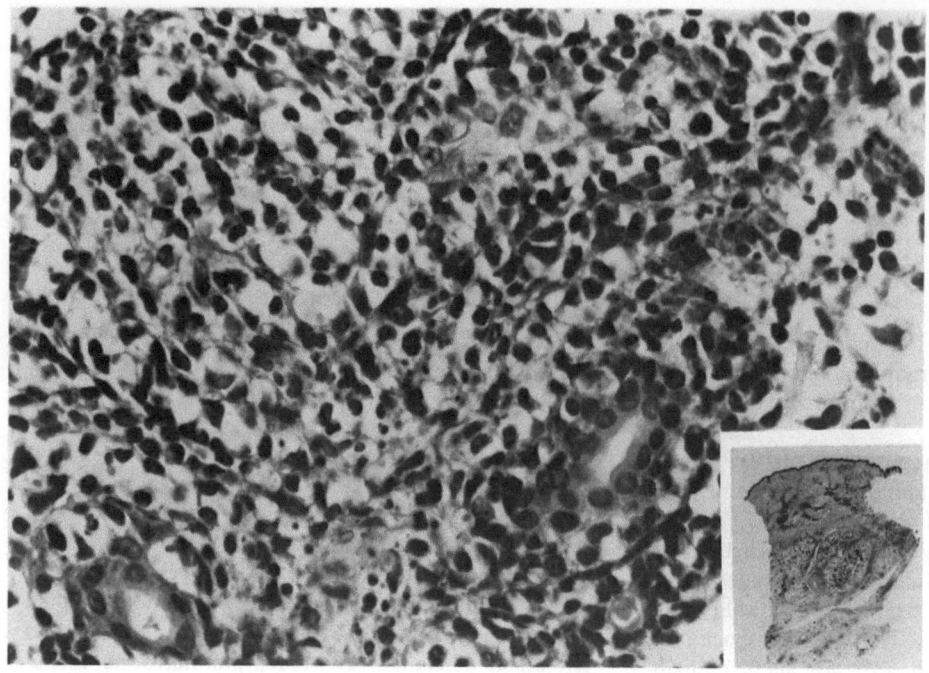

Abb. 2. Maligne Histiozytose. Polymorphes Infiltrat. HE, x 400. Inset: Übersichtsaufnahme. Infiltrate in der tieferen Cutis und Subcutis. HE, x 10

2. Histologie und Enzymzytochemie

Das **histologische** Verteilungsmuster der Hautinfiltrate ähnelt in gewisser Weise den myeloproliferativen Erkrankungen. Im Vordergrund steht eine Infiltration der tieferen Kutis und der Subkutis mit Beteiligung der Septen und der Lobuli (Abb. 2, Inset).

Zytologisch auffallend sind neben „normal" erscheinenden Histiozyten größere histiozytäre Elemente mit großen, atypischen, häufig gekerbten oder gelappten Kernen mit dicker Kernmembran und deutlichem Nukleolus. Diagnostisch bedeutsam ist stets der Nachweis von **Erythrozyten** und Zelldetritus im Zytoplasma dieser atypischen Histiozyten (Abb. 3).

Am Aufbau des Infiltrats sind weiterhin eosinophile und neutrophile segmentkernige Leukozyten, Plasmazellen, Lymphozyten und bizarre Riesenzellen beteiligt. Mitosen sind häufig. Nicht selten beobachtet man Nekrosezonen mit Kernstaub. In Abb. 2 und Abb. 3 ist der polymorphe Charakter der perivaskulär und periadnexiell akzentuierten kutanen Zellansammlungen erkennbar.

Enzymzytochemisch (2 untersuchte eigene Patienten) war bei Anwendung der unspezifischen Esterasen und der sauren Phosphatase ein positiver Reaktionsausfall in den histiozytären Zellen (Tumorzellen und reaktiv (?) beteiligte Zellen) nachweisbar. Die Peroxidasereaktion war negativ. Diese enzymzytochemische Konstellation, der Nachweis von Phagozytosefähigkeit für Erythrozyten (Abb. 3 und Abb. 5) und – wie auch in der Literatur beschrieben [4] – von Rezeptoren für zytophile Antikörper weisen die bei dieser Krankheit vorherrschend beteiligten Zellen als Histiozyten aus (Tabelle 2).

Tabelle 2. Maligne Histiozytose
Charakterisierung der atypischen Histiozyten

Erythrophagozytose	++
PAS	−(+)
Peroxidase	−
Saure Phosphatase	++
Unspezifische Esterasen	+(++)
Zytophile Antikörper	+

3. Elektronenmikroskopie

Bei einem Patienten unseres Krankengutes wurden die Hautinfiltrate elektronenmikroskopisch untersucht. Ultrastrukturell fanden sich große gelappte Zellkerne mit zum Teil sehr tiefen Zytoplasmainvaginationen (Abb. 4 und Inset). Der histiozytäre Charakter der Zellen kam durch das Phänomen der **Erythrophagozytose** zum Ausdruck. Für diesen Vorgang scheint die Bildung von intrazytoplasmatischen Vakuolen und von Zellplasmafortsätzen charakteristisch zu sein (Abb. 5).

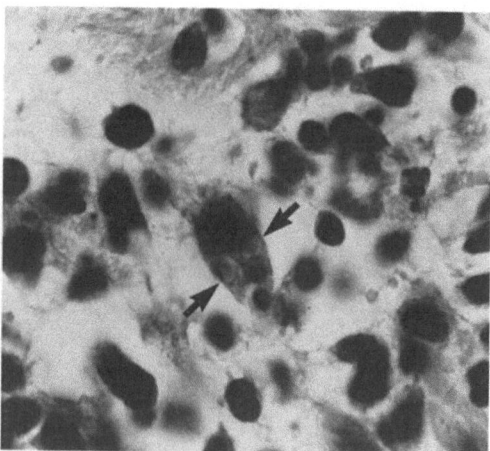

Abb. 3. Maligne Histiozytose. Erythrophagozytose. (→) HE, x 800

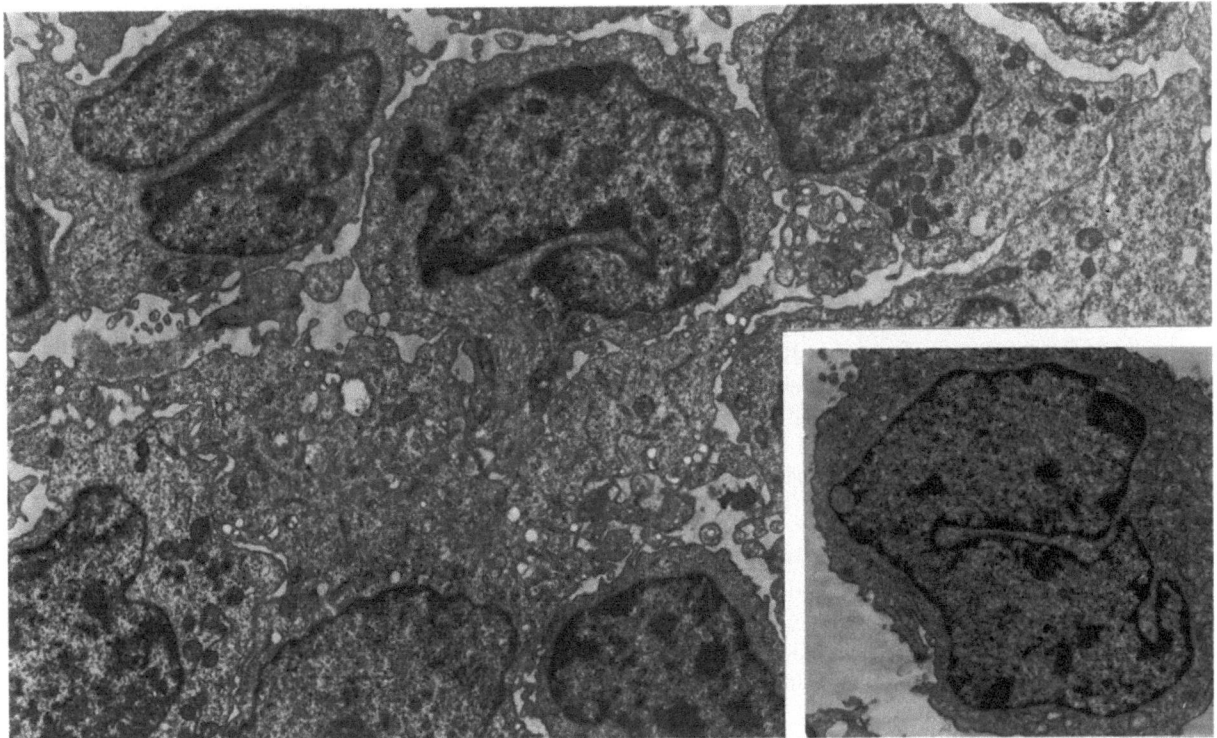

Abb. 4. Ansammlung von histiozytären Zellen mit großen Kernen, pseudopodienartigen Zytoplasmafortsätzen und einzelnen Verdauungsvakuolen. x 9750. Inset: Großer Kern einer histiozytären Zelle mit tiefer Zytoplasmainvagination. x 10200

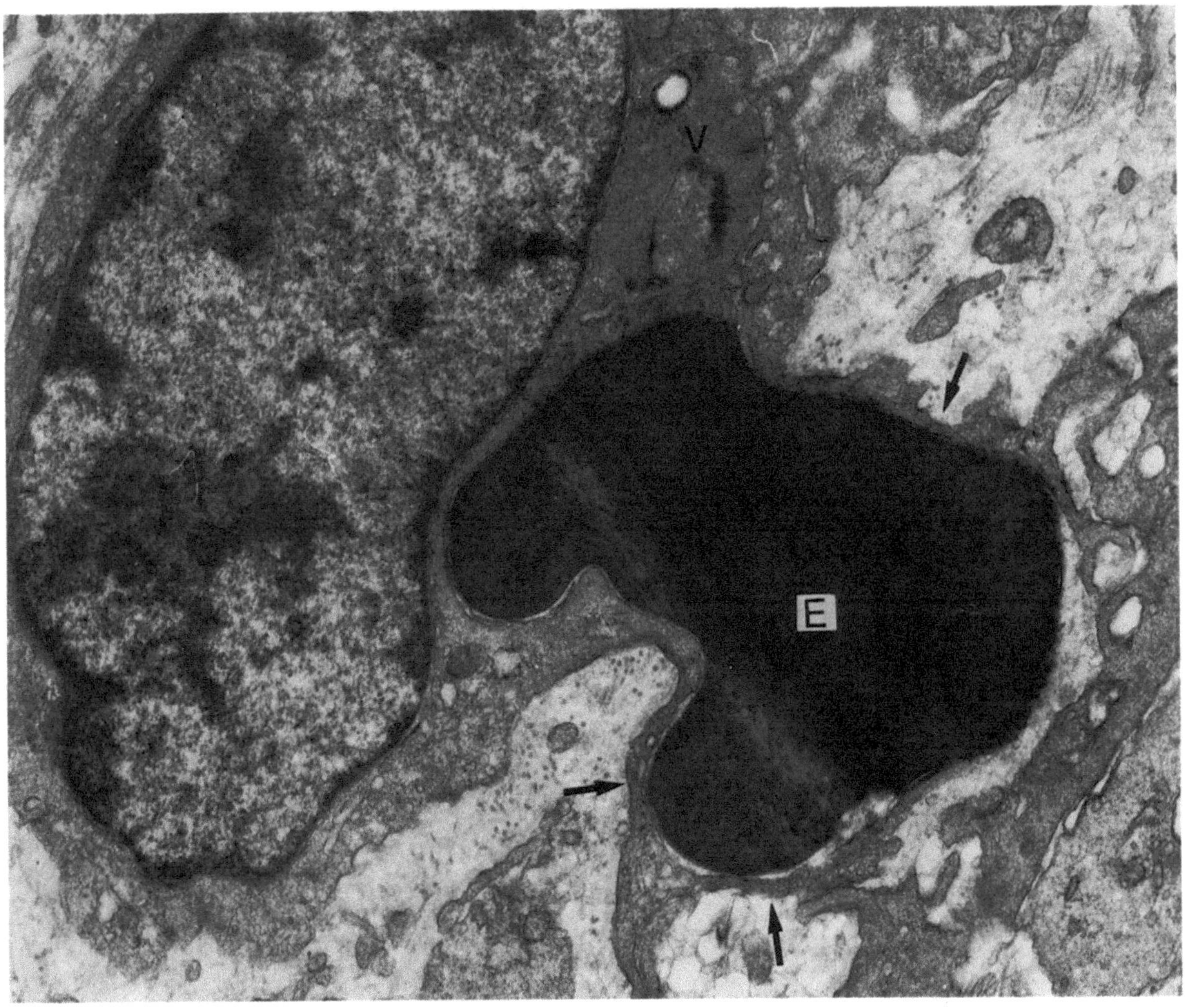

Abb. 5. Erythrozyten-Phagozytose durch eine histiozytäre Zelle. Zytoplasmafortsätze (→) umfassen einen teilweise bereits inkorporierten Erythrozyten (E); Verdauungsvakuole (V). x 26200

4. Differentialdiagnose

Differentialdiagnostisch sind in erster Linie bestimmte maligne Lymphome, Pseudolymphome, der Morbus Hodgkin, die lymphomatoide Granulomatose, myeloproliferative Krankheiten, die Histiocytosis X und Krankheitsbilder aus dem Formenkreis des Retikulosarkoms abzugrenzen.

Zusammenfassung

Anhand von 3 Patienten mit maligner Histiozytose und Hautbeteiligung werden die klinischen und pathologisch-anatomischen Befunde dieser seltenen Krankheit dargestellt. Besondere Beachtung wird der enzymzytochemischen, immunzytologischen und elektronenmikroskopischen Charakterisierung der Tumorzellen gewidmet.

Die maligne Histiozytose kann als multifokale (systemische) progressive Proliferation von atypischen Zellen, die morphologisch und funktionell als histiozytäre Elemente zu identifizieren sind, definiert werden. Der Nachweis der Erythrophagozytose (Hämophagozytose) ist diagnostisch von großer Bedeutung, obwohl diesem Phänomen keinesfalls Spezifität zukommt.

Summary

The salient clinical and histopathologic findings in three patients with malignant histiocytosis and skin involvement are presented. In addition the data obtained from electronmicroscopic, enzymecytochemical and membrane marker studies are evaluated. Presently malignant histiocytosis can be defined as a systemic progressive disease with proliferation of malignant histiocytes. Erythrophagocytosis is a characteristic diagnostic feature, although this phenomenon is not specific.

Literatur

1. Abele, D.C., Griffin, T.B.: Histiocytic medullary reticulosis. Arch. Dermatol. (Chic.) *106*, 319–329 (1972)
2. Byrne, G.E., Rappaport, H.: Malignant histiocytosis. In: Malignant diseases of the hematopoietic system. Gann Monograph on Cancer Research *15*, p. 145–162. Eds. K. Akazaki et al., Baltimore-London-Tokyo: University Park Press 1973
3. Freeman, M.J., Taylor, J.S., Levin, H.S., Dyment, P.G., Bergfeld, W.F.: Histiocytic medullary reticulosis presenting as Mucha-Habermann disease. Acta Derm. Venereol. (Stockholm) *58*, 57–64 (1978)
4. Green, I., Jaffe, E.S., Shevach, E.M., Edelson, R.L., Frank, M.M., Berard, C.W.: Determination of the origin of malignant reticular cells by the use of surface membrane markers. In: The reticuloendothelial system. Rebuck, J.W., Berard, C.W., Abell, M.R., (eds.), p. 282–300. Int. Academy of Pathology Monograph, Nr. 16. Baltimore: Williams & Wilkins 1975
5. Kerl, H., Kresbach, H.: Lymphoretikuläre Hyperplasien und Neoplasien der Haut. In: Spezielle pathologische Anatomie. Doerr, W., Seifert, G., Uehlinger, E., (Hrsg.), Bd. VII/2, 2. Aufl. redigiert von Schnyder, U.W. Berlin, Heidelberg, New York: Springer (im Druck)
6. Rappaport, H.: Tumors of the hematopoietic system. Atlas of tumor pathology. Section III, Fasc. 8. Washington, D.C.: Armed Forces Institute of Pathology 1966
7. Scott, R.B., Robb-Smith, A.H.T.: Histiocytic medullary reticulosis. Cancer *2*, 194–198 (1939)

Dr. St. Hödl
Univ.-Klinik für Dermatologie
und Venerologie
Auenbruggerplatz 8
A-8036 Graz

Klinische und histologische Kriterien zur Diagnose und Klassifikation der Leukämien der Haut

H. Kerl, H. Kresbach, St. Hödel, Graz

Spezifische Hautmanifestationen im Rahmen der verschiedenen Leukämieformen sind relativ selten. In der Regel treten die spezifischen Hautveränderungen erst im Verlauf der bereits klinisch und hämatologisch festgestellten Leukämie auf. Hautläsionen können aber auch gleichzeitig mit den ersten Veränderungen im Blut und Knochenmark aufgedeckt werden. Es werden aber auch Fälle (subleukämische Verlaufsformen, ("smoldering acute leukemia") beobachtet, bei denen die Hautveränderungen anscheinend das **Primärsymptom** der Erkrankung darstellen und den **ersten Hinweis** auf die Diagnose einer Leukämie geben.

Es ist darauf hinzuweisen, daß nach der Kiel-Klassifikation der Non-Hodgkin-Lymphome keine scharfe Trennung zwischen Leukämien und Lymphomen erfolgt, da alle Lymphome fallweise ein leukämisches Blutbild zeigen können [9].

Die vorliegende Arbeit beruht auf der klinischen und histologischen Untersuchung von 35 Patienten mit spezifischen Hautinfiltraten im Rahmen von **chronischen lymphatischen Leukämien** (lymphozytische Lymphome), **akuten lymphatischen Leukämien** (lymphoblastische Lymphome), **myeloproliferativen Erkrankungen** (akute und chronische myeloische Leukämien) und **Monozytenleukämien**, die wir in den letzten Jahren an der Universitätsklinik für Dermatologie und Venerologie in Graz beobachtet haben (Tabelle 1).

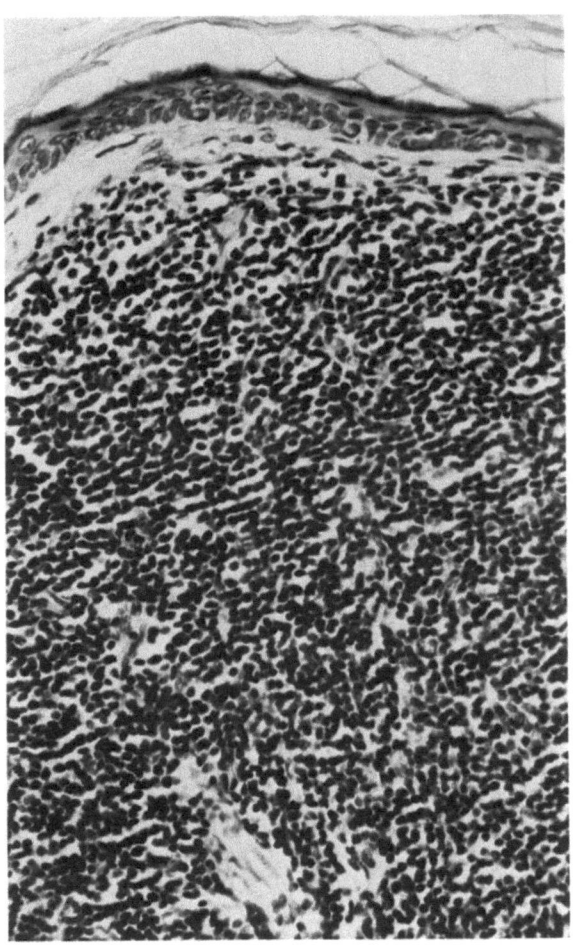

Abb. 1. Chronische lymphatische Leukämie (B-Zell-Typ). HE, x 250

Tabelle 1. Zahl der untersuchten Patienten mit spezifischen leukämischen Hautinfiltraten

Chronische lymphatische Leukämie	17
Akute lymphatische Leukämie	5
Chronische myeloische Leukämie	4
Akute myeloische Leukämie	7
Monozyten-Leukämie	2

Keine Berücksichtigung finden hier verschiedene Non-Hodgkin-Lymphome, wie z.B. Haut-Immunozytome oder immunoblastische Lymphome mit leukämischer Verlaufsform, über die an anderer Stelle berichtet wurde [6].

Chronische lymphatische Leukämie (CLL)

Die Angaben über die Häufigkeit der Hautveränderungen bei CLL schwanken zwischen 15% und 46%. Unter den **spezifischen Hautmanifestationen**, die meist erst dann auftreten, wenn periphere Lymphknotenschwellungen und/oder Symptome von seiten der inneren Organe schon vorliegen, sind plaqueförmige Läsionen und großknotige Formen, deren Farbton zwischen lividrot oder blaurot und bräunlich- bis düsterrot schwankt, die häufigsten Morphen [12]. Als ausgesprochene Akroläsionen sitzen sie vor allem im Gesicht und an den Handrücken. Seltener werden kleinknotige Veränderungen und Erythrodermien gesehen.

Histologisch findet man eine knotige oder diffuse Infiltration in der Kutis. Die Zellen entsprechen überwiegend kleinen runden Lymphozyten mit einer dichten Kernstruktur und einem spärlichen Zytoplasma. Die Bildung von Keimzentren wird nicht beobachtet. Zur differentialdiagnostischen Abgrenzung ist das weitgehende Fehlen histiozytärer Zellen innerhalb der Infiltrate im Gegensatz zu den Pseudolymphomen hervorzuheben.

Immunzytologische Untersuchungen ergaben, daß der Großteil der Zellen der Hautinfiltrate wie im peripheren Blut fast ausnahmslos Marker für **B-Lymphozyten** trägt [3].

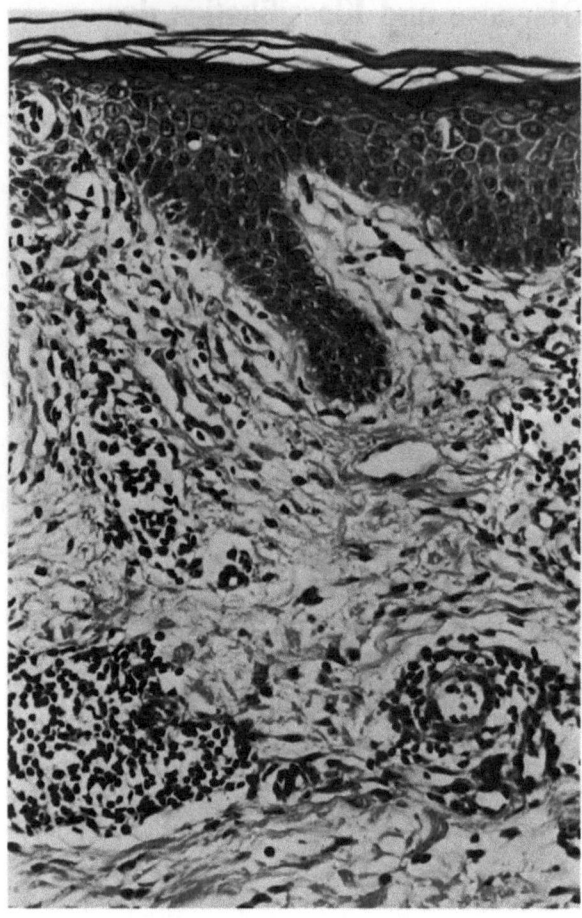

Abb. 2. Chronische lymphatische Leukämie (T-Zell-Typ). Giemsa, x 120

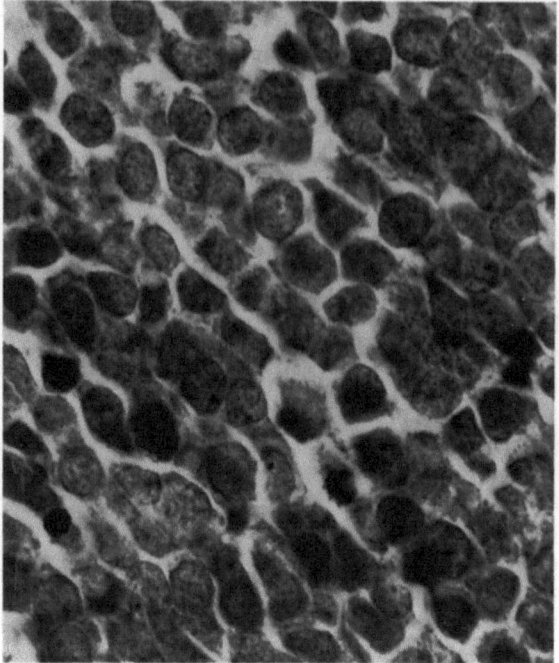

Abb. 3. Akute lymphatische Leukämie (lymphoblastisches Lymphom). Giemsa, x 800

Bei weniger als 5% aller CLL-Formen findet sich eine monoklonale Vermehrung von Lymphozyten mit **T-Zell-Eigenschaften**. Dieser T-Zell-Typ der CLL zeigt ein ziemlich charakteristisches klinisch-hämatologisches Bild mit einer ausgeprägten Splenomegalie, einer nur mäßigen Leukozytose und Neutropenie sowie einer nur geringen Knochenmarksinfiltration (Huhn et al.). Sehr häufig liegt eine Hautbeteiligung unter dem Bild einer **Erythrodermie** vor. Histologisch finden sich wechselnd dichte meist bandartige Infiltrate, die fast ausschließlich aus kleinen Lymphozyten bestehen. Epidermotropismus der Zellen, deren Kernformen polymorpher als die der Lymphozyten der B-CLL sind, ist häufig nachweisbar. Die Abgrenzung vom Sézary-Syndrom stößt oft auf große Schwierigkeiten (Abb. 2).

Akute lymphatische Leukämie (ALL)

Ein bestimmter Teil dieser Leukämiegruppe entspricht den lymphoblastischen Lymphomen und den sog. Stammzellen-Leukämien.

Spezifische Hautveränderungen sind bei der ALL **viel seltener** als bei der CLL. Es handelt sich um makulopapulöse Exantheme oder kutan/subkutan gelegene kleinere und große Knoten. Die Läsionen sind bräunlichrot oder lividrot, bei tiefem Sitz auch hautfarben. Das **histologische Bild** (Abb. 3) ist durch eine Proliferation von Zellen mit schmalsäumigem basophilen Zytoplasma und rundlichen oder eckigen Kernen charakterisiert. Das Chromatin ist verhältnismäßig gleichmäßig verteilt. In bestimmten Fällen ist das Zellbild etwas polymorpher, weil eine serpentinenartige Konfiguration oder Faltung der Kerne vorliegt. Dieser Lymphom-Typ wurde von Lukes u. Collins [11] als „T-Zell-Lymphom, convoluted type" bezeichnet. Zytochemisch kommt der sauren Phosphatase-Reaktion, die intrazytoplasmatisch paranukleär positiv ist, große Bedeutung zu [1]. Immunzytologische Untersuchungen haben gezeigt, daß die ALL in 26% dem T-Typ und in 4% dem B-Typ entspricht. In 70% handelt es sich um den rezeptorlosen O-Typ, bei dem keine Marker nachzuweisen sind [2].

Myeloische Leukämien

Hautveränderungen kommen bei der akuten myeloischen Leukämie (AML) und bei der chronischen myeloischen Leukämie (CML) ebenfalls verhältnismäßig **viel seltener** als bei der CLL vor. Hautbeteiligung wird bei 6 - 20% der Patienten beobachtet.

Nach klinischen Gesichtspunkten lassen sich als spezifische Hautmanifestationen myeloischer Leukämien erythemato-papulöse, klein- und großknotige Formen und plattenförmige Hautinfiltrate unterscheiden. Das Vorkommen universell infiltrierender Formen ist umstritten. Die Einzelherde sind stecknadelkopf- bis walnußgroß, selten auch größer (Myelosarkom oder Chlorom), und haben eine braunrote, blaugraue oder lividrote Farbe. Manchmal zeigen die Knoten, die sich im allgemeinen eher weich anfühlen, einen von der blassen Haut kaum unterscheidbaren oder einen mehr blaßgelblichen Farbton. Häufig kommt es zu Blutungen und Nekrosen (Abb. 4). Prädilektionsstellen sind der Stamm, seltener das Gesicht. Die spezifischen Schleimhautveränderungen betreffen in erster Linie Mund- und Rachenhöhle. Das Zahnfleisch zeigt an der labialen und oralen Seite der Kiefer blaßrosarote bis lividrote höckrig-tumorförmige Infiltrate oder diffuse flächige Ver-

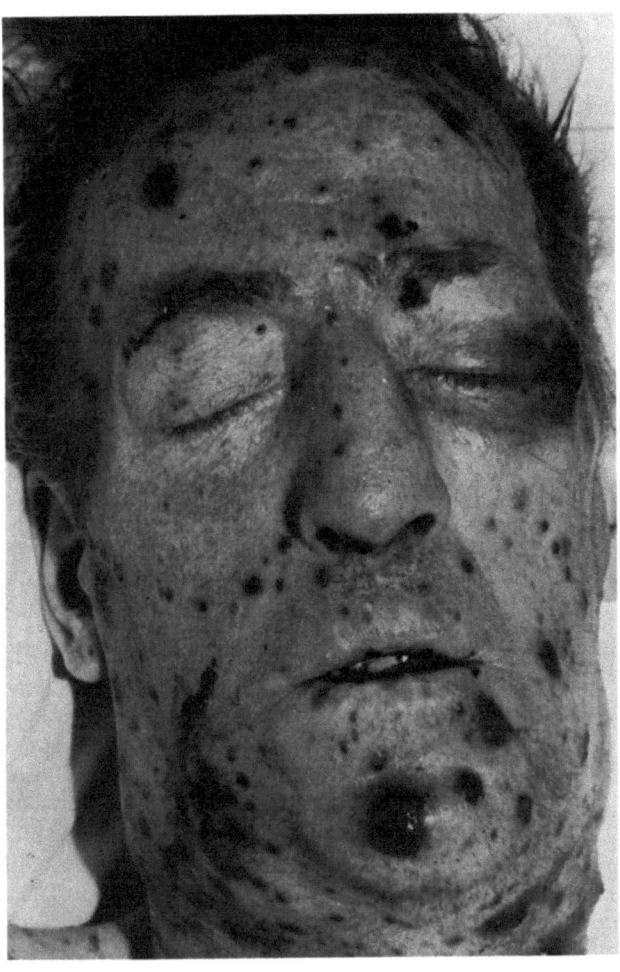

Abb. 4. Akute myeloische Leukämie. 48jähriger Patient

dickungen, welche die Zahnkronen überwuchern können. Blutungen, Nekrosen und tiefgreifende Ulzerationen kommen nicht selten vor. Oft wird Zahnausfall festgestellt.

Große diagnostische Schwierigkeiten können spezifische Manifestationen und Übergangsformen bereiten, die sich hinter der klinischen Maske verschiedener Dermatosen (Erythema anulare centrifugum, bullöse Läsionen, Sweet-Syndrom u.a.) verbergen.

Das **histopathologische Bild** der myeloischen Leukämien ist durch perivaskulär und periadnexiell akzentuierte noduläre und diffuse Infiltrate charakterisiert. In den meisten Fällen ist die Subkutis mitbeteiligt (Abb. 5a) und es finden sich mehr oder minder dichte Infiltrate zwischen den Fettzellen [10].

Bei der AML findet man eine Proliferation unreifer Zellen der granulozytären Reihe, wobei die vorherrschenden Zellen Myeloblasten oder Promyelozyten entsprechen. Für Myeloblasten sprechen Zellen, die größer als normale Lymphozyten sind, einen wechselnd breiten Zytoplasmaanteil und einen blassen, fein retikulären relativ großen Zellkern aufweisen. Die Promyelozyten sind im allgemeinen etwas größer als die Myeloblasten. Der runde oder ovale, manchmal auch eingebuchtete Kern zeigt ein verhältnismäßig dichtes Chromatingerüst; das Zytoplasma ist meist breit. Die Abgrenzung vom Myelozyten gelingt nur durch die Größe, weil die neutrophilen Granula im HE-Präparat nicht dargestellt werden.

Bei Tumorbildung wird von **Myelosarkom** (granulocytisches Sarkom) gesprochen. Klinisch handelt es sich um solide kutane, meist jedoch subkutane Tumoren mit speckig-weißen oder grünlichen (Chlorom) Farb-

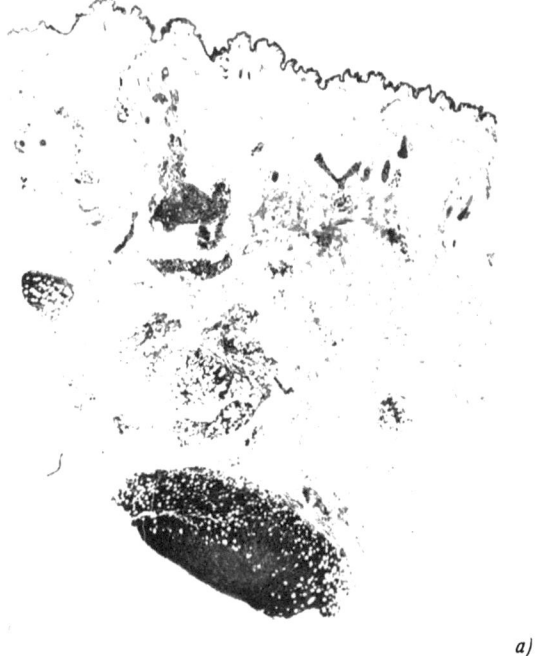
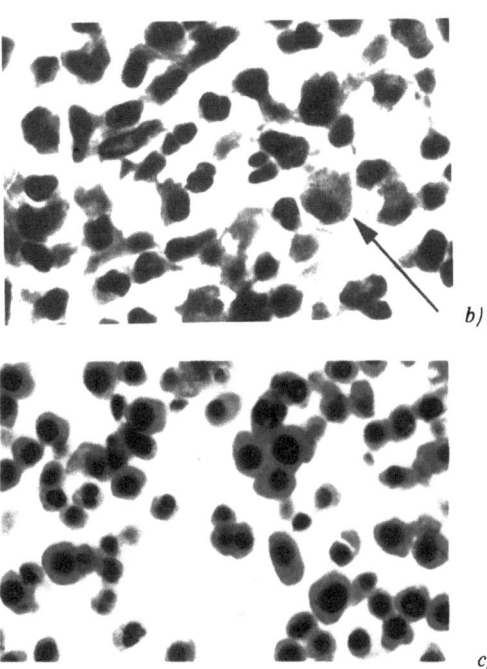

Abb. 5(a). Akute myeloische Leukämie. Giemsa, x 10. (b) Chronische myeloische Leukämie. Es ist schwierig, die Infiltratzellen zytologisch als Leukosezellen zu identifizieren. Eosinophiler Myelozyt (Pfeil). HE, x 800. (c) Akute myeloische Leukämie. Naphthol-AS-D-Chlorazetatesterase-Reaktion. x 800

schattierungen an der Schnittfläche. Nicht selten wird das Myelosarkom als histiozytisches Lymphom (Immunoblastom) fehlinterpretiert.

Die CML ist durch eine disseminierte progressive Proliferation der Zellen aller Reifungsstadien der granulozytären Reihe charakterisiert. Das zytologische Bild ist eher polymorph (Abb. 5b). Neben reifen vorwiegend neutrophilen Granulozyten finden sich größere Zellen, die Metamyelozyten bzw. Myelozyten entsprechen. Ferner werden oft auch Promyelozyten und Myeloblasten beobachtet. Meist herrschen Myelozyten vor, die vielfach atypisch sind und auch Mitosen aufweisen.

Folgende fakultative Kriterien zur **Diagnose myeloischer Hautinfiltrate** sind anzuführen [6, 13].

1. Infiltrate atypischer Zellen der granulozytären Reihe in der Dermis. Häufig Nekrosen und Kernstaub.
2. Meist Beteiligung der Subkutis (Abb. 5a).
3. Im Gefäßlumen vorhandene Zellen erleichtern die zytomorphologische Differenzierung.
4. Nachweis eosinophiler Myelozyten in den Infiltraten (Abb. 5b).
5. Die Naphthol-AS-D-Chlorazetatesterase [8], deren Nachweis auch sehr gut am Paraffinschnitt gelingt, gilt als Leitenzym der Zellen der myeloischen Reihe einschließlich der Promyelozyten bis zu den neutrophilen Granulozyten (Myeloblasten negativ). (Abb. 5c).

Monozytenleukämien (ML)

Die ML wird heute als systemische neoplastische Erkrankung des **Monozyten-Histiozyten-Makrophagen-Systems** definiert. Myeloische Leukämien mit starker Beteiligung der Monozyten werden als myelo-monozytäre Leukämien bezeichnet.

Es ist anzunehmen, daß eine große Zahl der im dermatologischen Schrifttum mit dem Sammelbegriff „**Retikulosen**" bezeichneten Krankheiten den Monozyten- bzw. den myeloischen Leukämien zuzuordnen ist. In den meisten Fällen von **Retikulosen alter Nomenklatur** handelt es sich aber um **Neoplasien des lymphatischen Gewebes**. Auch die Haarzell-Leukämie, die allerdings nach den bisherigen Erfahrungen ziemlich selten in der Haut auftritt [7] dürfte irrtümlich als „kleinzellige Retikulose" klassifiziert worden sein.

Bei der ML, die meist einen akuten Krankheitsverlauf zeigt, werden spezifische Hautveränderungen in 10% der Fälle beobachtet. Meist handelt es sich um generalisierte rote oder braune Flecken (erinnern an Lues II) oder Papeln mit einem blaßroten, braunroten oder

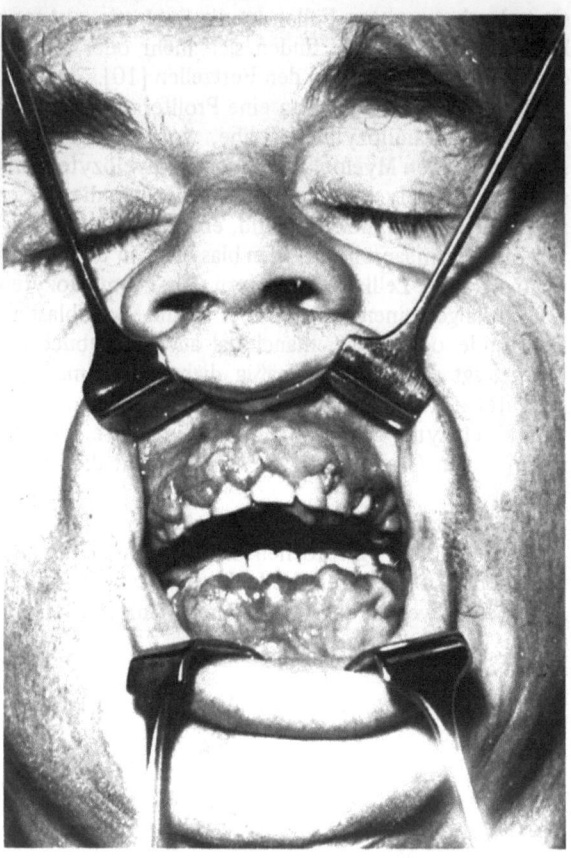

Abb. 6a. Myelo-monozytäre Leukämie. 50jähriger Patient

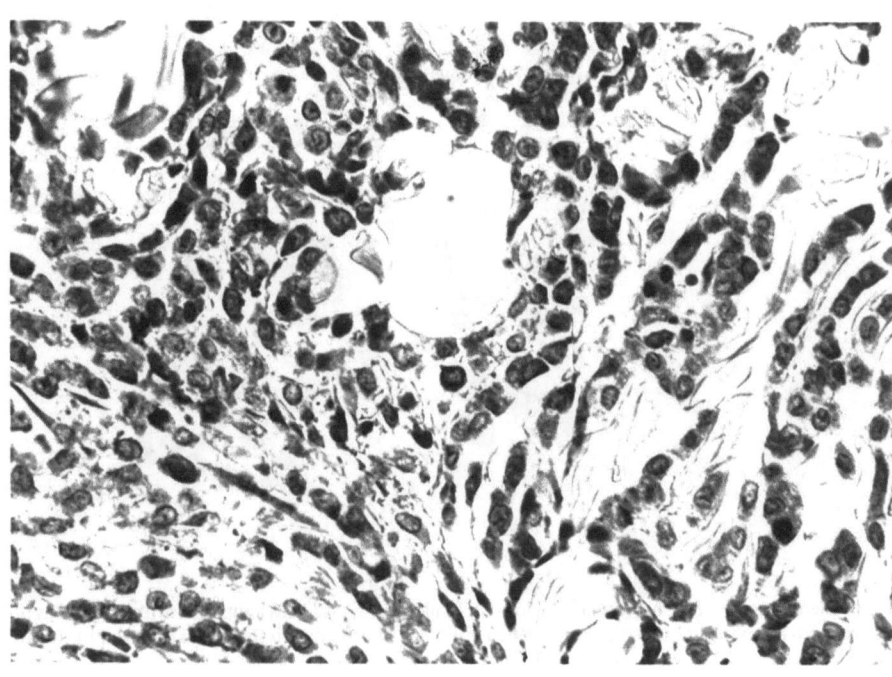

Abb. 6b. Monozytenleukämie. Giemsa, x 400

mehr bläulichen Farbton. Auch knotige Infiltrate und Hautblutungen werden beobachtet. Große diagnostische Bedeutung haben eine diffuse Hyperplasie und Infiltration der Gingiva (Abb. 6a).

Histologisch (Abb. 6b) bestehen diffuse oder vorwiegend perivaskuläre und um die Anhangsgebilde gruppierte kutane und subkutane Infiltrate von eher monomorphem Aspekt. Dabei fällt auch ein reihenweises Vordringen der Zellen zwischen den Kollagenfasern auf. Die monozytoiden Zellen erscheinen als unterschiedlich große Elemente verschiedenen Reifungsgrades mit mittelbreitem blaß-azidophilem bzw. im Giemsapräparat graublauem Zytoplasma. Die Kerne sind rund, oval, tief gelappt oder segmentiert und haben ein retikuläres Chromatingerüst. Die dünne Kernmembran zeigt eine scharfe Zeichnung. Neben den pathologischen monozytoiden Zellen werden häufig verschiedene Zellen der Granulozytopoese gefunden.

Der größte Teil der Infiltratzellen zeigt positive Reaktionen beim Nachweis der sauren Phosphatase und der unspezifischen Esterasen [4, 14].

Trotz der zahlreichen neuen Erkenntnisse der Leukämieforschung in den letzten Jahren bereiten uns die Interpretation der Befunde und die Identifizierung der pathologischen Zellformen in Hautexzisaten immer noch beträchtliche Schwierigkeiten. Die **Klassifikation** der Leukämien der Haut beruht daher nicht nur auf zytomorphologischen, sondern vielfach auch auf enzymzytochemischen und immunologischen Kriterien. Von entscheidender Bedeutung sind selbstverständlich immer die hämatologischen und internen Untersuchungsergebnisse.

Zusammenfassung

Die klinischen und pathologischen Untersuchungsergebnisse spezifischer Hautinfiltrate im Rahmen verschiedener Leukämieformen (lymphatische Leukämien, myeloproliferative Erkrankungen und Monozytenleukämien) werden anhand einer Serie von 35 Patienten dargestellt. Besondere Beachtung wird den histologischen Kriterien zur Diagnose myeloischer Hautinfiltrate gewidmet. Die Klassifikation der Leukämien der Haut beruht heute aber nicht nur auf zytomorphologischen, sondern vielfach auch auf enzymzytochemischen und immunologischen Befunden.

Summary

The basis for this investigation was a group of 35 patients with different forms of leukemia (lymphocytic leukemia, myeloproliferative diseases) involving the skin. The clinical features and histopathologic findings are evaluated. The paper details also criteria for the histologic diagnosis of specific cutaneous infiltrates in myeloid and monocytic leukemia. Newer histochemical and immunocytological studies, which are briefly discussed, have led to further advances in the diagnosis, classification and treatment of cutaneous leukemias.

Literatur

1. Catovsky, D., Galetto, J., Okos, A., Miliani, E., Galton, D. A. G.: Cytochemical profile of B and T lymphocytes with special reference to acute lymphoblastic leukaemia. J. Clin. Path. 27, 767-771 (1974)
2. Belpomme, D., Lelarge, N., Joseph, R., Mathé, G.: An immunological classification of leukemias and non-Hodgkin's hematosarcomas based on T and B cell membrane markers with special refernce to null cell disorders. Europ. J. Cancer 13, 311-319 (1977)
3. Burg, G., Braun-Falco, O.: Morphological and functional differentiation and classification of cutaneous lymphomas. Bull. Cancer 64, 225-240 (1977)
4. Burg, G., Schmoeckel, Ch., Braun-Falco, O., Wolff, H.H.: Monocytic leukemia. Arch. Dermatol. (Chic.) 114, 418-420 (1978)
5. Huhn, D., Rodt, H., Thiel, E., Grosse-Wilde, H., Fink, U., Theml, H., Jäger, G., Steidle, Ch., Thierfelder, St.: T-Zell-Leukämien des Erwachsenen. Blut 33, 141-160 (1976)
6. Kerl, H., Kresbach, H.: Lymphoretikuläre Hyperplasien und Neoplasien. In: Histopathologie der Haut. Spezielle Pathologische Anatomie, Bd. 7, Teil 2; Doerr, W., Seifert, G., Uehlinger, E., (Hrsg.), red. von Schnyder, U.W. Berlin, Heidelberg, New York: Springer (im Druck)
7. Klein, U.E., Ude, P.: Monozytenleukämien mit ungewöhnlichem Erkrankungsablauf. Med. Klin. 70, 613-621 (1975)
8. Leder, L.D.: Practical application of the naphthol AS-D chloroacetate esterase method in dermatohistopathological diagnosis. Scientific Exhibition, Int. Dermatopathology Symp. München, 16. - 18.Juni 1978
9. Lennert, K.: Malignant lymphomas, other than Hodgkin's disease. In: Handbuch der Speziellen Pathologischen Anatomie und Histologie, Vol. I/3/B. Ed. E. Uehlinger. Berlin-Heidelberg- New York: Springer 1978
10. Long, J.C., Mihm, M.C.: Multiple granulocytic tumors of the skin. Cancer 39, 2004-2016 (1977)
11. Lukes, R.J., Collins, R.D.: New approaches to the classifications of the lymphomata. Br. J. Cancer 31, Suppl. II, 1-28 (1975)
12. Musger, A.: Leukämien der Haut. In: Handbuch der Haut- und Geschlechtskrankheiten. Berlin, Heidelberg, New York: Springer (im Druck)
13. Rappaport, H.: Histologic criteria for diagnosis and classification of acute leukemias. Recent Results Cancer Res. 43, 35-42 (1973)
14. Wohlenberg, H., Griss, P., Goos, M., Drings, P.: Zur Zytochemie von Hautinfiltraten myelomonozytärer Leukämien. Dtsch. Med. Wochenschr. 95, 1439-1443 (1970)

Doz. Dr. H. Kerl
Univ.-Klinik für Dermatologie und Venerologie
Auenbruggerplatz 8
A-8036 Graz

Mastzellenkrankheiten

J. J. Herzberg, Bremen

Die Einordnung dieser Krankheiten in ein den Retikulosen oder Lymphomen gewidmetes Symposium durch einen so erfahrenen und kritischen Tagungsleiter, wie Herrn Kresbach, enthebt mich fast der Aufgabe, über den **Ursprung der Mastzellen** zu sprechen, der nach wie vor unbekannt ist.

Im Prinzip stehen sich zwei Meinungen gegenüber: Diejenige einer — wenn man so will — **spezifischen Stammzelle**, sowie diejenige der Transformation von anderen Zellen, d.h. einer heteroplastischen Rekrutierung der Mastzellen. Für erstere Hypothese spricht die reichliche Mitosenzahl im Embryo oder in jungem Bindegewebe, bei außerordentlich geringer Zellteilungsrate der reifen Mastzelle. Als Ausgangsgewebe werden Zellen der Gefäßwand oder undifferenziertes Mesenchym in Gefäßnähe angegeben. Die **heteroplastische Herkunft** wird in neuerer Zeit insbesondere von Lennert [6, 7] vertreten, und zwar auf der Grundlage von Speicherungsexperimenten im parabiotisch verbundenen Tier. Syngene Tiere werden mit S-Vorläufern markiert bis zu einem hohen Sättigungsgrad. Es folgt eine 30 Min. lange Verbindung dieser Tiere mit Empfänger-Tieren über die Art.carotis/Vena jugularis. 14 Tage später können bei den Empfängertieren markierte Mastzellen im Gewebe festgestellt werden. Lennert schließt daraus auf die Herkunft der Gewebsmastzellen aus **Blutmonozyten** und weist sie gleichzeitig der Gruppe der **retikulo-histiozytären** Zellen zu. Die Gewebsmastzellen sollen überdies die Leitenzyme der Granulopoese besitzen. Außerdem — und das war schon lange bekannt — kombinieren sich neoplastische Erkrankungen der Gewebsmastzellen zumeist mit **myelo-monozytären Leukämien**.

J. Lindner [8] entwickelte eine dynamische Theorie, um von der starren Differenzierung der Endprodukte einer Zellreihe loszukommen. Aufgrund seiner zytochemischen und elektronenmikroskopischen Untersuchungen glaubt er, daß die Mastzellen, genau wie die Plasmazellen, aus **polymorphen Makrophagen** entstehen, und zwar nach Aufnahme von Polysacchariden bzw. Polypeptiden. Dieser stufenweise sich vollziehende Vorgang ist reversibel. Der große Makrophage selbst entwickelt sich aus fixen oder mobilen Bindegewebszellen, Gefäßwandendothelien, Fibroblasten oder Fibrozyten. Eine solche Genese wird auch durch Gewebskultur-Experimente nahegelegt, in denen Mastzellen unter dem Einfluß von Thymuszellen aus mononukleären lymphoiden Zellen oder großen Lymphozyten entstanden. Seyle [13] schließt — per definitionem — jene Zellen aus, die metachromatisches Material phagozytiert haben als Resultat abnormer histochemischer Manipulationen und muß damit auch die Hypothese von Riley ablehnen, der die Mastzellen in einen Funktionskreis stellt und die ständige Wiederaufnahme von mukopolysaccharidischer Substanz und deren Aufsulfatierung zu Heparin postuliert. — Letzlich werden die Mastzellen den Melanozyten genetisch nahegebracht, nachdem Okun in Mastzellen von Urticaria pigmentosa-Patienten sowohl metachromatische Granula wie Pigmentkörnchen und positive Dopaoxidase-Reaktionen gefunden hat. Insgesamt, der Ursprung der Mastzellen ist nach wie vor rätselhaft.

Unsere verbesserten chemischen Kenntnisse von den Inhaltsstoffen der Mastzellen, den hochaktiven Mediatoren **Histamin** und **Heparin**, haben ebenfalls nicht dazu beigetragen, ein klares Konzept über die Funktion, oder besser die Funktionen dieser in lockerem Bindegewebe gefäßnah angesiedelten Zelle zu erarbeiten, einer Zelle, welche nach Seyle [13] eine Art Notstandskoffer = emergency kit im Gewebe darstellt.

Dem Anschein nach beteiligen sich die Mastzellen an so elementaren Prozessen wie der ersten Phase der Entzündung, der Integrität des Bindegewebes, der Mastozyto- und Mastopexie, d.h. Vorgängen, die zur Reinigung des Gewebes beitragen, wobei in erster Linie das Histamin in Frage kommt, welches ja auch bei den allergischen und immunologischen Reaktionen eine bedeutende Rolle spielt. Eingriffe in den Fettstoffwechsel, in die Nervenaktivität, die Stimulation der Magensekretion, die Synthese der slow reacting substance, mögliche Beziehungen zu Muskelzellen und peripheren Nerven in einem Regelkreis zwischen Fibrozyten, Grundsubstanz, Mastzelle, Nerven- und Hormonsystem, alle diese, z.T. fundamentalen Funktionen machen aus der Mastzelle ein rätselhaftes Element, insonderheit, weil diese Zellart und der funktionell verwandte Blutbasophile so weit in der Tierwelt verbreitet sind, daß McFarlane Burnet [2] daraus Evolutionsvorteile erschließt.

Erfreulich nach dieser Einleitung, daß wenigstens die Klinik der Mastozytosen nicht so viele Rätsel aufgibt, wenn man von der Frage absieht, ob es sich dabei pathogenetisch um nävoide, hereditäre, metabolische, postinfektiöse, inflammatorische Prozesse, eine Blutdyskrasie oder eine Retikuloendotheliose handelt. Nimmt man als Bezugspunkte für die Klassifikation die Ausdehnung der Hauterscheinungen und den Organbefall, dann unterscheidet man **kutane, kutan-systemische** und **rein systemische** Mastozytosen. Weiterhin wird zwischen lokalisiert, Mastozytom, und generalisiert, Urticaria pigmentosa ohne viszerale Beteiligung, mit Knochenveränderungen und als Teil einer generalisierten Systemkrankheit unterteilt. Die diffuse kutane, teilweise erythrodermisch verlaufende Mastozytose (Degos) und die Teleangiectasia macularis eruptiva perstans sind lediglich gut einzuordnende Sonderformen. Bei den Mastzellretikulosen gibt es leukämische und nicht-leukämische Typen. — Schwieriger wird es in Anbetracht der nicht bekannten Ätiologie zwischen hyper- und neoplastisch zu differenzieren. Die Begriffe **Mastozytose** und **Mastzellen-Retikulose** kennzeichnen dabei die jeweiligen Positionen. Die recht seltene Mastzellenretikulose weist neben der Generalisation der Mastzell-Infiltrate eindeutige (?) Malignitätszeichen an den Zellen auf, z.B. unreife Granulabildung, erkennbar nach Lennert [6] in der abgestuften pH-Reihe des Toluidin-Blau von 2,5 bis 7,0, sowie die Anwesenheit von polyploiden Formen, Riesenzellen und zahlreichen Mitosen. Die Abgrenzung der Mastzellen-Retikulose von der Mastzellenmyelose oder basophilen Leukose ist möglich, da sich – wenn auch bei weitgehend ähnlicher Funktion – der Blutbasophile und die Gewebsmastzelle in mehreren Punkten morphologisch und biochemisch unterscheiden. Es werden dabei verglichen die Zellgröße, die Kernform, die Ausdehnung des Zellplasmas, die Granuladichte und -Verteilung, die Wasserlöslichkeit der Körnchen und die Peroxidase-Reaktion sowie einzelne zytochemische Daten, u.a. die Sudan-Schwarz-B-Färbung und das Verhalten der Granula in der Toluidin-Blau-pH-Reihe. Den maligne verlaufenden mastzelligen Proliferationen ist auch eine reichliche Gitter- und Kollagenfaser-Neubildung eigen, die sich klinisch in Leberzirrhose, Milzfibrose, Lymphknotenfibrose, Knochenmarkfibrose und in der Bildung von lamellären Knochen nach appositioneller Fibrose an den Spongiosabälkchen = Osteosklerose äußert. Bei den juvenilen, diffusen kutanen Mastozytosen konnten wir in drei eigenen Fällen keine Faserneubildung beobachten, eher das Gegenteil, d.h. die Verdrängung und Beseitigung präexistenter Fasern. Diese Faserbildung wird mit dem Vorhandensein von Heparin in den Granula und der hypothetischen Abgabe von Hyaluronsäure begründet.

Bei einer ungefähren Häufigkeit von 1:1000 bis 1:2500 unter den Neuzugängen einer Klinik zeigt die **Urticaria pigmentosa** keine Unterschiede im Befall des Geschlechtes oder der Rassen. In 10% der Fälle wird mit einer Systemisierung gerechnet, wobei diese Klassifikation noch keineswegs eine schlechte Prognose beinhaltet. Bei etwa 3/4 aller Kranken beginnt die Mastozytose in den ersten zwei Lebensjahren, vier von fünf dieser Patienten erkranken sogar in den ersten sechs Lebensmonaten. 1/4 der Fälle weist die ersten Erscheinungen mit 14 bis 40 Jahren auf. Man unterteilt die Mastozytosen demzufolge in **juvenile** und **adulte Formen**, die sich in Bezug auf die spontane Remission und die Weiterentwicklung in eine maligne Mastzellen-Retikulose unterscheiden. Grenzt man das solitäre Mastozytom auf der Haut ab, welches in etwa 11% der Fälle angetroffen wird, dann prävaliieren die disseminierten juvenilen Mastozytosen mit 64% über die adulten, die nur 25% ausmachen. Während – wie oben gesagt – die Geschlechtsverteilung gleich ist, haben die tödlich abgelaufenen und durch Autopsie kontrollierten Fälle ein Überwiegen des männlichen Geschlechtes von 1 : 1,5 ergeben. Auch findet sich bei der Mastzellen-Retikulose ein anderes Verhältnis zwischen juvenilen und adulten Ausgangsformen. Die Norm von 3:1 wird umgekehrt in 1:2,8 bei den systematisierten und 1:4 bei den tödlich verlaufenden, d.h. es besteht eine im Durchschnitt 8mal höhere Wahrscheinlichkeit, eine Mastzellenretikulose zu entwickeln, wenn am Ausgang eine adulte Mastozytose gestanden hat.

Die **Hautveränderungen** der Mastozytosen sind makulös, makulopapulös, nodulär, lichenoid, plaque- bis tumorförmig, vesikulobullös, teleangiektatisch, erythrodermisch. Der Stamm ist stets, die Extremitäten sind geringer, die Kopfhaut selten betroffen. Die Schleimhäute – einschl. der Viszera – können Veränderungen zeigen. Bei der recht seltenen Teleangiectasia macularis eruptiva perstans prävalieren mehr rote Flekke über feine Haargefäße. Befallen sind vorwiegend dicke Frauen mittleren Alters. Die von rot über gelblichbraun bis rotbraun und graubraun gefärbten Flecke oder die mehr gelblich xanthelasmoiden Knötchen und Knoten entstehen bei den juvenilen Formen schubweise. Die rostbraunen Maculae der adulten Formen entwickeln sich langsam progredient. An ihnen ist die Urtikation nicht so leicht auszulösen. –

Eine der interessantesten, wenn auch recht selten vorkommenden Mastozytosen ist die 1956 von Degos herausgestellte **diffuse kutane Variante**, bei der die Haut einen meßbaren Mastzellenmantel aufweist, dem die Symptome entsprechen, welche auf Histamin und Heparin zurückzuführen sind. Die Haut ist pastös verdickt, altelfenbeinfarben, sie sieht wie chagriniert aus und zeigt lichenoide Papelchen. Es besteht eine erhebliche Vergrößerung der Beugefurchen, die sich zu tiefen Gräben ausweiten. Jeder Kratzstrich ist urtikariell umgewandelt. Bläschen und Blasen sind die Regel. Fakultativ kann eine erythrodermische Note hinzutreten. Trotz dieser massiven Mastzellenproliferation, die zu Ohnmacht- und Schockanfällen im heißen Bad und zu subtilen, jedoch meist kompensierten Veränderungen im Gerinnungssystem führen kann, ist die Prognose zumeist günstig, die spontane Remission nach 3- bis 6-jähriger Dauer dokumentiert.

Die Blasen der diffusen kutanen Mastozytose und bei Mastozytose überhaupt sind subepidermal lokalisiert.

Das nur mit besonderen Färbetechniken zur Darstellung der metachromatischen Granula nachzuweisende **mastzellige Infiltrat**, welches im oberen und mittleren Korium gefäßnah und diffus anzutreffen ist, besteht aus zwei Zelltypen, **fibroblastenähnlichen**, spindelig-zipfeligen, untereinander durch Zellausläufer verbundenen Elementen und mehr den **Histiozyten gleichenden** rundlichen größeren Zellen mit reichlichem Zytoplasma und scharfer Zellmembran-Begrenzung. Der Zellkern der spindeligen Elemente, sofern nicht durch Granula überdeckt, ist im Verhältnis zum Zytoplasma zu groß, er ist spindelig, in den Histiozyten-ähnlichen Zelltypen rund bis oval, überbasophil dicht. Die Hautanhangsgebilde können – genau wie die Gefäße – durch das Infiltrat eingescheidet sein, wobei es zu sehr inniger Berührung der Zellausläufer der Mastzellen mit Endothelien kommt. Auch die Hautnerven zeigen Mastzellbeimengungen, sofern sie in einem dichten Infiltrat liegen.

Das präexistente Gewebe kann durch das Infiltrat vollständig verdrängt sein. Lymphoide Zellen, Lymphozyten, Plasmazellen, Histiozyten und Leukozyten, vorwiegend Eosinophile, begleiten das mastzellige Infiltrat. Die typischen metachromatischen Granula finden sich auch extrazellulär.

Die **verstärkte Pigmentierung** der basalen Schichten der kaum veränderten Oberhaut und subbasale Melanophagen helfen gelegentlich bei der Diagnosestellung der Urticaria pigmentosa, wenn der Mastzellgehalt in den perivaskulären Zellanhäufungen gering ist. Bezüglich der Genese der Überpigmentierung gibt es nur Theorien, so die Pigmentfang-Hypothese von Seyle [13] und die Bindung von antityrosinasewirksamen Thiolgruppen von Cottenot.

Histochemisch lassen sich in den Gewebsmastzellen, unterschiedlich in Stärke und Vorkommen, je nach Tierspezies, nachweisen: Leuzinaminopeptidase, saure

Phosphatase, ATP-ase, Betaglukuronidase, unspezifische Esterasen, ein trypsinähnliches Ferment, Lactat- und Malat-dehydrogenase sowie Histidin-dekarboxylase. **Elektronenmikroskopisch** weisen die 0,5-0,7 μ großen Granula eine „Fingerprint"-Struktur auf, d.h. das Skelett der Körnchen besteht aus Lamellen von großer Regelmäßigkeit, die von einer einschichtigen Membran umgeben sind. Diesen Lamellen lagern sich feinste Körnchen an, welche zur Grenzmembran hin aggregiert erscheinen. Der Zellkern der Mastzelle ist längsoval und besitzt einen Nukleolus. An der Zelloberfläche beobachtet man lange Mikrovilli, im Plasmalemm-nahen Zytoplasma Vesikel als Zeichen von pinozytotischen Vorgängen. Im Grundplasma befinden sich außerdem ein typisches endoplasmatisches Retikulum, vereinzelt Mitochondrien, ein kernnaher Golgi-Apparat sowie intergranulär Zytosomen. Die Entstehung der Granula wird heute in den Golgi-Apparat verlegt als eine Art Segregationsvorgang in Vakuolen (Schmidt [14], Braun-Falco [1], Guseck, Orfanos und Stüttgen).

Bei der Systemisierung, d. h. der über den Haut- und Knochenbefall hinausgehenden mastzelligen Infiltration können alle Organsysteme und das RES betroffen werden, vorzüglich jedoch **Leber, Milz, Lymphknoten** und das **periphere Blut**. Bei Leberbefall fehlen pathologische Funktionstests, es kann aber zur Hypocholesterinämie (10%) verminderter Prothrombinzeit (9%) und Ansteigen der alkalischen Phosphatase (7%) kommen. Die **Knochen** sind bei den tödlich verlaufenen Mastzellenretikulosen zu 90% am Krankheitsgeschehen beteiligt. Es kann aber auch schon in günstig verlaufenden Urticaria pigmentosa-Fällen eine generalisierte Osteoporose in jugendlichem Alter bestehen, sowie eine weit verbreitete Osteosklerose und Osteoporose, d.h. das typische Bild der Knochenveränderungen bei Mastozytose.

Das **periphere Blut** zeigte in allen kontrollierten Todesfällen eine 62%ige Beteiligung mit Leukämie. Eine zunehmende Anämie und Thrombozytopenie sind schlechte prognostische Zeichen bei der Mastzellenretikulose (Verdrängungszeichen). Die Mastzellenretikulose kann mit jeder Form der lymphoproliferativen Erkrankungen kombiniert vorkommen, auch mit myeloischen und lymphatischen Leukosen!

Neben den mehr oder minder auffälligen Hautveränderungen sind es insbes. die vom Histamin und Heparin abhängigen Symptome, die uns die Diagnose erleichtern und das Ausmaß der Generalisation abschätzen lassen: Dermographismus, provozierte Blasenbildung, Pruritus, Flush, Schock, Tachykardie, Kopfschmerz, allgemeine Schwäche, gastrointestinale Symptome, Duodenalulzera, respiratorische Störungen, neben Hepatomegalie, Splenomegalie, Knochenveränderungen und Lymphknotenbefall. All diese Zeichen sind — wie es die Untersuchungen von Rodermund [11] ergeben haben — heute mit moderner Technik leichter als früher bei Fällen der Urticaria pigmentosa zu erheben und festzustellen. Interessant ist, daß trotz gewisser Anzeichen der Vermehrung heparinartiger Antikoagulantien mit Antithrombin- und Antithrombokinase-Aktivität selten oder nie hämorrhagische Phänomene auftreten, ein paar hämorrhagische Blasen ausgenommen. Hier müssen kompensatorische Mechanismen wirksam werden, wie überhaupt in dem Dualismus Histamin-Heparin bereits ein erheblicher Schutzfaktor gesehen wird [1, 4, 5].

Rodermund [11] hat übrigens bei den juvenilen Formen häufiger Milz- und Lebervergrößerung szintigraphisch beobachtet, während die Mastzell-Besiedelung des Knochenmarkes eher bei der adulten Mastozytose angetroffen wird. Die Magen-Darm-Passage ergab spritzerartige Ausflockungen des Kontrastmittels im oberen Jejunalbereich als Zeichen einer funktionellen Störung. Die Magensaftsekretion war im allgemeinen unverändert.

Die ähnliche, aber doch unterschiedliche Symptomatik beim Mastzellen- und beim Karzinoid-Syndrom ist immer wieder gegenübergestellt und in einem besonders gelagerten Erkrankungsfall von Braun-Falco und Jung [1] eingehend bearbeitet worden.

Die Prognose der Mastozytosen ist allgemein günstig. Die restitutio ad integrum wird bei der Hälfte der juvenilen Formen, einschl. des solitären Mastozytoms der Haut und der diffusen kutanen Mastozytose beobachtet. Auch die adulten Formen mildern sich etwas im Ablauf der Zeit, jedoch wesentlich seltener. Die sich aus beiden Varianten entwickelnde mastzellige Retikulose, welche 8x häufiger bei spät auftretenden Ersterscheinungen beobachtet wird, verläuft zu 1/3 tödlich. Dabei können auch die biochemischen Besonderheiten, bedingt durch das Vorhandensein der Mediatoren Histamin und Heparin, die Prognose trüben. Die Hälfte der Patienten stirbt im Ablauf von zwei Jahren, etwa 1/3 überlebt bis zu 10, der Rest bis zu maximal 30 Jahren die Mastzellenretikulose. Unter den autoptisch gesicherten Fällen befinden sich auch Kinder und Kleinstkinder. Frühe Blasenbildung soll dabei prognostisch ungünstiger sein als die später einsetzende.

In der Therapie dürfte, nach allem was bekannt ist, in geeigneten Fällen der systematisierten Mastozytose das Kortison das Mittel der Wahl sein und gleichzeitig das Verbot solcher Medikamente, die eine Mastzell-Degranulation verursachen, wie Azetylsalizylsäure, Kodein und Polymyxin B.

Überblickt man zusammenfassend das Referat, dann stellt man fest, daß nach wie vor die Mastzelle und die an sie geknüpften Krankheiten, die Mastozytosen sowie die mastzelligen Retikulosen, genügend Rätsel aufgeben, daß es sich lohnt, daran weiter zu arbeiten, insonderheit, als es interessante, nicht nur differentialdiagnostische Parallelen zur Histiozytose gibt.

Zusammenfassung

Einleitend werden die Hypothesen über die Herkunft der Mastzellen diskutiert, wobei der myeloischen Provenienz auf Grund von Speicherversuchen sowie der Darstellung von Leitenzymen der Granulopoese der Vorzug gegeben wird. Die wirksamen Inhaltsstoffe der Mastzellen werden nur insoweit besprochen, als diese in der klinischen Symptomatologie eine Rolle spielen. Von den Mastzellenkrankheiten werden beschrieben: die Urticaria pigmentosa mit und ohne Befall der Viscera, die cutane diffuse Variante von Degos, die systemischen Mastozytosen mit und ohne Veränderungen im peripheren Blut, d.h. die mastzelligen Retikulosen. Daten werden gebracht über den klinischen Verlauf, die feingeweblichen Befunde, die Prognose und die nicht sehr wirksame Therapie.

Summary

Introducing the author discusses the different theories concerning the origin of mastcells giving the myeloid extraction the preference. The biologic effectiveness of histamine and heparine is only spoken of as far as the agents have an influence on the symptomatology of mastcell-diseases of which the following are described:

Urticaria pigmentosa with and without visceral lesions, the diffuse cutaneous variant of Degos, the systemic mastocytoses with and without changes in the peripheral blood, i.e. the mastcell-reticuloses. Data are presented on the clinical course, the histopathologic picture, the prognosis and the not so effective therapy.

Literatur

1. Braun-Falco, O., Jung, J.: Über klinische und experimentelle Beobachtungen bei einem Fall von diffuser Haut-Mastocytose. Arch.klin.exper.Derm. *213*, 639-650 (1961)
2. Burnet McFarlane: Cellular Immunology. Melbourne: Univ. Press 1971
3. Heine, H., Förster, F.J.: Histopathology of mastcells in skin and other organs. Arch. Dermatol. Res. *253*, 225-228 (1975)
4. Herzberg, J.J.: Die Störungen der Blutgerinnung und deren Bedeutung für die Pathogenese der cutanen Mastocytose. Arch. klin.exper.Derm. *208*, 559-578 (1959)
5. Landbeck, G.: Klinik und Therapie der Mastocytose. Diskussionsbemerkung. Arch.klin.exper.Derm. *213*, 651 (1961)
6. Lennert, K.: Zur pathologischen Anatomie der „Mastocytosen", mit einigen Bemerkungen zur Cytochemie der Mastzellen. Arch.klin.exper.Derm. *213*, 606-624 (1961)
7. Lennert, K.: Vortrag über Mastocytosen. 2. Franz. Dtsch. Pathologentreffen, München, 18.3.1978
8. Lindner, J.: Die Mastzelle. Arch.klin.exper.Derm. *213*, 588-606 (1961)
9. Meneghini, C.L., Hofmann, M.F.: Urticaria pigmentosa, klinische und pathogenetische Beobachtungen in 14 Fällen. Arch.klin.exper.Derm. *213*, 624-638 (1961)
10. Montagna, W.: The structure and function of skin. 2. ed. New York: Academic Press 1962
11. Rodermund, O.E.: Systemische Veränderungen bei Urticaria pigmentosa. Der Hautarzt, Suppl. II, 273-275 (1977)
12. Sagher, F., Even-Paz, Z.: Mastocytosis and the mast-cell. Basel: S. Karger 1967
13. Seyle, H.: The mast-cells. Washington: Butterworth's 1965
14. Schmidt, W.: Die normale Histologie von Corium und Subcutis. Handbuch der Haut- und Geschlechtskrkh., Ergänzungswerk, Bd. I, 1. Berlin, Heidelberg, New York: Springer 1968

Prof. Dr. J. J. Herzberg
Dermatologische Klinik
Zentralkrankenhaus
St. Jürgenstraße 28
D-2800 Bremen

Für großzügige Unterstützung des Symposions und der Drucklegung dieses Bandes sei der Firma Chemie Grünenthal GmbH Austria der Dank ausgesprochen.

Sachverzeichnis

* (Halbfett gesetzte Seitenzahlen bedeuten, daß der entsprechende Sachbegriff auf der angeführten Seite ausführlich behandelt wird.)

Allergen, persistierend 31

Burkitt-Lymphom **59**
- Afrikanisch, Europäisch 25
- Chemotherapie 71

Chemotherapie (mono-, poly-) **67**
- Burkitt-Lymphom 71
- Haarzellenleukämie 69
- immunoblastisches Lymphom 71
- lymphoblastisches Lymphom 71
- Morbus Hodgkin 67
- Mycosis fungoides 69
- Sézary-Syndrom 70
- Zentroblastisches Lymphom 71
- Zentroblastisches-zentrozytisches Lymphom 70
- Zentrozytisches Lymphom 70
Chlorom 99

Definition der Hautlymphome 38
Diagnostisches Vorgehen, Parameter 7, 8, 39, 43

Elektronenmikroskopie **15**, 23
- Sézary-Zelle 16, 40, 54
- Erythrozyten-Phagozytose 95
- Histiozyten 87
- Histiozytosis X 88
- Immunozytom, Plasmazelle 17, 42
- interdigitierende Retikulumzelle 16
- Langerhans-Zelle 16, 88, 89, 90
- maligne Histiozytose 95
- Mycosis fungoides 40
- Pagetoide Retikulose 57, 58, 59
- Sézary-Syndrom 40
- Zentroblasten 18
Enzymzytochemie, Enzymhistochemie **5, 6**, 21
- Histiozyten 87
- Maligne Histiozytose 94
- Sézary-Zelle 55
- Zelldifferenzierung 6
Epstein-Barr-Virus 61
Erythrophagozytose bei maligner Histiozytose 94, 95

Facies Leontina 39

Histiozyten
- Herkunft 88
- lichtmikroskopische, enzymzytochemische, elektronenmikroskopische Kriterien 87
- Zytochemie atypischer Histiozyten 94
Histiozytose, maligne **93**
- Differentialdiagnose 96
- Elektronenmikroskopie 94, 95
- Histologie, Enzymzytochemie 94
- Klinik, viszerale Form, kutane Form 93
- Synonyme 93
Histiozytosis X **85**
- Elektronenmikroskopie 88, 89
- Eosinophiles Granulom 86
- Histologie und Enzymzytochemie 87
- Morbus Hand-Schüller-Christian 86
- Morbus Letterer-Siwe 85

- proliferative, granulomatöse, xanthomatöse Reaktion 87
Immunglobuline, quantitativ im Gewebe bei Immunozytom 7
Immunozytom 7, 10, 17, 18, 22, 24, 39, 42
Immunzytologie **5, 6, 7, 11, 15**, 21
- B-Lymphozyten 6, 7, 11, 15
- Immunozytom 7, 39
- Lymphoplasmozytoide Zellen, 7, 17, 43
- Sézary-Zelle 55
- T-Lymphozyten 6, 15, 18, 39
Infiltrat-Muster 7
- B-Zell 7, 8, 9
- B- und T-Zell 8, 11
- kein B-, kein T-Zell 8, 12
- T-Zell 7, 8, 9

Keimzentrumstumoren 24
- Chemotherapie 70
Klassifikation 21, 23, 27, **37**, 63
- Kiel, Rappaport, WHO 28
- Methoden 5
- polymorph-granulomatöse, monomorphe Retikulosen 37

Langerhans-Zell-Granula 16, 88, 89, 90
Leukämie **97**
- akute lymphatische 98
- chronische lymphatische 6, 10, 23, 39, 77, 97
- Haarzell-Leukämie 22, 23, 69
- Monozytenleukämie 100
- myeloische 98
Lymphadenopathie, angioimmunoblastische 81
Lymphogranulomatose, Patlauf-Sternberg s. Morbus Hodgkin 63
„Lymphogranulomatosis X" 82
Lymphozyten, B-, T-Typ, 6, 15, 21

Maligne Lymphome der Haut
- Chronische lymphatische Leukämie (CLL) 6, 10, 23, 39, 77, **97**
- -B-CLL 97
- -T-CLL 98
- Immunoblastisches Lymphom 11, 26, 43, 71
- Immunozytom 7, 10, 17, 18, 22, 24, 39, 42
- Lymphoblastisches Lymphom 18, 19, 22, 25, 42, 71
- Mycosis fungoides 6, 15, 24, 38, 39, 40, 47, 48, 69, 75
- Pagetoide Retikulose 38, **57**
- Sézary-Syndrom 15, 24, 38, 40, **53**, 70
- Zentroblastisches Lymphom 18, 19, 24, 25, 71
- Zentroblastisch-zentrozytisches Lymphom 24, 39, 70
- Zentrozytisches Lymphom, Zentrozytom 10, 24, 70
Mastozytose, Mastzellenretikulose, Mastzellenerkrankungen **103**
- kutane, systemische Formen 103

- Organbefall 105
- Photochemotherapie 77
- Prognose 105
- Therapie 105
Mastzelle
- Elektronenmikroskopie 105
- Erkrankungen 101
- Herkunft 103
- Histochemie 104
Merkel-Zelle 57
Methoden **5, 15**, 21
- Elektronenmikroskopie 15, 23, 57 87, 88, 94
- Enzymzytochemie 5, 6, 21, 87, 94
- Funktionelle Methoden 7, 15
- Immunzytologie 5, 6, 7, 11, 15, 21
Monozyten-Histiozyten-Makrophagen-System, mononukleäres Phagozyten-System, retikulo-histiozytäres System 93
Monozytenleukämie 100
Morbus Brill-Symmers 24, 39, 70
Morbus Hodgkin **63**
- Begleiterscheinungen 63
- Prognose 65
- Pruritus 63
- Stadien 66
- Therapie 67
Mycosis fungoides 6, 15, 24, 38, 39 40, 47, 49, 5o
- Chemotherapie 69
- Geschichte, Diagnose, Differentialdiagnose, klinische, histologische Kriterien 47
- Photochemotherapie 75
- Stadieneinteilung 48
Myelosarkom 99

Nasopharynxkarzinom, anaplastisches (Schmincke) 61

Papulose, lymphomatoide 50 79
Pathogenese maligner Hautlymphome 29, 31
Pathomorphologie maligner Hautlymphome 21
Periodensystem kutaner Lymphome 43, 44
Photochemotherapie 67, 75
Plasmozytom
- Chemotherapie 70
Pseudolymphome **79**
- Aktinisches Retikuloid 81
- Angioimmunoblastische Lymphadenopathie 81
- Arthropoden-Reaktion, persistierend, knotig, Skabies 79
- Arzneireaktion 79
- Lymphomatoide Papulose 79
- Lymphoplasie, benigne kutane (Lymphadenosis benigna cutis) (Lymphozytom) 10, 11, 79
- Pseudolymphom und malignes Lymphom, Differenzierungskriterien 80
- Rundzellerythematose (REM-Syndrom) 81

Retikuloid, aktinisches 81

Retikulosarkom 27, 41
Retikulose, histiozytäre, meduläre
Retikulose, histiozytäre, meduläre
  (Robb-Smith) s. Hstiozytose,
  (Robb-Smith) s. Histiozytose,
  maligne 93
Retikulose, maligne 27, 37, 39, 88, 100
– polymorph-granulomatös, monomorph 37
Retikulose, pagetoide 37, 38, 57
Retikulumzellen 16, 18, 93
Rundzellerythematose (REM-Syndrom 81

Sézary-Syndrom 15, 24, 38, 40, 53, 70
– Chemotherapie 70
– Geschichte, Diagnose, Differentialdiagnose, klinische und histologische Kriterien 53
Sézary-Zelle
– Elektronenmikroskopie 16, 54
– Vorkommen 54
– Zytochemie 55
– Zytogenetische und immunologische Kriterien 55
Skabies 79, 80

Sog. Retikulosarkomatose Gottron 39, 41
Teleangiectasia macularis eruptiva perstans 103
Therapie 67, 73, 75
– Chemotherapie 67
– Photochemotherapie 75
T-Zonen-Lymphom 24

Urticaria pigmentosa, juvenile, adulte Form 1o4

Zelldifferenzierung 6, 7, 9, 15

Der Hautarzt

Supplementum 1

Verhandlungen der Deutschen Dermatologischen Gesellschaft

30. Tagung

gehalten in Graz vom 10.9. bis 14.9.1974

Im Auftrag der Deutschen Dermatologischen Gesellschaft herausgegeben von H. Kresbach

1976. 233 Abbildungen. XVI, 365 Seiten
DM 80,–; US $ 40.00
Vorzugspreis für Abonnenten der Zeitschrift
„Der Hautarzt"
Geheftet DM 64,–; US $ 32.00
ISBN 3-540-07717-0
Preisänderungen vorbehalten

Inhaltsübersicht:

Begrüßungsansprachen. – Fortschritte der allgemeinen und lokalen Therapie: Dermatologie und Pharmakologie. – Immunsystem und Therapie. – Allgemeine Therapie in der Dermatologie: Tumoren, Corticosteroidbehandlung, Psoriasis – Mykosen – Akne. – Fortschritte auf dem Gebiet der Immundermatologie: Referate. Kurze wissenschaftliche Mitteilungen. – Infektiöse Exantheme unter besonderer Berücksichtigung von Virusinfektionen. – Aktuelle Ergebnisse der Elektronenmikroskopie: Aktuelle Ergebnisse der elektronenmikroskopischen Methodik. Aktuelle Untersuchungsergebnisse in der Elektronenmikroskopie. – Aktuelle Aspekte venerischer bzw. genitaler Affektionen, einschließlich Candidiasis: Vorträge. Kurze wissenschaftliche Mitteilungen. – Dermatologische Didaktik. – Retikulosen. – Arbeitsgemeinschaft für Berufsdermatologie: Zur Prophylaxe von beruflichen Hautkrankheiten. Zur Beurteilung der Minderung der Erwerbsfähigkeit (MdE) bei Allergien der Haut. – Krankenvorstellung. – Wissenschaftliche Ausstellung. – Spezielle Falldemonstration in einer Farbfernsehsendung mit Eidophor.

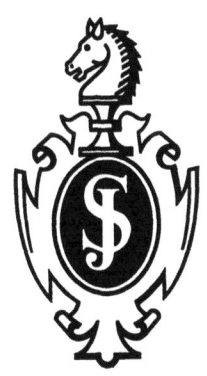

Springer-Verlag
Berlin
Heidelberg
New York

Der Hautarzt

Supplementum 2

Verhandlungen der Deutschen Dermatologischen Gesellschaft

31. Tagung

gehalten in Köln vom 29.3. bis 2.4.1977

Im Auftrag der Deutschen Dermatologischen Gesellschaft herausgegeben von G.K. Steigleder (Tagungsleiter); H. Aulepp

1977. 280 Abbildungen in 357 Einzeldarstellungen, 200 Tabellen. XXII, 376 Seiten
DM 98,–; US $ 49.00
Vorzugspreis für Abonnenten der Zeitschrift „Der Hautarzt"
DM 78,40; US $ 39.20
ISBN 3-540-08518-1
Preisänderungen vorbehalten

Inhalt:

Geleitwort des Tagungsleiters. – G.K. Steigleder: Die Tagungen der Deutschen Dermatologischen Gesellschaft (DDG) – Ein geschichtlicher Rückblick. – G.K. Steigleder: Zur Geschichte der Universitäts-Hautklinik Köln. – Eröffnung des Kongresses: Begrüßungsansprachen und Ehrungen. G. Stüttgen: Festvortrag des Präsidenten der Deutschen Dermatologischen Gesellschaft. – Dermatologie. – Hauptvorträge zum Thema „Neue Erkenntnisse zu Fundamentalfragen der Dermatologie." – Berufsdermatosen. – Geschlechtskrankheiten. – Korrektive Dermatologie. – Venenleiden und Proktologie. – Dermatologie. – Mykologie. – Assistenten Forum. – Immunologie. – Vollversammlung der Deutschen Dermatologischen Gesellschaft. – Freie Vorträge. – Andrologie. – H. Gartmann: Diaklinik der Universitäts-Hautklinik Köln. – C.E. Orfanos: Kliniko-Pathologische Konferenz. – Ausschußsitzung (Abschlußsitzung) der Deutschen Dermatologischen Gesellschaft (2.4.1977). – Aus der Praxis für die Praxis. – Wissenschaftliche Ausstellungen. – Dermatologische Bücher der letzten zwei Jahrhunderte.

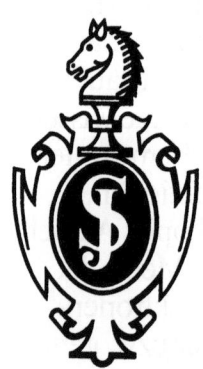

Springer-Verlag
Berlin
Heidelberg
New York

If you have any concerns about our products,
you can contact us on
ProductSafety@springernature.com

In case Publisher is established outside the EU,
the EU authorized representative is:
**Springer Nature Customer Service Center GmbH
Europaplatz 3, 69115 Heidelberg, Germany**

Printed by Libri Plureos GmbH
in Hamburg, Germany